Ferri 临床诊疗指南
——内分泌与代谢疾病
诊疗速查手册

Ferri's Clinical Advisor
Manual of Diagnosis and Therapy in
Endocrine and Metabolic Diseases

原　　　著　Fred F. Ferri

丛 书 主 审　王福生

丛 书 主 译　张　骅　徐国纲

分 册 主 审　母义明

分 册 主 译　徐国纲　李　楠

北京大学医学出版社

Ferri LINCHUANG ZHENLIAO ZHINAN——NEIFENMI YU DAIXIE
JIBING ZHENLIAO SUCHA SHOUCE
图书在版编目（CIP）数据

Ferri 临床诊疗指南. 内分泌与代谢疾病诊疗速查手
册 /（美）弗雷德·费里（Fred F. Ferri）原著，徐国
纲，李楠主译 . —北京：北京大学医学出版社，2021.9
书名原文：Ferri Clinical Advisor 2021
ISBN 978-7-5659-2499-6

Ⅰ. ① F… Ⅱ. ①弗… ②徐… ③李… Ⅲ. ①内分泌
病—诊疗②代谢病—诊疗 Ⅳ. ① R

中国版本图书馆 CIP 数据核字（2021）第 182249 号

北京市版权局著作权合同登记号：图字：01-2021-1812

Elsevier (Singapore) Pte Ltd.
3 Killiney Road, #08-01 Winsland House I, Singapore 239519
Tel: (65) 6349-0200; Fax: (65) 6733-1817

Ferri 临床诊疗指南——内分泌与代谢疾病诊疗速查手册

主　　译：徐国纲　李　楠
出版发行：北京大学医学出版社
地　　址：（100191）北京市海淀区学院路 38 号　北京大学医学部院内
电　　话：发行部 010-82802230；图书邮购 010-82802495
网　　址：http://www.pumpress.com.cn
E-mail：booksale@bjmu.edu.cn
印　　刷：北京信彩瑞禾印刷厂
经　　销：新华书店
责任编辑：高　瑾　责任校对：靳新强　责任印制：李　啸
开　　本：889 mm×1194 mm　1/32　印张：14.375　字数：465 千字
版　　次：2021 年 9 月第 1 版　2021 年 9 月第 1 次印刷
书　　号：ISBN 978-7-5659-2499-6
定　　价：75.00 元
版权所有，违者必究
（凡属质量问题请与本社发行部联系退换）

译者名单

主　审　母义明

主　译　徐国纲　李　楠

副主译　卢艳慧　杨　光　王润生　阙一帆　张黎明　孟　浩

译　者　（按姓名汉语拼音排序）

陈国鹏　武汉大学中南医院

陈淑红　临沂市人民医院

郭天芳　山东大学附属济南市中心医院

李　楠　解放军总医院第二医学中心

廖云飞　华中科技大学同济医学院附属协和医院

刘　岗　苏州工业园区星海医院

卢艳慧　解放军总医院第二医学中心

孟　浩　解放军总医院第二医学中心

秦亚录　成都市郫都区中医医院

阙一帆　解放军总医院第二医学中心

孙　宇　中国人民解放军驻京老干部服务管理局

王　楠　郑州大学第二附属医院

王润生　解放军总医院第二医学中心

王淑兰　中山大学附属第七医院

吴鹭龄　福建省福州肺科医院

徐国纲　解放军总医院第二医学中心

杨　光　解放军总医院第二医学中心

张黎明　湖北文理学院附属医院

张小芳　成都市温江区人民医院

朱　旖　南京医科大学附属老年医院

Allison Dillon

Thomas H. Dohlman

Stephen Dolter

David J. Domenichini

Kathleen Doo

James H. Dove

Andrew P. Duker

Shashank Dwivedi

Evlyn Eickhoff

Christine Eisenhower

Amani A. Elghafri

Pamela Ellsworth

Alan Epstein

Patricio Sebastian Espinosa

Danyelle Evans

Mark D. Faber

Matthew J. Fagan

Ronan Farrell

Timothy W. Farrell

Kevin Fay

Mariam Fayek

Jason D. Ferreira

Fred F. Ferri

Heather Ferri

Barry Fine

Staci A. Fischer

Tamara G. Fong

Yaneve Fonge

Michelle Forcier

Frank G. Fort

Glenn G. Fort

Justin F. Fraser

Gregory L. Fricchione

Michael Friedman

Daniel R. Frisch

Anthony Gallo

Mostafa Ghanim

Irene M. Ghobrial

Katarzyna Gilek-Seibert

Richard Gillerman

Andrew Gillis-Smith

Dimitri Gitelmaker

Alla Goldburt

Danielle Goldfarb

Jesse Goldman

Corey Goldsmith

Maheswara Satya Gangadhara Rao Golla

Caroline Golski

Helen B. Gomez

Avi D. Goodman

Paul Gordon

John A. Gray

Simon Gringut

Lauren Grocott

Stephen L. Grupke

Juan Guerra

Patan Gultawatvichai

David Guo

Priya Sarin Gupta

Nawaz K. A. Hack

Moti Haim

Sajeev Handa

M. Owais Hanif

Nikolas Harbord

Sonali Harchandani

Erica Hardy

Colin J. Harrington

Taylor Harrison

Brian Hawkins

Don Hayes

Shruti Hegde

Rachel Wright Heinle

Dwayne R. Heitmiller

Jyothsna I. Herek

Margaret R. Hines

Ashley Hodges

Pamela E. Hoffman

R. Scott Hoffman

Dawn Hogan

N. Wilson Holland

Siri M. Holton

Anne L. Hume

Zilla Hussain

Donny V. Huynh

Terri Q. Huynh

Sarah Hyder

Dina A. Ibrahim

Caitlin Ingraham

Nicholas J. Inman

Louis Insalaco

Ashley A. Jacobson

Koyal Jain

Vanita D. Jain
Fariha Jamal
Sehrish Jamot
Robert H. Janigian
Noelle Marie Javier
Michael Johl
Christina M. Johnson
Michael P. Johnson
Angad Jolly
Rebecca Jonas
Kimberly Jones
Shyam Joshi
Siddharth Kapoor
Vanji Karthikeyan
Joseph S. Kass
Emily R. Katz
Ali Kazim
Sudad Kazzaz
Sachin Kedar
A. Basit Khan
Bilal Shahzad Khan
Rizwan Khan
Sarthak Khare
Hussain R. Khawaja
Byung Kim
Robert M. Kirchner
Robert Kohn
Erna Milunka Kojic
Aravind Rao Kokkirala
Yuval Konstantino
Nelson Kopyt
Lindsay R. Kosinski
Katherine Kostroun
Ioannis Koulouridis
Timothy R. Kreider
Prashanth Krishnamohan
Mohit Kukreja
Lalathaksha Kumbar
David I. Kurss
Sebastian G. Kurz
Michael Kutschke
Peter LaCamera
Ann S. LaCasce
Ashley Lakin
Jayanth Lakshmikanth
Uyen T. Lam
Jhenette Lauder
Nykia Leach
David A. Leavitt
Kachiu C. Lee

Nicholas J. Lemme
Beth Leopold
Jian Li
Suqing Li
Donita Dillon Lightner
Stanley Linder
Kito Lord
Elizabeth A. Lowenhaupt
Curtis Lee Lowery III
David J. Lucier Jr.
Michelle C. Maciag
Susanna R. Magee
Marta Majczak
Shefali Majmudar
Gretchen Makai
Pieusha Malhotra
Eishita Manjrekar
Abigail K. Mansfield
Stephen E. Marcaccio
Lauren J. Maskin
Robert Matera
Kelly L. Matson
Maitreyi Mazumdar
Nadine Mbuyi
Russell J. McCulloh
Christopher McDonald
Barbara McGuirk
Jorge Mercado
Scott J. Merrill
Jennifer B. Merriman
Rory Merritt
Brittany N. Mertz
Robin Metcalfe-Klaw
Gaetane Michaud
Taro Minami
Hassan M. Minhas
Jared D. Minkel
Farhan A. Mirza
Hetal D. Mistry
Jacob Modest
Marc Monachese
Eveline Mordehai
Theresa A. Morgan
Aleem I. Mughal
Marjan Mujib
Shiva Kumar R. Mukkamalla
Vivek Murthy
Omar Nadeem
Catherine E. Najem
Hussain Mohammad H. Naseri

Uzma Nasir
Adrienne B. Neithardt
Peter Nguyen
Samantha Ni
Melissa Nothnagle
James E. Novak
Chloe Mander Nunneley
Emily E. Nuss
Gail M. O' Brien
Ryan M. O' Donnell
Adam J. Olszewski
Lindsay M. Orchowski
Sebastian Orman
Brett D. Owens
Paolo G. Pace
Argyro Papafilippaki
Lisa Pappas-Taffer
Marco Pares
Anshul Parulkar
Birju B. Patel
Devan D. Patel
Nima R. Patel
Pranav M. Patel
Saagar N. Patel
Shivani K. Patel
Shyam A. Patel
Brett Patrick
Grace Rebecca Paul
E. Scott Paxton
Mark Perazella
Lily Pham
Long Pham
Katharine A. Phillips
Christopher Pickett
Justin Pinkston
Wendy A. Plante
Kevin V. Plumley
Michael Pohlen
Sharon S. Hartman Polensek
Kittika Poonsombudlert
Donn Posner
Rohini Prashar
Amanda Pressman
Adam J. Prince
Imrana Qawi
Reema Qureshi
Nora Rader
Jeremy E. Raducha
Samaan Rafeq
Neha Rana

Gina Ranieri
Bharti Rathore
Ritesh Rathore
Neha P. Raukar
John L. Reagan
Bharathi V. Reddy
Chakravarthy Reddy
Snigdha T. Reddy
Anthony M. Reginato
Michael S. Reich
James P. Reichart
Daniel Brian Carlin Reid
Victor I. Reus
Candice Reyes
Harlan G. Rich
Rocco J. Richards
Nathan Riddell
Giulia Righi
Alvaro M. Rivera
Nicole A. Roberts
Todd F. Roberts
Gregory Rachu
Emily Rosenfeld
Julie L. Roth
Steven Rougas
Breton Roussel
Amity Rubeor
Kelly Ruhstaller
Javeryah Safi
Emily Saks
Milagros Samaniego-Picota
Radhika Sampat
Hemant K. Satpathy
Ruby K. Satpathy
Syeda M. Sayeed
Daphne Scaramangas-Plumley
Aaron Schaffner
Paul J. Scheel
Bradley Schlussel
Heiko Schmitt
Anthony Sciscione
Christina D. Scully
Peter J. Sell
Steven M. Sepe
Hesham Shaban
Ankur Shah
Kalpit N. Shah
Shivani Shah
Esseim Sharma
Yuvraj Sharma

Lydia Sharp
Charles Fox Sherrod IV
Jessica E. Shill
Philip A. Shlossman
Asha Shrestha
Jordan Shull
Khawja A. Siddiqui
Lisa Sieczkowski
Mark Sigman
James Simon
Harinder P. Singh
Divya Singhal
Lauren Sittard
Irina A. Skylar-Scott
John Sladky
Brett Slingsby
Jeanette G. Smith
Jonathan H. Smith
Matthew J. Smith
U. Shivraj Sohur
Vivek Soi
Rebecca Soinski
Maria E. Soler
Sandeep Soman
Akshay Sood
C. John Sperati
Johannes Steiner
Ella Stern
Philip Stockwell
Padmaja Sudhakar
Jaspreet S. Suri
Elizabeth Sushereba
Arun Swaminathan
Joseph Sweeney
Wajih A. Syed
Maher Tabba
Dominick Tammaro
Alan Taylor
Tahir Tellioglu
Edward J. Testa
Jigisha P. Thakkar
Anthony G. Thomas
Andrew P. Thome
Erin Tibbetts
Alexandra Meyer Tien
David Robbins Tien
Helen Toma
Iris L. Tong
Brett L. Tooley

Steven P. Treon
Thomas M. Triplett
Hiresh D. Trivedi
Vrinda Trivedi
Margaret Tryforos
Hisashi Tsukada
Joseph R. Tucci
Sara Moradi Tuchayi
Melissa H. Tukey
Junior Uduman
Sean H. Uiterwyk
Nicole J. Ullrich
Leo Ungar
Bryant Uy
Babak Vakili
Emily Van Kirk
Jennifer E. Vaughan
Emil Stefan Vutescu
Brent T. Wagner
J. Richard Walker III
Ray Walther
Connie Wang
Danielle Wang
Jozal Waroich
Emma H. Weiss
Mary-Beth Welesko
Adrienne Werth
Matthew J. White
Paul White
Estelle H. Whitney
Matthew P. Wicklund
Jeffrey P. Wincze
John P. Wincze
Marlene Fishman Wolpert
Tzu-Ching (Teddy) Wu
John Wylie
Nicole B. Yang
Jerry Yee
Gemini Yesodharan
Agustin G. Yip
John Q. Young
Matthew H. H. Young
Reem Yusufani
Caroline Zahm
Evan Zeitler
Talia Zenlea
Mark Zimmerman
Aline N. Zouk

中文版丛书序

Ferri's Clinical Advisor 2021 一书的主编 Fred F. Ferri 博士是美国布朗大学（Brown University）阿尔伯特医学院的社区卫生临床医学教授，也是众多医学院的客座教授。在过去的 25 年里，他一直是美国最畅销的医学作家，著有 30 多部医学著作，许多著作被翻译成多种语言，在国际上享有盛誉。此外，他在布朗大学曾获得多项杰出的学术荣誉，包括布朗大学卓越教学奖和迪恩教学奖。由于 Fred F. Ferri 博士对患者的奉献精神，获得了美国医学会颁发的医生认可奖和美国老年医学会颁发的老年医学认可奖。

Ferri's Clinical Advisor 2021 一书详细描述了 988 种医学障碍和疾病，涉及呼吸、感染、心血管、消化、肾病、免疫与风湿、血液、肿瘤、内分泌与代谢、妇产科、骨科、神经、精神、急诊等 10 余个学科，涵盖的医学主题总数超过了 1200 个，包括数以千计的插图、流程图、表格，足以称为医学百科全书，具有很强的可读性、适用性和实用性。

张骅和徐国纲作为丛书主译携手国内数十家大学附属医院、教学医院团队，在翻译过程中查遗补漏、学术纠错、规范用语、润色文字，努力做到信、达、雅。

"独立之精神，自由之思想"是中国现代集历史学家、古典文学研究家、语言学家、诗人于一身的陈寅恪先生的信仰，亦是他一生的追求，这也应成为我们每一位医者的信仰。

寰视宇内，唯有书香。我想，当我们的大学培育出像本书众多审译者一样的具有"独立之精神，自由之思想"信仰之人渐多时，其国家乃具有向前发展之希望。

在中文版 Ferri 临床诊疗指南系列丛书即将出版之际，我愿本书能为广大医学界同仁的临床诊疗工作带来极大裨益和提升。

王福生

中国科学院院士

解放军总医院第五医学中心感染病诊疗与研究中心主任

国家感染性疾病临床医学研究中心主任

2021 年 2 月

中文版丛书前言

由美国布朗大学阿尔伯特医学院 Fred F. Ferri 教授主编的 *Ferri's Clinical Advisor 2021* 一书详细描述了 988 种医学障碍和疾病，涉及呼吸、感染、心血管、消化、肾病、免疫与风湿、血液、肿瘤、内分泌与代谢、妇产科、骨科、神经、精神、急诊等 10 余个学科，涵盖的医学主题总数超过了 1200 个，包括数以千计的插图、流程图、表格，具有很强的可读性、适用性和实用性。由于其为广而博的医学专著，且受限于篇幅，故书中对一些疾病知识点以高度总结的形式展示，同时也给读者留下了自我拓展的空间，并且在每一章后都有推荐阅读以飨读者。

本书的审译者来自国内数十家大学附属医院、教学医院。翻译之初我们统一规范了翻译的整体基本要求、版式规范要求、内容规范要求，并制订了英文图书审校四大原则（查遗补漏、学术纠错、规范用语、润色文字），努力做到信、达、雅。诸位同道在临床、科研工作之余，耐心、细致地完成了翻译、审校工作，但在翻译中，由于英语和汉语表达方式的差异，瑕疵在所难免，恳请各位读者不吝赐教，以便审译者不断改进与提高。希望本书的中文版能够帮助到每一位渴望提高医疗质量、造福患者的临床医生。

感谢北京大学医学出版社、爱思唯尔（Elsevier）出版集团及原作者 Fred F. Ferri 教授对我们的信任，授予我们翻译的机会，以及翻译过程中给予我们的持续帮助。

感谢翻译团队每一位成员的努力付出，也感谢我们的家人给予我们的理解与支持。

张　骅　徐国纲

2021 年 1 月

译者序

内分泌相关疾病大多是慢性病，让患者和其家庭苦不堪言。面对内分泌相关疾病，除了改善症状、缓解痛苦，我们还可以采取诸如生活方式干预等有效的预防措施。

患者需要医生护士不断地健康宣教，不断地指导其规律用药、体检、养成良好规律的生活习惯，也需要家属的监督。这就需要相关人员掌握内分泌疾病的规范化的救治和预防措施，需要去探寻和总结相关疾病的诊断治疗流程。

Ferri's Clinical Advisor 2021 一书内容丰富且精彩，总结医学成果、前瞻性防控是本书的一大亮点。本书恰到好处地将学科内容进行了凝练，重点突出了各种疾病的特点，增强了本书的可读性、适用性和实用性。此书为思想交流、学术碰撞、信息汲取、促进友谊搭建了平台。

本书中文版是集体智慧的结晶，翻译、审校人员均从事医学临床、科研与教学工作多年，其中解放军总医院医疗团队承担了本分册大部分章节的翻译工作。审译团队在遵从原文原意的基础上，结合内分泌学的发展现状，查阅了大量文献，认真听取有关专家的意见和建议，力求中英文内涵统一，并对原文中的疑问进行了逐一求证，体现了严谨科学的治学态度和精益求精的职业精神。

这本译著的出版过程，就像母亲分娩孩子。怀孕期的沉闷艰辛和分娩的痛苦都已经结束，这个孩子在世上的美好值得期待。在审译过程中遇到很多问题和挑战，感谢为本书审校工作付出辛勤工作和做出贡献的所有专家学者，让我们共同迎接未来学科的发展以及本书的正式出版。愿这部译著能够帮助和启迪读者。

母义明

解放军总医院第一医学中心

2021 年 2 月

译者前言

Fred F. Ferri 教授主编的 *Ferri's Clinical Advisor 2021* 一书英文版在国外颇受关注，书中有很多精彩的内容，其中内分泌与代谢相关疾病的介绍多有亮点。本书的内容丰富精彩，不仅有文字，还有详细的影像学资料以及各种流程图，本书更注重与临床实践相结合。本分册在常见内分泌与代谢疾病的基础上，增添了一部分罕见疾患的介绍。

本分册的审译者为活跃在临床科研一线的数十家高校附属医院、教学医院中青年学者，对于内分泌与代谢疾病的诊疗具有丰富的临床经验。审译者在认真通读原文、吸取原著精华的基础上，结合自己的工作体会，翻译校对了本书。在翻译过程中，译者力求忠实原著，尽可能做到"信、达、雅"。

译著包含了原著各位作者的工作成果，在此谨向该书原作者致敬并表示真诚的感谢。

感谢整个翻译团队，我们每一位审译者，感谢大家的辛勤付出以及对于医学和知识的尊重，同时感谢我们的家人、朋友和同事给予我们的支持、理解和帮助。

译者团队
2021 年 1 月 20 日

原著前言

本丛书旨在为医生和相关卫生专业人员提供一个清晰而简明的参考。其便于使用的体例可使读者能快速有效地识别重要的临床信息，并提供患者管理的实用指导。

多年来，前几版的巨大成功和众多同行的热情评论均为本丛书带来了积极的变化。每一部分都比之前的版本有了很大的扩展，使本丛书项目涵盖的医学主题总数已超过 1200 个。最新版本又增加了数百个新插图、表格和框，以增强对临床重要事件的记忆。所有主题中均提供了便于加快索赔提交和医保报销的国际疾病分类标准编码 ICD-10CM 编码。

各系统诊疗速查手册详细描述了 988 种医学障碍和疾病（最新版本新增 25 个主题），突出显示关键信息，并附有临床图片以进一步说明特定的医疗状况，以及列出相关的 ICD-10CM 编码。大多数参考文献均为当前同行评议的期刊文章，而不是过时的教科书和陈旧的综述文章。

各系统诊疗速查手册中的主题采用以下结构化方法展示：

1. 基本信息（定义、同义词、ICD-10CM 编码、流行病学和人口统计学、体格检查和临床表现、病因学）

2. 诊断（鉴别诊断、评估、实验室检查、影像学检查）

3. 治疗（非药物治疗、急性期治疗 / 常规治疗、慢性期治疗 / 长期管理、预后 / 处理、转诊）

4. 重点和注意事项（专家点评及推荐阅读）

《Ferri 临床诊疗指南——临床常见疾病诊疗流程图》包括 150 多种用以指导和加速评估及治疗的临床流程图，2021 年版我们继续更新流程，以提高可读性。医生们普遍认为这部分内容在当今的管理式医疗环境中特别有价值。

《Ferri 临床诊疗指南——实验室检查速查手册》包括正常的实验室检查参考值和对常用实验室检查结果的解释。通过提供对异常结果的解释，促进了对医学疾病的诊断，并进一步增加了本丛书全面的"一站式"性质，最新版还增加了新的插图和表格。

我认为我们已经创造了一个与现有图书有显著差别的先进的信息系统。这些内容为读者提供了巨大的价值。我希望本丛书便于使用的形式、众多独特的功能及不断更新的特点能够使其成为对初级保健医生、医学生、住院医师、专科医师和相关卫生专业人员均有价值的医学参考书籍。

Fred F. Ferri, MD, FACP
临床教授
布朗大学沃伦·阿尔伯特医学院
美国罗得岛州

原著致谢

感谢我的儿子 Vito F. Ferri 博士和 Christopher A. Ferri 博士，以及我的儿媳 Heather A. Ferri 博士的帮助和大力支持，感谢我的妻子 Christina，感谢她在书稿撰写过程中的耐心支持。特别感谢所有为本书提供宝贵意见的读者，是他们的建议帮助本书得以成为医学领域的畅销书。

Fred F. Ferri, MD, FACP

临床教授

布朗大学沃伦·阿尔伯特医学院

美国罗得岛州

目　录

第1章 肥胖
Obesity

Fred F. Ferri

陈国鹏 译 李楠 审校

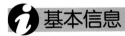 基本信息

定义

肥胖是指相对于瘦体质的体脂过多，或体重指数（BMI）≥ 30 kg/m²。超重定义为体重指数在 25 至 29.9 kg/m² 之间，病态肥胖定义为体重指数 ≥ 40 kg/m² 的成年人。BMI 被用作衡量肥胖的替代指标。腹部肥胖定义为男性腰围 > 102 cm（40 英寸），女性腰围 > 88 cm（35 英寸）。

ICD-10CM 编码

E66.01　因热量过多而导致的病态（严重）肥胖

E66.09　因热量过多而导致的其他肥胖

E66.1　药物引起的肥胖

E66.2　肺泡通气不足的病态（严重）肥胖

E66.8　其他肥胖

E66.9　肥胖，未指明的

O99.210　肥胖合并妊娠，妊娠分期未指明

O99.211　肥胖合并妊娠，妊娠早期

O99.212　肥胖合并妊娠，妊娠中期

O99.213　肥胖合并妊娠，妊娠晚期

O99.214　肥胖合并分娩

O99.215　肥胖合并产褥期

流行病学和人口统计学

- 世界卫生组织于 1997 年首次将肥胖视为一种全球性流行病。截至 2005 年，全世界有 16 亿成年人超重，其中 4 亿人肥胖。据预测，超重和肥胖将很快超越营养不良和传染病等公共卫生问题，成为影响健康的最重要原因

- 全球范围内，1980—2013 年全球疾病负担研究数据表明，成年男性肥胖患病率从 28.8% 上升到 36.9%，女性从 29.8% 上升到 38%。儿童和青少年肥胖的患病率也大幅上升

- 根据美国 NHANES 2011—2012 年的数据，腹部肥胖的患病率为 54%。据估计，到 2020 年，美国每 5 个成年人中就有 2 个和每 4 个儿童中就有 1 个属于肥胖

- 据估计，美国目前的肥胖症每年造成的费用为 1000 亿美元。美国大约有 2/3 的人超重，这是世界范围内比例最高的（Marie Ng，2014 年）

- 对于 BMI $\geqslant$ 30 kg/m^2 的人，全因死亡率比 BMI 在 20 ～ 25 kg/m^2 的人增加 50% ～ 100%

- 肥胖是心血管疾病（CVD）、2 型糖尿病、高血压、癌症（特别是结肠癌、前列腺癌、乳腺癌和妇科恶性肿瘤）、睡眠呼吸暂停、退行性关节病、血栓栓塞性疾病、消化道疾病（胆结石）和皮肤病的独立危险因素

- 肥胖的发病率和死亡率自青年期便开始显著升高，即使保守估计，由肥胖导致的冠心病也将在 2035 年超过 100 000 例

- 当儿童进入幼儿园时，12.4% 的儿童肥胖，另有 14.9% 的儿童超重。数据显示，5 ～ 14 岁的肥胖事件更可能发生在较小的年龄段[①]

- 青少年时期的肥胖与成年后发生严重肥胖的风险增加显著相关，并且随性别和种族而变化。从儿童期开始就肥胖的超重或肥胖成人患 2 型糖尿病、血脂异常、高血压和颈动脉粥样硬化的风险增加

- 在美国，肥胖是导致死亡和残疾的主要原因（另一个是烟草）

- 大量数据表明，减肥可以逆转或中止肥胖的有害影响

- 2013 年，美国进行了近 180 000 例减肥手术，其中 42% 为腹腔镜袖状胃切除术，34% 为 Roux-en-Y 胃旁路术，15% 为腹腔镜可调式胃束带术

体格检查和临床表现

- 体格检查应评估体内脂肪的程度和分布，肥胖继发原因的迹象以及肥胖相关的合并症

---

① Cunningham SA et al：Incidence of childhood obesity in the United States，N Engl J Med，370：403-411，2014.

- 腰围明显增加。腹部脂肪过多的临床定义是男性腰围＞ 40 英寸（＞ 102 cm），女性＞ 35 英寸（＞ 88 cm）（亚洲男性和女性分别为＞ 36 英寸和＞ 33 英寸）。即使在 BMI 正常的个体中，中心性肥胖也是死亡的一个危险因素
- 可能存在与高血压、冠状动脉疾病（CAD）和糖尿病（如多尿、烦渴、黑棘皮病、视网膜病变和神经病变）相关的症状
- 肥胖与心脏肥大、舒张功能不全和主动脉顺应性降低有关，这些都是心血管风险的独立预测因子
- 关节疼痛和肿胀与继发于肥胖的退行性关节病有关
- 体格检查和心电图常常低估肥胖患者心脏功能不全的存在和程度。颈静脉扩张和肝颈静脉反流可能看不到，而且心音常很遥远
- 脂肪组织间隙内有大量液体存在，间隙占组织湿重的 10%。如果该部分多余的液体重新分配到循环中，会对患有心力衰竭的肥胖个体产生负面影响。肥胖者的心输出量比非肥胖者高，总外周阻力较低，肥胖与运动时心脏充盈压持续升高有关
- 肥胖可通过几种不同的机制诱发心力衰竭：总血容量增加、心输出量增加、左心室肥大（LVH）、左心室舒张功能不全和心脏积脂症（心外膜脂肪过多和心肌脂肪浸润）

病因学

- 肥胖的病理生理学是复杂的，人们对其了解甚少，但包括社会因素、营养因素、生理因素、心理因素和遗传因素
- 环境因素，如久坐不动的生活方式和长期摄入过多的热量都会导致肥胖
- 肥胖可能与遗传因素有关，而遗传因素被认为是多基因的。对领养儿童的基因研究表明，他们的 BMI 与其亲生父母相似，而非他们的养父母。双胞胎的研究也证明了遗传因素对 BMI 的影响
- 肥胖的继发原因可能是药物（常见的抗精神病药、类固醇和蛋白酶抑制剂）和神经内分泌紊乱（如库欣综合征和甲状腺功能减退）

DX 诊断

- BMI 将确定肥胖的诊断。BMI 的定义是成年人的体重（单位 kg）除以身高的平方，与身体总脂肪含量密切相关
- BMI 值可将患者分为三类肥胖：
  1. Ⅰ级（轻度）：BMI 为 $30.0 \sim 34.9 \ kg/m^2$
  2. Ⅱ级（中度）：BMI 为 $35.0 \sim 39.9 \ kg/m^2$
  3. Ⅲ级（重度）：BMI $\geqslant 40 \ kg/m^2$
- 虽然 BMI 通常被用来定义肥胖，但对于身高变化迅速的儿童，或拥有大量肌肉组织的健美运动员来说，BMI 并不是一个高度准确的评估身体脂肪成分的指标
- 腰围或腰臀比反映内脏脂肪组织 / 腹部脂肪，这可能比整体超重或肥胖更有害

鉴别诊断

评估肥胖患者是否存在肥胖的继发原因很重要。下丘脑疾病、甲状腺功能减退、库欣综合征、胰岛素瘤、抑郁症和药物（糖皮质激素、抗抑郁药、第二代抗精神病药物、磺酰脲类药物和 HIV 蛋白酶抑制剂）都可能导致肥胖。在儿童中，某些遗传疾病，如普拉德-威利（Prader-Willi）综合征，与肥胖有关。

评估

病史应包括体重变化、肥胖家族史、饮食和运动行为史。应该对饮食失调和抑郁进行评估。应注意营养补充剂、非处方药、激素、利尿剂和泻药的使用。肥胖患者通常需要实验室检查来评估风险和并发症，以及排除潜在的致病性疾病。图 1-1 描述了怀疑是内分泌因素导致肥胖的患者的评估。

实验室检查

- 肥胖患者应通过代谢综合征的筛查来评估其肥胖的医疗后果。这包括测量空腹血脂、血压和腰围，以及筛查糖尿病或糖尿病前期（口服葡萄糖耐量试验、空腹血糖或糖化血红蛋白 A1c）
- 红细胞增多症患者有必要进行睡眠呼吸暂停的筛查。应进行肝功能检查以筛选肝脂肪变性
- 在适当的临床环境下，甲状腺功能研究和地塞米松抑制试验

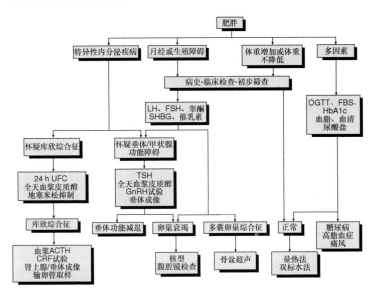

图 1-1　肥胖的内分泌评估。ACTH，促肾上腺皮质激素；CRF，促肾上腺皮质激素释放因子；FBS，空腹血糖；FSH，卵泡刺激素；GnRH，促性腺激素释放激素；HbA1c，糖化血红蛋白；LH，黄体生成素；OGTT，口服葡萄糖耐量试验；SHBG，性激素结合球蛋白；TSH，促甲状腺激素；UFC，尿游离皮质醇。（Modified and updated from Besser CM，Thorner MO：Comprehensive clinical endocrinology，ed 3，St Louis，2002，Mosby.）

将排除甲状腺功能减退和库欣综合征作为肥胖的潜在原因。如果怀疑是胰岛素瘤，患者需要进行 72 h 禁食，以确认胰岛素分泌不当导致低血糖

- 肥胖与心电图改变有关，包括电压降低和非特异性 ST-T 改变，这些改变可能干扰左心室肥大（LVH）或冠心病的诊断

影像学检查

- 有几种方法可用于测定或计算全身脂肪，但与 BMI 相比没有明显优势，包括测量全身水分、全身钾、生物电阻抗和双能 X 射线吸收法
- 浮力测试是测定人体总脂肪成分的一种准确方法

其他检查

肥胖会增加阻塞性睡眠呼吸暂停的风险，进而增加高血压、心律失常、心血管疾病、卒中和心力衰竭的风险。因此，通过睡眠研

究 / 多导睡眠图筛查肥胖患者是否患有阻塞性睡眠呼吸暂停，应该有一个较低的适应证阈值。

 治疗

　　美国国家心肺血液研究所（NHLBI）制定了根据 BMI 和合并症为超重和肥胖患者选择治疗策略的指南。他们建议将饮食管理、体育锻炼和行为疗法相结合，用于体重指数（BMI）$\geqslant 25$ kg/m^2 或腰围高风险以及有两种或两种以上肥胖相关合并症的人。BMI $\geqslant 30$ kg/m^2 或 $\geqslant 27$ kg/m^2 并且有合并症的患者应考虑药物治疗。

　　减肥手术适用于 BMI $\geqslant 35$ kg/m^2 并且有合并症的患者和 BMI $\geqslant$ 40 kg/m^2 的患者（表 1-1）。

非药物治疗

- 控制和减轻体重的基础是限制热量、锻炼和行为调整。必须评估患者做出改变的意愿，因为治疗更有可能在积极主动的患者中取得成功
- NHLBI 指南建议以每天产生不足 500 ～ 1000 千卡热量的饮食起始。这已经被证明在 3 ～ 12 个月内，可平均减少总体重的 8%

表 1-1　美国国家心肺血液研究所的减肥治疗指南 *

治疗	BMI（kg/m^2）				
	25.0 ～ 26.9	27.0 ～ 29.9	30.0 ～ 34.9	35.0 ～ 39.9	＞ 40
饮食，体育锻炼，行为疗法或三者全部	是	是	是	是	是
药物疗法 †		肥胖相关疾病患者	是	是	是
外科治疗 ‡				肥胖相关疾病患者	是

* Data are from www.nhlbi.nih.gov/science/obesity-nutrition-and-physical-activity。这些指南与美国心脏协会、美国医学协会、美国糖尿病协会、肥胖学会（实用指南）、美国家庭医师学会、美国运动医学学院和美国癌症协会的指南一致。BMI 表示体重指数，以体重（kg）除以身高（m）的平方来计算

† 仅在那些无法通过常规生活方式改变而实现足够的体重减轻并且没有绝对禁忌证的患者中才考虑药物治疗

‡ 减肥手术仅应在无法通过常规疗法减肥且无绝对手术禁忌证的患者中考虑

- 这些指南建议使用食物日记来关注饮食替代品
- 每周进行 5 天或更多的 30 min 中等强度的锻炼对肥胖者的健康有益。此外，一些研究表明，60 ～ 80 min 的中等强度至高强度体力锻炼可能会带来额外的好处
- 在没有热量限制的情况下增加体力活动（很少或没有体重减轻）可以减少腹部（内脏）脂肪组织并改善胰岛素抵抗
- 标准行为矫正计划的主要特征包括目标设定、自我监控、刺激控制（通过改变环境来增强支持体重管理的行为）、认知重建（提高对自身和体重的感知意识），预防复发（体重恢复）
- 哺乳动物的睡眠与能量平衡的调节密切相关。试验表明，在能量摄入减少的情况下，睡眠量有助于保持无脂肪体重。缺乏充足的睡眠可能会损害典型饮食干预措施的减轻体重和降低相关代谢风险的功效

急性期治疗

- 根据 NHLBI 关于成人超重和肥胖的识别、评估和治疗指南以及美国食品和药品管理局（FDA）推荐，药物治疗适用于：
  1. BMI ≥ 30 kg/m^2 的肥胖患者
  2. BMI ≥ 27 kg/m^2 且伴有肥胖相关危险因素或疾病（如高血压、糖尿病或血脂异常）的超重患者
- 药物治疗方案包括：
  1. 胃肠道脂肪酶抑制剂：奥利司他是唯一可用于长期治疗肥胖的药物。它阻碍了食物对脂肪的吸收。它是胰腺、胃、羧基酯脂肪酶和磷脂酶 A2 的可逆抑制剂，这些酶是胃肠道中膳食脂肪水解所必需的。副作用包括肠胃胀气、大便失禁、痉挛和排出油性斑点。脂溶性维生素（A、D、E、K）和 β - 胡萝卜素的吸收也会受到损害。草酸相关的急性肾损伤和罕见的严重肝损伤也有报道
  2. 5- 羟色胺 C 受体激动剂：氯卡色林是一种选择性的 5- 羟色胺激动剂，主要作用是减少食欲，帮助减肥。不良反应包括头痛、上呼吸道感染、头晕和恶心。虽然很少有证据表明存在 5- 羟色胺相关的心脏瓣膜疾病或肺动脉高压（如非选择性 5- 羟色胺能激动剂芬氟拉明和右芬氟拉明所见），但长期数据目前有限
  3. 拟交感神经药物：芬特明和二乙基丙胺目前被批准用于短

期治疗肥胖。它们通过引起早期饱腹感来减少食物摄入。副作用包括血压升高和脉搏增加。它们是管制等级Ⅳ级（Schedule Ⅳ）药物，有可能被滥用。其他由于对心血管安全性的考虑而退出市场的拟交感神经药物有西布曲明、苯丙醇胺和麻黄碱

4. 抗抑郁药：虽然 FDA 没有批准单独治疗肥胖，但安非他酮和氟西汀是与适度减肥相关的抗抑郁药。FDA 最近批准了安非他酮与阿片受体拮抗剂纳曲酮的固定剂量组合。它被称为 Contrave，被批准用于 BMI $\geqslant$ 30 kg/m^2 或 BMI $\geqslant$ 27 kg/m^2 以及有一个或多个与体重相关合并症（如糖尿病、高血压、血脂异常）患者的饮食和运动辅助方案

5. 抗癫痫药物：在临床试验中，唑尼沙胺和托吡酯（也用于偏头痛治疗）与体重减轻有关，但目前 FDA 还没有批准其单独用于治疗肥胖

6. 治疗糖尿病药物：虽然 FDA 没有批准单独用于治疗肥胖，二甲双胍、普拉姆林肽（人工合成的人胰淀素）和胰高血糖素样多肽 -1 激动剂（GLP-1）（艾塞那肽）在治疗糖尿病患者时与体重减轻有关。GLP-1 受体激动剂利拉鲁肽（Victoza）现已被 FDA 批准以更高剂量作为减肥注射液 Saxenda，用于 BMI $\geqslant$ 30 kg/m^2 或 BMI $\geqslant$ 27 kg/m^2 并伴有与体重相关的合并症（如高血压、血脂异常或糖尿病）的慢性体重管理

长期管理

- 根据 NHLBI 指南，外科干预是经选择的临床重度肥胖患者（BMI $\geqslant$ 40 kg/m^2 或 BMI $\geqslant$ 35 kg/m^2 伴合并症）、肥胖相关发病率或死亡风险高患者以及微创减肥方法失败时的一种选择。框 1-1 总结了减肥手术的患者要求

- 符合条件的患者也应具有可接受的手术风险，充分知情并且积极主动

- 限制性手术限制了胃所能容纳的食物量，减缓了胃排空的速度。这些包括垂直束带胃成形术和腹腔镜可调式硅胃束带（LAGB）术。带状滑脱是最常见的 LAGB 并发症。其他潜在的并发症包括端口或管道故障、吻合口阻塞、带状糜烂、囊状扩张和端口感染。胃壁坏死是一种较少见的晚期并发症，

框 1-1　减肥手术的患者要求

1. BMI 大于或等于 40 kg/m² 的患者可能需要进行减肥手术
2. BMI 为 35～40 kg/m² 并伴有明显肥胖相关合并症的患者也可能是减肥手术的候选对象
3. 有节食史的患者
4. 最近没有滥用药物的患者
5. 术前应由多学科团队对患者进行评估，包括营养师和心理评估

BMI，体重指数
From Cameron JL，Cameron AM：Current surgical therapy，ed 12，Philadelphia，2017，Elsevier.

　　　它是由胃脱垂（胃带下方的部分通过装置向上突出）和胃带压迫导致缺血引起的。减肥手术的并发症总结于框 1-2 中

- 对于长期减肥、2 型糖尿病控制和缓解、高血压和高脂血症，胃旁路术比胃束带术具有更好的疗效。胃束带术的好处包括围术期死亡率更低，恢复期更快，并且没有吸收不良的问题。但是，它们在减轻体重和改善合并症方面不如胃旁路术有效

  1. 吸收不良性手术通过缩短小肠的长度来减少营养物质的吸收。其中包括空肠旁路术和十二指肠开关手术（DS）
  2. 限制性吸收不良旁路手术结合了胃限制和选择性吸收不良的因素。这些包括 Roux-en-Y 胃旁路术（由于其高水平的有效性和持久性而被认为是金标准）和胆胰分流。与限制性手术相比，这些手术有更高的合并症改善率，但也可能因吸收不良和营养缺乏而变得复杂

- 与常规护理相比，减肥手术可以减少肥胖成年人的心血管死亡数和降低心血管事件的发生率。一项减肥手术患者的研究表明，长期心血管事件显著减少。根据 Framingham 风险评分，10 年随访估计，相对风险降低幅度为 18%～79%，而使用 PROCAM 风险评分则可降低 8%～62%

- 一项对肥胖的 2 型糖尿病患者的长期观察性研究表明，与常规治疗相比，减肥手术与更高的糖尿病缓解率和更少的并发症相关（Sjöström et al，2014）。手术 2 年后 60%～80% 的 2 型糖尿病患者会缓解，在 Roux-en-Y 胃旁路术后 15 年中约 30% 的患者会持续缓解

- 吸脂术是在注射生理盐水后通过抽吸去除脂肪。这项技术减少了皮下脂肪，但未能改善胰岛素敏感性或冠心病的危险因素

框 1-2 减肥手术的并发症

所有减肥手术常见的并发症

早期（术后 30 天内）
- 静脉血栓栓塞性疾病
- 出血
- 吻合口漏
- 伤口感染
- 持续的恶心 / 呕吐，脱水
- 局部腹部脏器损伤
- 切口和内疝
- 肠梗阻
- 肺不张
- 肺炎
- 心律不齐
- 尿路感染
- 死亡

晚期（术后 30 天以上）
- 切口和内疝
- 肠粘连引起的梗阻
- 营养不良
- 吻合口狭窄和边缘溃疡或糜烂
- 胆石症
- 贫血
- 阻塞性睡眠呼吸暂停的持续性或复发
- 需要塑造身体轮廓
- 体重恢复

手术特异性并发症 / 不良反应
- Roux-en-Y 胃旁路术
- 倾倒综合征

腹腔镜可调式胃束带术
- 束带滑移或侵蚀
- 端口或设备故障

垂直袖状胃切除术
- 难治性反流

胆胰分流术
- 大便松散，有臭味
- 蛋白质-热量营养不良

From Kryger M et al：Principles and practice of sleep medicine，ed 6，Philadelphia，2017，Elsevier

- Maestro 可充电系统是一种皮下植入装置，最近 FDA 批准用于 BMI 为 40～45 kg/m² 或 BMI ≥ 35 kg/m² 且至少存在一种与肥胖相关的合并症的成年人的减重。它利用高频电脉冲阻断大脑和胃之间的迷走神经信号。它的减肥效果不如减肥手术。Maestro 系统的标价超过 15 000 美元

- AspireAssist 器械被 FDA 批准用于体重指数为 35～55 kg/m²，≥ 22 岁的成年人的减肥。它需要于内窥镜下插入一根 PEG 管，并通过经皮切口拉动。饭后 30 min，患者将一个连接器连接于其上，并将胃中的一部分排入马桶。然后用饮用水冲洗管子。接头在 115 个周期（6 周）后停止工作，并在后续预约时更换。预计第一年的手术和随访费用为 13 000 美元

处理

- BMI 最高三分位数人群的静脉血栓栓塞发生率是 BMI 最低三分位数人群的 2.42 倍。肥胖患者在接受非心脏手术时，术后血栓栓塞事件的发生率较高

- 肥胖可能与术后肺部并发症和伤口愈合不良相关

- 体重稳定的肥胖受试者即使在没有心功能不全的情况下，心律失常和猝死的风险也会增加

- 肥胖与心脏自主神经系统有内在联系。体重增加 10% 与副交感神经张力下降及平均心率升高有关。相反，重度肥胖患者体重减轻 10% 与自主神经系统心脏调节的显著改善相关，包括心率降低和心率变异性增加

- 青少年动脉粥样硬化的死后决定因素（PDAY）研究数据提供了令人信服的证据：青少年和青年人的肥胖在临床表现出现前几十年加速动脉粥样硬化的进展

- 肥胖会加速冠状动脉粥样硬化和冠状动脉旁路移植术后的进展

- 在老年人中，肥胖与防止髋部骨折有关，但这种对骨骼状况的保护作用并不能抵消对老年人常见疾病的广泛潜在不利影响

转诊

肥胖在初级保健机构很常见。如果考虑使用药物治疗，建议咨询专门从事肥胖治疗且有丰富用药经验的医生。此外，咨询营养学家和行为治疗师也是有帮助的。在考虑进行手术干预的患者中，应咨询普通外科。

重点和注意事项

专家点评

- 强化减肥咨询帮助大约 1/3 的肥胖患者实现长期的、有临床意义的减肥。成人每天可以少消耗 500 ～ 1000 卡，从而减重 1 ～ 2 磅（每周 0.45 ～ 0.9 kg）
- NHLBI 于 1991 年 1 月发起了肥胖教育倡议。该倡议的总体目标是帮助降低超重的患病率以及缺乏体力活动的发生率，以降低冠心病的风险以及冠心病的总体发病率和死亡率
- 最近关于 BMI 和全因死亡率的一项大型前瞻性研究表明，最佳 BMI 范围在 20 ～ 24.9 kg/m^2（Patel A V，2014）
- 最近的研究表明，棕色脂肪组织是调节能量消耗的天然靶标。使用 ^{18}F-FDG PET-CT 可以定量检测人类棕色脂肪组织的存在。棕色脂肪组织的数量与 BMI 呈负相关，这表明棕色脂肪组织在成人新陈代谢中可能发挥作用
- 儿童期的肥胖症、葡萄糖耐受不良和高血压与该人群内源性原因导致的过早死亡发生率增加密切相关
- 最近的试验表明，在经过控制环境下的人群中，仅热量（卡路里）是造成脂肪增加的原因。蛋白质影响能量消耗和瘦体重的存储，但不影响人体脂肪的存储
- 尚无循证研究支持减肥的联合药物治疗
- 关于药物治疗和减肥手术在老年人群中的作用缺乏数据

预防

- 预防超重和肥胖包括增加体力活动和饮食调节以减少热量摄入
- 有令人信服的证据表明，要防止以前肥胖的人体重反弹，需要 60 ～ 90 min 的中等强度活动或更少一些的高强度活动
- 需要每天 45 ～ 60 min 的中等强度运动，或 1.7 体力活动水平（PAL），以防止过渡到超重或肥胖。对于儿童，建议增加运动时间
- 临床医生可以帮助指导患者制订个性化的饮食计划，帮助他们认识到脂肪、高浓度碳水化合物和大分量食物的有害作用
- 临床医生必须与患者配合，以改变其他危险因素，例如吸烟、高血糖摄入和高血压，以预防肥胖的长期慢性疾病后遗症。

通常，较低的碳水化合物，适度的脂肪摄入，稳定的蛋白质和能量摄入会带来减肥维持期间更高的能量消耗[1]

- 定期检查体重和 BMI 测量值有助于发现早期体重增加
- 在肥胖的青少年中，体重增加最快的年龄段是 2～6 岁。该年龄段的大多数肥胖儿童在青春期都会肥胖[2]

患者和家庭教育

可以在美国肥胖协会网站（www.obesity.org）和美国医学协会网站（www.ama-assn.org）上获取信息。

推荐阅读

Arterburn D et al: Comparative effectiveness and safety of bariatric procedures for weight loss, *Ann Int Med* 169:741-760, 2018.

Bray GA et al: Effect of dietary protein content on weight gain, energy expenditure, and body composition during overeating, *JAMA* 307(1):47-55, 2012.

Casazza K et al: Myths, presumptions, and facts about obesity, *N Engl J Med* 368:446-454, 2013.

DeMaria EJ: Bariatric surgery for morbidly obese, *N Engl J Med* 356:2176, 2008.

deShazo RD et al: Obesity bias, medical technology, and the hormonal hypothesis: should we stop demonizing fat people? *Am J Med* 128:456-460, 2015.

Erlandson M et al: Update on office-based strategies for the management of obesity, *Am Fam Physician* 94(5):361-368, 2016.

Franks PW et al: Childhood obesity, other cardiovascular risk factors, and premature death, *N Engl J Med* 362:485-493, 2010.

Heymsfield SB et al: Mechanisms, pathophysiology, and management of obesity, *N Engl J Med* 376:254-266, 2017.

James WPT et al: Effect of sibutramine on cardiovascular outcomes in overweight and obese subjects, *N Engl J Med* 363:905-917, 2010.

Juonala M et al: Childhood adiposity, adult adiposity, and cardiovascular risk factors, *N Engl J Med* 365:1876-1885, 2011.

King WC et al: Change in pain and physical function following bariatric surgery for severe obesity, *JAMA* 315(13):1362-1371, 2016.

Kodner C, Hartman DR: Complications of adjustable gastric banding surgery for obesity, *Am Fam Physician* 89(10):813-818, 2014.

Kumar S, Kelly AS: Review of childhood obesity: from epidemiology, etiology, and comorbidities to clinical assessment and treatment, *Mayo Clin Proc* 92(2):251-265, 2017.

Maggard-Gibbons M et al: Bariatric surgery for weight loss and glycemic control in nonmorbidly obese adults with diabetes, *JAMA* 309(21):2250-2261, 2013.

---

[1] Geserick M et al：Acceleration of BMI in early childhood and risk of sustained obesity，N Engl J Med 379：303-312，2018.

[2] Ebbeling CB et al：Effects of a low carbohydrate diet on energy expenditure during weight loss maintenance：randomized trial，BMJ 363：k4583，2018.

Moyer VA et al: Screening for and management of obesity in adults: U.S. Preventive Services Task Force recommendation statement, *Ann Intern Med* 157:373-378, 2012.

Nedeltcheva AV et al: Insufficient sleep undermines dietary efforts to reduce adiposity, *Ann Intern Med* 153:435-441, 2010.

O'Brien PE et al: Laparoscopic adjustable gastric binding in severely obese adolescents, *JAMA* 303(6):519-526, 2010.

Puzziferri N et al: Long-term follow-up after bariatric surgery: a systematic review, *JAMA* 312(9):934-942, 2014.

Rao G: Office-based strategies for the management of obesity, *Am Fam Physician* 81:11449-11455, 2010.

Schauer PR et al: Bariatric surgery versus intensive medical therapy in obese patients with diabetes, *N Engl J Med* 366:1567-1576, 2012.

Schroeder R et al: Treatment of adult obesity with bariatric surgery, *Am Fam Physician* 93(1):31-37, 2016.

Shikora SA et al: Sustained weight loss with vagal nerve blockade but not with sham: 18-month results of the ReCharge Trial, *J Obes* 365604, 2015.

Sjöström L et al: Bariatric surgery and long-term cardiovascular events, *JAMA* 307(1):56-65, 2012.

The NS et al: Association of adolescent obesity with risk of severe obesity in adulthood, *JAMA* 304(18):2042-2047, 2010.

Wadden TA et al: A two-year randomized trial of obesity treatment in primary care practice, *N Engl J Med* 365:1969-1979, 2011.

第 2 章　低血糖
Hypoglycemia

Mark F. Brady，Brittany N. Mertz

王润生　译　李楠　审校

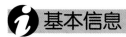 基本信息

定义

　　低血糖是指循环中血糖水平异常降低。其定义为血糖数值小于 70 mg/dl（3.9 mmol/L）。"严重低血糖"指血糖数值 < 54 mg/dl（3.0 mmol/L）。"严重低血糖"是指任何需要外部帮助来纠正的血糖值。"反应性低血糖"是指血糖数值大于 70 mg/dl 的低血糖症状。许多情况都可能导致这种潜在的致命情况。

同义词

　　血糖过少

　　低血糖症

　　HG

ICD-10CM 编码

E10.641　1 型糖尿病伴低血糖，有昏迷

E10.649　1 型糖尿病伴低血糖，无昏迷

E11.641　2 型糖尿病伴低血糖，有昏迷

E11.649　2 型糖尿病伴低血糖，无昏迷

E13.641　其他特定糖尿病伴低血糖昏迷

E13.649　其他特定糖尿病伴低血糖，无昏迷

E16.1　其他低血糖

E16.2　不明原因低血糖

流行病学和人口统计学

- 1 型糖尿病（DM）中更常见。据估计，1 型糖尿病患者的血糖水平可能低至 50 ~ 60 mg/dl，约为 10%

- 1 型糖尿病患者中每 100 例每年低血糖发生 62 ~ 320 次，而

2 型糖尿病患者中每 100 例每年发生 35 例

体格检查和临床表现

- 症状通常是非特异性的
- 早期症状包括出汗、脸色苍白、焦虑、心悸、饥饿和颤抖
- 血糖水平降低的晚期症状包括癫痫发作、精神状态改变和昏迷
- 严重或长时间的低血糖性外伤会导致不可逆的脑损伤、心搏呼吸骤停和死亡

病因学

- 药物是低血糖最常见的原因。最常见的有外源性胰岛素、胰岛素促分泌剂［磺脲类（SU）和氯茴苯酸类（MG）］及酒精
- 重要疾病
  1. 器官衰竭（肝、心、肾）
  2. 脓毒症
- 激素缺乏（皮质醇、胰高血糖素和肾上腺素）
- 内源性高胰岛素血症（胰岛素瘤、β 细胞功能紊乱、胰岛素自身免疫性低血糖）
- 罕见的致命性发作被认为是继发于室性心律失常

Dx 诊断

以 Whipple 三联征为特征：
- 症状可以由低血糖解释
- 症状出现时血糖水平低
- 使用葡萄糖或胰高血糖素后症状缓解

鉴别诊断

血糖水平正常（> 70 mg/dl）情况下出现的低血糖症状指向其他病因：餐后综合征、心脏病、精神疾病、代谢紊乱（甲状腺功能亢进、嗜铬细胞瘤）。

评估

- 如果 Whipple 三联征为阳性，下一步要做的是考虑患者的医疗状况
- 医源性原因是住院患者低血糖最常见的原因（回顾降糖药物

的使用时间和药物之间的相互作用）
- 详细询问病史，包括既往病史、用药史以及低血糖的发生时间（在饮食和药物方面）

实验室检查

- 识别和评估低血糖的流程如图 2-1 所示
- 如果经过详细的病史询问后，原因还不明显，则采用以下方法：

禁食： 如果在禁食时出现症状，且证实血糖水平低，进行以下实验室检查：血糖、β - 羟基丁酸（BHOB）、胰岛素、C 肽、胰岛素

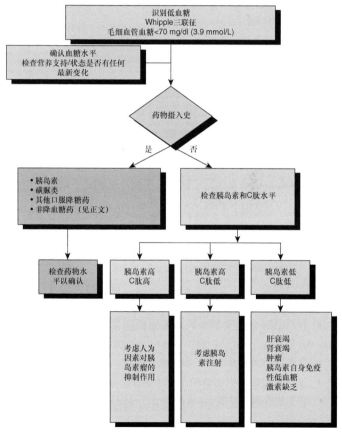

图 2-1　低血糖的识别与评估。（From Vincent JL et al：Textbook of critical care，ed 7，Philadelphia，2017，Elsevier.）

原、SU 和 MG 代谢物筛查。

餐后：

- 进食前的血糖、胰岛素、C 肽和胰岛素原，以及进食后每 30 min 进行一次测定，持续 5 h
- 仅当血糖浓度 < 60 mg/dl 时评估样本
- 如果患者出现 Whipple 三联征，则测量 SU、MG 和胰岛素抗体

72 h 饥饿试验：

- 每 6 h 采集血液标本，测量血糖、胰岛素、C 肽、胰岛素原和 BHOB，直到血糖浓度 < 60 mg/dl
- 将采样频率提高到每 1 ~ 2 h 1 次
- 胰岛素、C 肽和胰岛素原仅在血浆葡萄糖浓度 < 60 mg/dl 的标本中有效
- 具有下列任何一种情况时，结束禁食：
  1. 血糖浓度 < 45 mg/dl
  2. 患者有低血糖症状或体征
  3. 超过 72 h
  4. 有血浆葡萄糖浓度 < 55 mg/dl 且 Whipple 三联征病史
- 胰岛素抗体也可以考虑测量，但在低血糖状态时不需要

影像学检查

如果怀疑低血糖是继发于胰岛素瘤或恶性肿瘤，可以使用腹部超声（US）、CT 扫描或内窥镜 US 来帮助诊断和分期。

Rx 治疗

非药物治疗

- 识别症状和体征，自我监测血糖对胰岛素缺乏患者尤其重要
- 如果这种情况反复出现，避免使用会加重病情的药物（如酒精）
- 如果夜间发生低血糖，睡前吃点零食
- 在由肿瘤原因引起的情况下（例如，胰岛细胞瘤、胰岛素瘤和非胰岛细胞肿瘤），明确的治疗可能需要手术切除

药物治疗

- 纠正使低血糖进展的潜在病因（例如，感染、糖尿病治疗方案）

- 快速作用的碳水化合物（例如，葡萄糖块、硬糖、静脉葡萄糖输液）
- 如果由胰岛素促分泌剂加 α 葡萄糖苷酶抑制剂引起的低血糖，则只能用纯葡萄糖
- 在严重低血糖伴癫痫发作的患者中，使用 25 g 50% 葡萄糖溶液静脉注射或 0.5 ～ 1.0 mg 胰高血糖素肌内注射 / 皮下注射
- 图 2-2 总结了低血糖的管理流程

转诊

- 初级接诊医生可以通过调整药物来治疗大多数低血糖情况
- 如果病因不清楚，建议转诊至内分泌科相关领域专家处

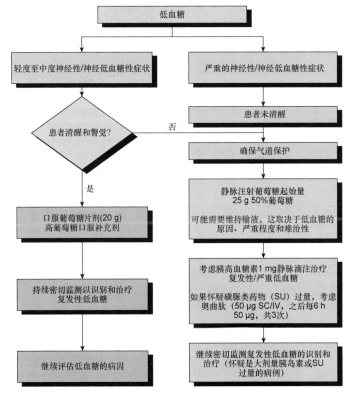

图 2-2　低血糖的管理。IV，静脉注射；SC，皮下注射。（From Vincent JL et al：Textbook of critical care，ed 7，Philadelphia，2017，Elsevier.）

重点和注意事项

- 如果不及时有效地处理，低血糖会导致严重的疾病和死亡
- 低血糖在糖尿病患者中很常见，尤其是 1 型糖尿病，最常见的原因是药物副作用
- 在住院的患者中，病因往往是多因素的
- 临床上具有重要意义的低血糖对非糖尿病患者来说是不常见的，只有在满足 Whipple 三联征的情况下才能对这些患者进行低血糖的评估

相关内容

糖尿病（相关重点专题）

胰岛素瘤（相关重点专题）

推荐阅读

Seaquist ER et al: Hypoglycemia and diabetes: a report of a workgroup of the American Diabetes Association and the Endocrine Society, *Diabetes Care* 36(5): 1384-139, 2013.

Cryer PE et al: Evaluation and management of adult hypoglycemic disorders: an Endocrine Society Clinical Practice Guideline, *J Clin Endocrinol Metab* 94:709, 2009.

第3章 糖尿病
Diabetes Mellitus

David J. Domenichini，Fred F. Ferri

张黎明 译 李楠 审校

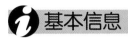 基本信息

定义

- 糖尿病（diabetes mellitus，DM）是指由多种原因引起的一种高血糖综合征（请参阅"病因学"）。它大致分为1型（T1DM）和2型（T2DM）。胰岛素依赖型和非胰岛素依赖型糖尿病这两个术语已废弃，因为当T2DM患者需要胰岛素时，仍被标记为2型而不是重新归类为1型。免疫介导的T1DM（1A型）占新诊断糖尿病患者的5%～10%。表3-1提供了两种DM的常规比较。区别是1型通常完全由某些基因型携带者的免疫原性应答介导的胰岛素储备的完全或几乎完全敲除而引起，而2型是多基因起源的，可能是由于患有高胰岛素血症但具有胰岛素抵抗的患者通过饮食和久坐等环境因素导致胰高血糖素和胰岛素水平之间失衡，从而引起高血糖的综合原因

- 某些T1DM患者也可能表现出高水平的胰高血糖素，并非所有T1DM患者都具有完全的胰岛细胞破坏

- 糖尿病的分类还包括：

  1. 成人隐匿性自身免疫性糖尿病（LADA，有时称为1.5型DM）：这些患者最初通常不依赖胰岛素，并且经常被误分类为T2DM

  2. 青少年的成人起病型糖尿病（MODY）：他们具有不同的遗传表达，可以分为各种亚型：

    a. MODY 1、2、3、4和5［其中3最为常见：HNF-1-alpha（12q24）基因表达的发生率达70%］

    b. MODY 7和8（罕见）

  3. 酮症倾向的糖尿病：随着时间的推移，β细胞功能在复发/

表 3-1　两种类型糖尿病的比较

	1 型糖尿病	2 型糖尿病
以前的术语	胰岛素依赖型糖尿病（IDDM），Ⅰ型，幼年起病糖尿病	非胰岛素依赖型糖尿病，Ⅱ型，成人起病糖尿病
发病年龄	通常 < 30 岁，尤其是儿童和青少年，但是任何年龄都可以发病	通常年龄 > 40 岁，但任何年龄可发病
遗传倾向	中度；表型需要环境因素参与；同卵双胞胎中 35% ～ 50% 的一致性；提出了几个候选基因	强；同卵双胞胎中 60% ～ 90% 的一致性；提出了许多候选基因；一些基因在青少年的成人起病型糖尿病中被鉴定
人类白细胞抗原的关联	与 DQA 和 DQB 的联系，受 DRB（3 和 4）影响（DR2 保护性因素）	未知
其他联系	自身免疫；格雷夫斯（Graves）病，桥本甲状腺炎，白癜风，艾迪生（Addison）病，恶性贫血	异质组，基于特定致病过程和遗传缺陷的鉴定而进行的亚分类
前兆和危险因素	大部分未知；微生物，化学，饮食，其他	年龄，肥胖（中心性），久坐生活方式，既往妊娠期糖尿病
诊断时的检查发现	85% ～ 90% 的患者有 ICA512/IA-2/IA-2b、GAD$_{65}$、胰岛素（IAA）中的一种甚至多种自身抗体	可能有并发症（微血管和大血管），是由前期明显的无症状期引起的
内源性胰岛素水平	低或者无	通常存在（相对缺乏），早期高胰岛素血症
胰岛素抵抗	只有高血糖	大部分存在
长时间禁食	高血糖，酮症酸中毒	血糖正常
应激，胰岛素中断	酮症酸中毒	非酮症高血糖，偶见酮症酸中毒

GAD，谷氨酸脱羧酶；IA-2/IA-2b，酪氨酸磷酸酶；IAA，胰岛素自身抗体；ICA512，胰岛细胞自身抗原 512（IA-2 片段）

From Andreoli TE（ed）: Cecil essentials of medicine, ed 6, Philadelphia, 2005, WB Saunders.

　　缓解的过程中缓慢恶化。它表现出需要胰岛素的酮症酸中毒，然后 β 细胞功能逐渐恢复，患者能够停用胰岛素。这

种类型最常见于 40 岁以下，非裔或非洲加勒比海地区，以及肥胖或超重患者

4. 继发性糖尿病：

a. 胰腺疾病或切除术（例如囊性纤维化）

b. 慢性皮质类固醇增多或库欣综合征

c. 胰高血糖素瘤

d. 肢端肥大症

e. 其他罕见的遗传疾病（例如，线粒体糖尿病 MELAS 综合征）

5. 罕见的自身免疫性疾病（例如 A 型和 B 型胰岛素抵抗综合征）

● 可以通过以下检查诊断糖尿病：

1. 糖化血红蛋白（HbA1c）值 ≥ 6.5% 被认为可诊断糖尿病。由于易于管理和其可靠性，因此首选此测试

2. 空腹血糖（FPG）≥ 126 mg/dl，应在另一天进行重复测试确认。禁食的定义为至少 8 h 没有摄入热量

3. 口服葡萄糖耐量试验（OGTT），在 75 g（孕妇为 100 g）葡萄糖负荷后 2 h，血浆葡萄糖 ≥ 200 mg/dl

4. 高血糖症状和偶然（随机）血浆葡萄糖 ≥ 200 mg/dl 也提示糖尿病。典型的高血糖症状包括多尿、多饮和无法解释的体重减轻。在诊断为糖尿病时，B 细胞功能为正常水平的 25% ～ 30%

● 血糖水平高于正常水平但不足以满足 DM 诊断标准的个体被认为患有"糖尿病前期"，其诊断如下：

1. 空腹血浆葡萄糖 100 ～ 125 mg/dl；这被称为空腹血糖受损

2. OGTT 后，2 h 血浆葡萄糖为 140 ～ 199 mg/dl；这被称为糖耐量异常。糖耐量异常或糖尿病前期患者的 B 细胞功能在正常水平的 50%

3. 糖化血红蛋白值为 5.7% ～ 6.4%

● 表 3-2 描述了 DM 和处于危险状态的诊断类别

同义词

IDDM（胰岛素依赖型糖尿病）

NIDDM（非胰岛素依赖型糖尿病）

1 型糖尿病（胰岛素依赖型糖尿病）

表 3-2　诊断类别：糖尿病和风险状态

空腹血糖水平	2 h（75 g）OGTT 结果		
	< 140 mg/dl	140 ~ 199 mg/dl	≥ 200 mg/dl
< 100 mg/dl	正常	IGT[†]	DM
100 ~ 250 mg/dl	IFG[†]	IGT[†] 和 IFG[†]	DM
> 126 mg/dl	DM	DM	DM
HbA1c 水平	**小于 5.7%**	**5.7% ~ 6.4%**	**≥ 6.3%**
	正常	高风险[†]	DM

这些诊断类别是基于联合空腹血糖水平和 2 h 75 g 口服葡萄糖耐量试验（OGTT）结果。请注意，在适当的临床环境中，确认的随机血糖水平为 200 mg/dl 或更高具有糖尿病诊断意义，并排除了进一步测试的需要

[†] 可能是糖尿病前期

DM，糖尿病；IFG，空腹血糖受损；IGT，糖耐量受损

From Goldman L，Schafer AI：Goldman's Cecil medicine，ed 24，Philadelphia，2012，WB Saunders.

2 型糖尿病（非胰岛素依赖型糖尿病）

LADA（成人隐匿性自身免疫性糖尿病）

MODY（青少年的成人起病型糖尿病）

ICD-10CM 编码

E11.5　2 型糖尿病伴周围循环并发症

E11.7　2 型糖尿病伴多种并发症

E11.8　2 型糖尿病，并发症不明

E11.9　2 型糖尿病无并发症

E10.69　1 型糖尿病伴其他特殊并发症

E10.8　1 型糖尿病，并发症不明

E10.9　1 型糖尿病无并发症

E11.69　2 型糖尿病伴其他特殊并发症

流行病学和人口统计学

- 糖尿病影响 9% ~ 10% 的美国人口。患病率因人种 / 种族而异。T1DM 约占诊断糖尿病病例的 5%，其定义是存在一个或多个自身免疫标志物。虽然青少年发生的糖尿病大多为 1 型，但在某些特定地区，青少年诊断为 T2DM 的比率增加了 1.5 倍。这似乎与儿童肥胖的流行有关

- 糖尿病发病率随着年龄的增长而增加，从 20 ～ 44 岁的 2% 到 65 ～ 74 岁的 18% 不等。T2DM 可能有一个长的症状前阶段，导致 4 ～ 7 年的诊断延迟。在美国，每年新诊断的糖尿病病例有 120 万，糖尿病前期病例 8600 万。目前，有 3000 万美国人患有糖尿病；根据目前的趋势，预计到 2050 年，超过 1/3 的美国人将患有糖尿病
- 在美国糖尿病占所有失明患者病因的 8%，是终末期肾病（ESRD）的主要原因。透析的患者中大约 40% 是糖尿病患者
- 糖尿病患者比非糖尿病患者罹患心血管疾病的风险高 2 ～ 4 倍

体格检查和临床表现

- 体格检查随着并发症的存在而变化，而在早期阶段可能是正常的
- 糖尿病视网膜病变：
  1. 非增殖性（背景型糖尿病视网膜病变）：
     a. 最初：微动脉瘤、毛细血管扩张、蜡质或硬渗出物、点状和火焰出血、动静脉分流
     b. 晚期：微梗死伴棉絮样渗出，黄斑水肿
  2. 增殖性视网膜病变：
     以形成新血管、玻璃体出血、纤维瘢痕和视网膜脱离为特征
- 糖尿病患者白内障和青光眼的发病率增高
- 糖尿病黄斑水肿：黄斑肿胀，导致眼睛相应部分视力丧失。患有这种疾病的人通常已经有视网膜病变，但也可能单独出现
- 糖尿病神经病：
  1. 远端感觉运动性多发性神经病：
     a. 症状包括感觉异常，感觉过敏，或烧灼样疼痛，累及双侧肢体远端呈"袜子手套"分布。可以进展到运动无力和共济失调
     b. 身体检查可能显示针刺感觉减退，轻触感减退，振动觉下降，本体感觉丧失。运动障碍，如深肌腱反射减少和骨间肌肉萎缩也可见
  2. 自主神经病变：
     a. 胃肠紊乱：食管运动异常、胃轻瘫、腹泻（通常是夜间）
     （1）T2DM 可见胃排空增加

（2）T1DM 可见胃排空减少

    b. 泌尿生殖系统（GU）紊乱：神经源性膀胱（延迟、弱流和尿滴沥）、阳痿

    c. 心血管（CV）紊乱：直立性低血压、心动过速、心率变异性（HRV）降低。心率变异性降低与心源性死亡增加有关，并独立于射血分数

3. 多发性神经根病：痛性无力和萎缩分布于 1 个以上毗邻神经根

4. 单神经病变也可发生，累及 Ⅲ、Ⅳ 或 Ⅵ 脑神经或周围神经

- 糖尿病肾病：足水肿，苍白，虚弱，尿毒症表现
- 肾病综合征：蛋白尿，高甘油三酯血症，水肿
- 肾炎：肾单位局灶性肾小球硬化的进行性变性

Ⅳ型肾小管酸中毒，高钾性肾病，间质性肾炎，引起低肾素低醛固酮增多症。重要的是，非甾体抗炎药（NSAIDs）、血管紧张素转化酶抑制剂（ACEI）、甲氧苄啶和肝素都能减少醛固酮，并能导致或加剧这种情况。50% 的透析患者以糖尿病为主要诊断，而血糖对预防肾病很重要，高血压也同样是最重要的因素。

- 足部溃疡：发生在 15% 的糖尿病患者（年发病率 2%），是住院的主要原因；通常继发于一系列因素，包括周围血管功能不全、反复创伤（由于感觉丧失而无法识别）和叠加感染

1. 由于周围神经病变相关的感觉丧失，患者的症状通常比临床结果预期的要少

2. 全面的足部检查包括视觉检查，足底脉搏评估，使用 10 g 单丝评估保护性感觉

3. 糖尿病患者预防足部溃疡的措施包括严格血糖控制、患者教育、按处方配鞋、加强足部护理和评估手术干预措施

4. 应每年对所有糖尿病患者进行足部检查

- 神经病理性关节病（Charcot 关节）：反复创伤引起的骨或关节畸形（继发于周围神经病变；图 3-1）
- 糖尿病脂质坏死症：在腿的前表面发现斑块状的红色区域，中心区域逐渐变白-黄色（图 3-2）。在这些区域，皮肤变得菲薄，很容易溃疡
- 糖尿病的其他皮肤表现包括：

1. 糖尿病性硬化性水肿：皮肤和表皮增厚，使皮肤具有"皮革般的质地"；通常影响 T2DM 患者，主要发生于上背部

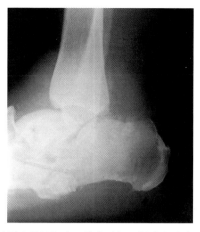

图 3-1　后足的糖尿病性神经病。关节破坏，塌陷和破碎。（From Hochberg MC et al［eds］：Rheumatology，ed 3，St Louis，2003，Mosby.）

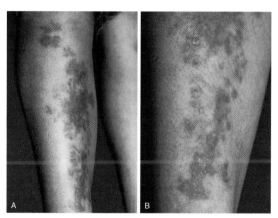

图 3-2　（扫二维码看彩图）糖尿病脂性渐进性坏死。此年轻的女性糖尿病患者存在蜡状黄褐色斑块（**A**），经仔细检查存在细微的萎缩（**B**）。（From Paller AS，Mancini AJ：Hurwitz clinical pediatric dermatology，a textbook of skin disorders of childhood and adolescence，Philadelphia，ed 5，2016，Elsevier.）

扫二维码看彩图

　　和颈部

2. 疱疹样皮炎：与谷蛋白不敏感相关的弥漫性点状皮疹

3. 白癜风：与 T1DM 和 T2DM 有关，并因自身免疫反应引起色素沉着而影响皮肤着色（有时可能与肾上腺功能不全

有关，特别是在 T1DM 患者）。患者应使用 SPF30 防晒霜，防止晒伤

4. 黑棘皮病：颈部和腋窝皮肤皱褶变黑，有时突起柔软，被认为与胰岛素抵抗有关；其他情况，如库欣和肢端肥大症，也可能有这种情况

5. 糖尿病性皮肤病：在下肢的皮肤上表现为发亮的圆形或椭圆形病变，也称为"胫骨斑点"；这些通常不会引起疼痛，不需要治疗

6. 爆发性黄瘤病：与血糖失控和极高的甘油三酯相关。有此发现的患者发生胰腺炎的风险很高；治疗用胰岛素降低血糖并应用贝特类

7. 指硬化症：手指和脚趾皮肤变得蜡质，厚而紧绷，并且关节僵硬；治疗旨在降低血糖并鼓励使用乳液和保湿霜

8. 糖尿病性大疱病：罕见疾病，表现为手、前臂、脚趾和脚上有水疱，通常无痛。病变通常可以自行痊愈

9. 框 3-1 总结了皮肤与糖尿病的关系

病因学

特发性糖尿病

T1DM：自身免疫性 β 细胞破坏的结果，通常导致绝对胰岛素缺乏。

- 遗传因素：

  1. 胰岛细胞抗体（在诊断糖尿病的第一年内发现 90% 的患者中存在）

  2. 人类白细胞抗原（HLA）DR3、DR4 型发生率高

  3. 同卵双胞胎有 50% 的一致性

- 环境因素：病毒感染（可能是柯萨奇病毒、腮腺炎病毒）

T2DM：胰岛素抵抗和胰岛素分泌进行性缺陷的结果。

- 遗传因素：同卵双胞胎有 90% 的一致性

- 环境因素：肥胖、久坐的生活方式、食物中高碳水化合物含量

糖尿病的其他继发因素：

- 激素过量：库欣综合征、肢端肥大症、胰高血糖素瘤、嗜铬细胞瘤

- 药物：糖皮质激素、利尿剂、口服避孕药

- 胰岛素受体不可利用（有或没有循环抗体）

框 3-1　与糖尿病相关的皮肤病变

确定的或可能的关联

糖尿病性脂质坏死（NL）

糖尿病性皮肤病

糖尿病大疱

黑棘皮病

皮赘（acrochordons）

糖尿病硬肿病

关节活动受限和蜡状皮肤综合征

部分脂肪营养不良

恶性外耳道炎

神经性腿部溃疡

穿孔性疾病

爆发性黄瘤

血色素沉着病

胡萝卜素血症

瘙痒

干燥症和脱水症

黄色指甲，凹甲

增加感染的易感性：

　　白色念珠菌

　　金黄色葡萄球菌

　　A 组 β 溶血性链球菌

　　铜绿假单胞菌

　　皮肤癣菌（足癣、甲癣）

　　小棒状杆菌（红斑）

可能的关联

环状弥漫性肉芽肿

白癜风

From Paller AS，Mancini AJ：Hurwitz clinical pediatric dermatology：a textbook of skin disorders of childhood and adolescence，ed 5，Philadelphia，2016，Elsevier

- 胰腺疾病：胰腺炎、胰腺切除术、血色素沉着病、囊性纤维化

- 遗传综合征：青少年的成人起病型糖尿病（MODY、单基因糖尿病，占 2% ～ 5% 的糖尿病），家族性高脂血症，肌强直性营养不良，脂肪萎缩

- 妊娠糖尿病（GDM）：妊娠期间诊断的糖尿病，是由于妊娠相关胰岛素抵抗所致

Dx 诊断

鉴别诊断

- 尿崩症
- 应激性高血糖
- 继发于激素过量、药物、胰腺疾病的糖尿病

实验室检查

- DM 的诊断基于以下测试：
  1. 任意两次空腹血糖 ≥ 126 mg/dl
  2. 非空腹血糖 ≥ 200 mg/dl，并且具有糖尿病的症状
  3. OGTT（非妊娠患者葡萄糖负荷量为 75 g），其 2 h 值 > 200 mg/dl
  4. 糖化血红蛋白（HbA1c）≥ 6.5%。HbA1c 水平反映了过去 3 个月甚至更长时间的平均血糖水平。在已知的糖尿病患者中，此检测应在血糖稳定的患者中至少每年进行 2 次检测，在治疗方案改变或患者未达到血糖目标时则应更频繁地进行检测。单独的 HbA1c 不能作为血糖变异或低血糖的指标，并且其检测的数值会受到体内血红蛋白变化、溶血或失血的影响

- 自身抗体的测定：谷氨酸脱羧酶（GAD_{65}）和酪氨酸磷酸酶 IA-2 对在疑似免疫介导的 T1DM 中是有用的（强关联性）

- 对无症状患者的糖尿病前期和糖尿病的筛查（见表 3-3）：
  1. 超重（BMI > 25 kg/m^2）或肥胖（BMI > 30 kg/m^2）的任何年龄的成年人，具有一个或多个其他糖尿病的危险因素
  2. 对于那些没有这些危险因素的人，应从 45 岁开始检测相关指标
  3. 如果筛查正常，则应至少每 3 年进行一次重复测试
  4. ADA 建议每 2 年对所有 BMI ≥ 23 kg/m^2 的亚裔美国人进行筛查

- 妊娠糖尿病（GDM）的检测和诊断：
  1. 使用风险因素分析和 OGTT 筛选 GDM。未知患有糖尿病的孕妇应在妊娠 24 ~ 28 周进行筛查，应采用 75 g 口服葡萄糖耐量测试的 "1 步" 法，或先采用 50 g（不禁食），

表 3-3　无症状的糖尿病个体筛查标准

1. 应考虑对所有超重（BMI > 25 kg/m²*）且有其他危险因素的成年人进行测试：
   （1）缺乏运动
   （2）患有糖尿病的一级亲戚
   （3）高危族裔人口（例如，非裔美国人、西班牙裔美国人、美洲原住民、亚裔美国人、太平洋岛民）
   （4）分娩体重超过 9 磅或被诊断患有妊娠糖尿病的婴儿
   （5）全身性高血压（血压 > 140/90 mmHg 或接受降压治疗）
   （6）高密度脂蛋白水平 < 35 mg/dl 或甘油三酯水平 > 250 mg/dl
   （7）多囊卵巢综合征
   （8）先前测试时葡萄糖耐量受损或空腹血糖受损，伴有 HbA1c ≥ 5.7%
   （9）其他与胰岛素抵抗有关的临床疾病（例如，严重肥胖、黑棘皮病）
   （10）心血管疾病史
2. 如果没有上述标准，则应从 45 岁开始筛查糖尿病
3. 如果结果正常，则至少每 3 年重复一次筛查。取决于初步结果和风险状态，可能需要考虑更频繁的测试

* 在某些种族中，例如亚洲人，体重指数（BMI）的风险值可能较低。
Modified from American Diabetes Association：Diagnosis and classification of diabetes mellitus，Diabetes Care 33（Suppl 1）：S14，2010；and from Goldman L，Schafer AI：Goldman's Cecil medicine，ed 24，Philadelphia，2012，WB Saunders.

　　筛查阳性者口服 100 g 葡萄糖耐量的 "2 步" 法。如果血糖超过以下任何一种水平，则可诊断为 GDM：空腹血糖 ≥ 92 mg/dl（5.1 mmol/L），1 h ≥ 80 mg/dl（10 mmol/L），或 2 h ≥ 153 mg/dl（8.5 mmol/L）

2. 患有 GDM 的妇女应在产后 6 ～ 12 周进行糖尿病筛查，并应至少每 3 年进行糖尿病或糖尿病前期的筛查。患有 GDM 的妇女在未来患糖尿病的风险为 50%；这同时也与种族有关（例如，皮马印第安人、西班牙裔、非裔美国人）

- 筛查糖尿病肾病：

1. T2DM 应在诊断时进行筛查，然后每年筛查一次。T1DM 在诊断后 5 年进行筛查，之后每年筛查一次。18% 的 T1DM 可能有早期肾脏改变，未来的指南可能将筛查改为诊断后 1 年开始。对 T1DM 和 T2DM 控制不佳的患者，建议 1 年筛查一次

2. 筛查可以使用尿白蛋白指标：任意时间点收集尿的肌酐比率（微量白蛋白）或通过测量 24 h 尿液收集物中的白蛋白

和肌酐清除率进行筛查。尿白蛋白与肌酐比值（ACR）与所有肾小球滤过率（eGFR）水平的成年糖尿病患者的死亡率均独立相关

3. 微量白蛋白尿（ACR 30～299 mg/24 h）的诊断应基于 3～6 个月内有 2～3 次的升高，因为日常白蛋白排泄存在明显差异。尿白蛋白升高明显的患者（白蛋白＞300 mg/24 h，或白蛋白：肌酐比率＞300），应随后测尿蛋白：肌酐比率

- 所有成年糖尿病患者应每年检查空腹血脂、血清肌酐和电解质的数值

- 血糖的自我监测（SMBG）对于评估管理计划的有效性至关重要。SMBG 的频率和时机随着每个患者的需求和目标变化而变化。在大多数 T1DM 患者和使用胰岛素的孕妇中，建议每天至少进行 3 次血糖的自我监测。不使用胰岛素的 T2DM 患者，对于 SMBG 的建议尚无明确的说法，但大多数患者每天一次或两次血糖监测是可以接受的。SMBG 与 HbA1c 结合使用是最好的评估血糖控制情况的指标

- 连续葡萄糖监测（CGM）现在开始在减少扎指尖测血糖方面起着更加重要的作用。Dexcom CGM 已获 FDA 批准，可用于患者根据 CGM 的读数来调节胰岛素

- 通过使用胰岛素泵和 CGM 读数，计算机软件可以自动调整胰岛素（称为"人工胰腺"）

- CGM 也可用于每天多次注射的 T2DM 患者

- CGM 的局限性在于当血糖＜70 mg/dl 时，它无法预测血糖的准确性

- T1DM 患者中，应该考虑甲状腺功能障碍（TSH 水平），维生素 B_{12} 缺乏和乳糜泻的筛查。因为这些患者发生其他自身免疫性疾病的概率较高

- 考虑筛查自身免疫性多内分泌腺病综合征（APS-2）：

    APS-2：最常见的名称是施密特综合征，它与单一基因（HDLA-DQ2、HDLA DQ8 和 HLA-DR4）无关。患者可以有 IDDM、甲状腺功能亢进症、其他自身免疫性疾病、维生素 B_{12} 缺乏症和重症肌无力。

Rx 治疗

- T1DM 需要立即开始胰岛素治疗
- 在 T1DM 中，严格控制血糖（HbA1c < 7%）已在随机对照试验（RCT）中显示，可降低微血管（神经病变、视网膜病变、肾脏病变）和大血管（心血管事件）并发症
- T2DM：美国 ADA 和欧洲糖尿病研究协会建议生活方式干预（饮食和运动）和起始服用二甲双胍（除非存在禁忌证，例如男性血清肌酐水平 ≥ 1.5 mg/dl 或女性 ≥ 1.4 mg/dl，或 ≥ 30 岁通过肌酐清除率测定肾功能降低的患者）。然后应增加其他药物治疗（包括尽早开始胰岛素治疗）以达到足够的降糖效果
- 在 T2DM 中，RCT 显示严格的血糖控制（HbA1c < 7%）可降低微血管并发症的风险。同时严格的葡萄糖控制可降低某些 CVD 的结果（如非致命性 MI）的风险，但由此并没有降低心血管死亡或全因死亡率的风险，却增加了严重低血糖的风险
- 表 3-4 总结了美国心脏病学会 / 美国心脏协会（ACC/AHA）建议对糖尿病患者进行 CVD 的一级预防。表 3-5 描述了糖尿病患者 CVD 二级预防建议

表 3-4　美国心脏病学会 / 美国心脏协会关于糖尿病患者心血管疾病一级预防的建议

生活方式管理

体重

强调生活方式变化的结构化计划，例如减少脂肪（< 30% ~ 35% 的每日能量）和总能量摄入以及增加规律的体育锻炼以及与参与者的定期接触，可实现初始体重 5% ~ 7% 范围内的长期体重减轻，并改善血压

对于血浆甘油三酯升高和 HDL-C 降低患者，血糖控制改善，适度的体重减轻（占初始体重的 5% ~ 7%），饮食中的饱和脂肪的限制，增加体力活动以及用单不饱和脂肪或多不饱和脂肪适度替代饮食中的碳水化合物（5% ~ 7%）可能是有益的

医学营养疗法

为了降低 LDL-C：饱和脂肪应少于能量摄入的 7%

饮食中胆固醇的摄入量应少于 200 mg/d。反式不饱和脂肪酸的摄入量应少于能量摄入量的 1%

应调整总能量摄入以实现体重目标

应节制饮食中的总脂肪摄入量（小于总热量的 30% ~ 35%），并且主要由单不饱和脂肪或多不饱和脂肪组成

摄入充足的膳食纤维（≥ 14 g/1000 cal 消耗）可能有益。如果选择饮酒，则每日摄入量应仅限于成年女性喝一杯，成年男性喝两杯。一杯的定义是 12 盎司（oz）啤酒、4 oz 葡萄酒或 1.5 oz 蒸馏酒。饮酒会增加热量的摄入，当以减重为目标时，应尽量减少摄入

血浆甘油三酯水平升高的患者应限制酒精摄入，因为饮酒可能加重高甘油三酯血症

在血压正常和高血压的人群中，钠摄入量的减少可能会降低血压。目标应该是将钠摄入量减少到 1200 ～ 2300 mg/d（50 ～ 100 mmol/d），相当于 3000 ～ 6000 mg/d 氯化钠

体力活动

为了改善血糖控制、帮助减肥或维持体重，降低 CVD 风险，建议每周至少进行 150 min 的中等强度有氧运动或进行至少 90 min 的剧烈有氧运动。每周至少要进行 3 天的体育锻炼，并且不应连续超过 2 天不进行体育锻炼

为了长期保持主要的减重效果，大量运动（每周 7 h 中等或剧烈的有氧体育锻炼）可能会有所帮助

血压

每次例行糖尿病访视时均应测量 BP。发现 SBP ≥ 130 mmHg 或 DBP ≥ 80 mmHg 的患者应在另一天确认 BP

糖尿病患者应至少达到 SBP < 140 mmHg 和 DBP < 90 mmHg 的治疗水平，对于可以耐受而无不良症状的患者，目标可以降低至 SBP < 130 mmHg 和 DBP < 80 ～ 85 mmHg。SBP 为 130 ～ 139 mmHg 或 DBP 为 80 ～ 89 mmHg 的患者应开始生活方式干预（控制体重，增加体育锻炼，饮酒适度，减少钠摄入量，并强调增加新鲜水果、蔬菜的摄入量和低每日脂肪摄入量）。单纯的生活方式干预最多 3 个月，如果在这些努力之后仍未达到目标，则应开始药物治疗

高血压患者（SBP ≥ 140 mmHg 或 DBP ≥ 90 mmHg）除了生活方式和行为治疗外，还应接受药物治疗

所有糖尿病和高血压的患者均应接受包括 ACEI 的治疗方案。如果不耐受 ACEI，则采用 ARB。如果一种药物不能耐受，则应替换为另一种。其他已证实可以减少糖尿病患者 CVD 事件的药物，例如二氢吡啶类钙通道阻滞剂、噻嗪类利尿剂（氯噻酮和吲达帕胺）和 β 受体阻滞剂，应根据降压目标需要按优先顺序加用

如果使用 ACEI，ARB 或利尿剂，则应在头 3 个月内监测肾功能和血清钾水平。如果血压稳定，此后可能每 6 个月进行一次随访

通常需要多种药物联合治疗才能达到 BP 目标

在老年高血压患者中，应逐步降低血压以避免并发症

糖尿病和高血压患者在临床有需要时，应进行直立位血压的测量。尽管进行了多种药物治疗，但仍未达到目标 BP 的患者应转诊至高血压专科门诊治疗

血脂

在成年糖尿病患者中，应至少每年测量一次血脂水平，如果需要达到目标，应更频繁地测量。具有低风险血脂值（LDL-C < 100 mg/dl，HDL-C > 50 mg/dl，甘油三酯 < 150 mg/dl）的小于 40 岁的糖尿病成年人，可每 2 年进行一次血脂评估

生活方式的改变应该是所有糖尿病患者的首要关注重点。患者应注重减少饱和脂肪和胆固醇的摄入，减轻体重（如果有必要的话），增加膳食纤维和体育活动。这些生活方式的改变已被证明可以改善糖尿病患者的血脂状况。在年龄 40 岁以上无明显 CVD 的糖尿病患者，无论基线 LDL-C 水平如何，应考虑他汀类药物治疗作为一级预防，建议至少使用中等剂量和理想剂量的大剂量他汀类药物。在最大耐受他汀类药物时，目标是 LDL-C 水平 < 100 mg/dl（2.6 mmol/L），理想情况下，有 CVD 高风险的患者，其目标值应该 < 70 mg/dl（1.8 mmol/L）。如果使用降低 LDL 的药物，应至少降低 50% 的 LDL-C 水平

如果基线 LDL-C < 100 mg/dl，应根据危险因素评估和临床判断开始他汀类药物治疗。这一类别的主要危险因素包括年龄、性别、人种 / 种族、吸烟、高血压（BP 高于 140/90 mmHg 或使用抗高血压药物）、总胆固醇高、HDL-C 低（< 40 mg/dl）和早发性 CHD 家族史（≤ 55 岁的男性和 ≤ 65 岁的女性一级亲属患 CHD）

在 40 岁以下的糖尿病患者中，没有明显的 CVD，但根据临床判断或风险计算器估计的 CVD 风险增加，推荐至少中等强度的他汀类药物治疗，LDL-C 目标 < 100 mg/dl

联合应用降低 LDL-C 药物（如他汀类、依折麦布、PCSK9 抑制剂）和贝特类或烟酸可能是达到血脂目标的必要手段，但到目前为止，只有依折麦布与他汀类药物联合应用被证明对心血管预后有益处

在治疗性生活方式干预的共识之外，ADA 和 AHA 指南近年来有了显著的进展，不再推荐药物治疗低 HDL 或高甘油三酯水平，除那些空腹甘油三酯水平极高的患者外，可考虑鱼油或贝特类来降低胰腺炎的风险

烟草

每次随访都应问糖尿病患者的烟草使用状况

应建议吸烟者戒烟

应当评估吸烟者的戒烟意愿

可以通过咨询和制订戒烟计划来协助患者

应根据需要纳入随访，转诊行特殊方案或药物治疗（包括尼古丁替代和安非他酮）

抗血小板药

ADA 和 AHA 建议阿司匹林治疗（75 ～ 162 mg/d）用于具有较高心血管风险（例如，估计 10 年风险 > 10%）的糖尿病患者的一级预防，包括大多数年龄 ≥ 50 岁且有其他危险因素（例如 CVD 家族史、高血压、吸烟、血脂紊乱、

蛋白尿）。相比之下，ESC/EASD 指南不鼓励阿司匹林用于糖尿病患者的一级预防，除了那些估计具有极高心血管风险的患者可能考虑使用阿司匹林

对阿司匹林过敏，有出血倾向，正在接受抗凝治疗，近期胃肠道出血和临床活动性肝病的患者不适合使用阿司匹林，特别是一级预防。对于高危患者，其他抗血小板药物可能是合理的选择

血糖控制

在没有 CVD 的情况下，大多数糖尿病患者的 HbA1c 目标通常低于 7%，而有中至重度 CVD 或其他严重合并症患者 HbA1c 目标更高，例如 8%（或更高）

T1DM

目前，以上针对 T2DM 患者列出的所有建议似乎也适用于 T1DM 患者

ACEI，血管紧张素转化酶抑制剂；ADA，美国糖尿病协会；AHA，美国心脏协会；ARB，血管紧张素受体阻滞剂；BP，血压；CHD，冠心病；CVD，心血管病；DBP，舒张压；T1DM，1 型糖尿病；T2DM，2 型糖尿病；EASD，欧洲糖尿病研究协会；ESC，欧洲心脏病学会；HbA1c，糖化血红蛋白；HDL-C，高密度脂蛋白胆醇；LDL-C，低密度脂蛋白胆固醇；SBP，收缩压

Data are from Fox CS et al：Update on prevention of cardiovascular disease in adults with type 2 diabetes mellitus in light of recent evidence：a scientific statement from the American Heart Association and the American Diabetes Association，Circulation 132：691-718，2015；Ryden L et al：ESC guidelines on diabetes，pre-diabetes，and cardiovascular diseases developed in collaboration with the EASD. The Task Force on Diabetes，Pre-diabetes，and Cardiovascular Diseases of the European Society of Cardiology（ESC）and developed in collaboration with the European Association for the Study of Diabetes（EASD），Eur Heart J 34：3035-3087，2013；ADA Standards of Medical Care in Diabetes—2016：abridged for primary care providers，Diabetes Care 34：3-21，2016；Inzucchi SE et al：Management of hyperglycemia in type 2 diabetes，2015：a patient-centered approach—update to a position statement of the American Diabetes Association and the European Association for the Study of Diabetes，Diabetes Care 38：140-149，2013；and Stone NJ et al：2013 ACC/AHA guideline on the treatment of blood cholesterol to reduce atherosclerotic cardiovascular risk in adults：a report of the American College of Cardiology/American Heart Association Task Force on Practice Guidelines，Circulation 129（Suppl 2）：S1-S45，2014；in Zipes DP：Braunwald's heart disease：a textbook of cardiovascular medicine，ed 11，Philadelphia，2019，Elsevier.

表 3-5　美国心脏病学会 / 美国心脏协会糖尿病患者心血管疾病二级预防建议

类别	指南建议	证据等级
I	糖尿病的护理应与患者的初级保健医生和（或）内分泌医生协调	C
	建议所有患者改变生活方式，包括日常体育锻炼，以及体重、血压、LDL 的控制	B
	除非有禁忌证，应该启动和长期坚持使用 ACEI 类（ACEI 不耐受可以选择 ARB）药物	A

续表

类别	指南建议	证据等级
	对于已经接受治疗剂量的 ACEI 和 β 受体阻滞剂，左心室射血分数 ≤ 40% 且患有糖尿病的心肌梗死后没有明显肾功能不全或高钾血症的患者，建议使用醛固酮受体阻滞剂	A
Ⅱ a	二甲双胍是一种有效的一线治疗药物。如果没有禁忌，即可以使用	A
	根据患者在治疗过程中发生低血糖的风险，制订个体化降糖干预强度	C
Ⅱ b	开始药物治疗干预以实现 HbA1c 目标可能是合理的	A
	HbA1c ≤ 7% 为控糖目标，而 ADA/EASD 认可中度至重度 CVD 的控糖目标为 HbA1c ≥ 8%	C
	对于有严重低血糖病史，预期寿命有限，微血管并发症晚期或有广泛合并症的其他患者，或尽管进行了强化治疗干预仍难以达到目标的患者，可以考虑不那么严格的 HbA1c 目标	C

ACEI，血管紧张素转化酶抑制剂；ADA，美国糖尿病协会；ARB，血管紧张素受体阻滞剂；CVD，心血管疾病；EASD，欧洲糖尿病研究协会；HbA1c，糖化血红蛋白；LDL，低密度脂蛋白

Data are from Fox CS et al：Update on prevention of cardiovascular disease in adults with type 2 diabetes mellitus in light of recent evidence：a scientific statement from the American Heart Association and the American Diabetes Association，Circulation 132：691-718，2015；Ryden L et al：ESC guidelines on diabetes，pre-diabetes，and cardiovascular diseases developed in collaboration with the EASD. The Task Force on Diabetes，Pre-diabetes，and Cardiovascular Diseases of the European Society of Cardiology（ESC）and developed in collaboration with the European Association for the Study of Diabetes（EASD），Eur Heart J 34：3035-3087，2013；ADA Standards of Medical Care in Diabetes—2016：abridged for primary care providers，Diabetes Care 34：3-21，2016；Inzucchi SE et al：Management of hyperglycemia in type 2 diabetes，2015：a patient-centered approach—update to a position statement of the American Diabetes Association and the European Association for the Study of Diabetes. Diabetes Care 38：140-149，2015；and Stone NJ et al：2013 ACC/AHA guideline on the treatment of blood cholesterol to reduce atherosclerotic cardiovascular risk in adults：a report of the American College of Cardiology/American Heart Association Task Force on Practice Guidelines，Circulation 129（Suppl 2）：S1-S45，2014；in Zipes DP：Braunwald's heart disease：a textbook of cardiovascular medicine，ed 11，Philadelphia，2019，Elsevier.

- 重要的是要记住，严格的血糖控制可能会因为复杂的治疗方案、低血糖、体重增加和经济成本等给患者带来负担。临床医生应制订个性化 HbA1c 靶标，以使其合理反映患者的个人和临床情况及其对血糖控制的认知水平和偏好。HbA1c

的目标值＜7% 对新发糖尿病患者预期长寿命是有积极意义的，而相对较不严格（HbA1c 7.5% 或更高）的血糖控制，对于预期寿命有限且低血糖风险升高的老年患者而言可能更为合理。美国老年医学会建议老年人的 HbA1c 的总体目标为 7.5% ～ 8.0%。而更高的 HbA1c 目标（8% ～ 9%）适合患有多种合并症、健康状况差和寿命有限的老年人[1]

非药物治疗

- 饮食：ADA 不建议特殊饮食。但是，新诊断的超重或肥胖的糖尿病患者应建议减轻至少 5% 的体重。建议与注册营养师进行医学联合疗法

  1. 热量：

     a. 糖尿病患者可以从每磅（0.45 kg）15 卡（cal）的理想体重开始采用；对于活跃的人，此数字可以增加到每磅（0.45 kg）20 cal，如果患者进行繁重的体力劳动，则可以增加到每磅（0.45 kg）25 cal

     b. 热量应以 45% ～ 65% 的碳水化合物，＜30% 的脂肪（饱和脂肪限制为总热量的＜7%）和 10% ～ 30% 的蛋白质的形式分布。每日胆固醇摄入量应不超过 300 mg

     c. 饮食重点应关注于复合碳水化合物上，而不是简单和精制的淀粉上，以及多不饱和脂肪酸而不是 2∶1 的饱和脂肪酸上

     d. 血糖指数将摄入单糖和复合碳水化合物后血糖的增加与吸收葡萄糖后血糖的增加进行比较。等量的淀粉不能使血浆葡萄糖增加同样的幅度（与烤土豆热量相同的意大利面比烤土豆造成的血糖升高更少）；因此，了解特定食品的血糖指数对控制血糖很有帮助

  2. 纤维素：有不溶性纤维（麸、芹菜）和可溶性球状纤维（水果中的果胶），可延迟葡萄糖吸收并降低餐后血糖峰值

     a. 它们似乎还能降低未得到控制的糖尿病患者经常出现的甘油三酯水平升高。应强调高纤维饮食（每天 20 ～ 35 g 可溶性和不溶性纤维）

     b. 饮食计划：2015 年，一项对所有研究的荟萃分析显示，

---

[1] Huang ES，Davis AM：Glycemic control in older adults with diabetes mellitus，JAMA 314：1509-1510，2015.

　　　　无论患者参与哪种饮食计划，减重效果相同

　　　c. 但是，唯一有数据显示可循证预防糖尿病前期阶段糖尿病的饮食是"地中海饮食"

　　　d. 地中海饮食还被证明使糖尿病患者在未来需要使用胰岛素的比例显著下降，并且在减少心血管事件方面也有显著获益

　　3. 其他原则

　　　a. 适度的钠限制为 2400 ～ 3000 mg/d。如果存在高血压，则限制为＜ 2400 mg/d；如果存在肾病和高血压，则限制为＜ 2000 mg/d

　　　b. 适度饮酒（男性每天≤ 2 杯酒，女性每天≤ 1 杯）

　　　c. 适量食用无营养的人造甜味剂是可接受的

　　　　　然而，研究表明，人造甜味剂实际上可以通过影响胰岛素在受体水平上的作用来增加胰岛素抵抗

● 运动：可通过增加胰岛素受体的数量来增加细胞对葡萄糖的摄取。必须注意以下几点：

　　1. 锻炼计划必须个体化并循序渐进。考虑从 15 min 的低强度有氧运动开始，每周 3 次，并增加频率和持续时间到 30 ～ 45 min 的中等强度有氧运动（预期最大年龄心率的 50% ～ 70%）至 3 ～ 5 天 / 周

　　　　在没有禁忌证的情况下，应鼓励每周进行 3 次阻抗训练

　　2. 将胰岛素注射到肢体中然后进行锻炼时，吸收会更快，这会导致低血糖症

　　3. 如果不改变药物剂量或碳水化合物摄入，体育锻炼会导致低血糖。如果运动前的葡萄糖水平＜ 100 mg/dl，则建议摄入额外的碳水化合物

　　4. 糖尿病预防计划：低脂饮食和运动可使糖尿病发病率减少 58%。这包括每天 1200 ～ 1800 kcal 的饮食，其中来自脂肪的能量供应少于 30%；无监督和有监督的运动，类似于快走＞ 150 分钟 / 周的中等强度的体育锻炼

● 减重：如果患者超重，则调整到理想体重。最近的试验表明，尽管减重对 T2DM 人群有很多积极的健康益处，例如活动能力下降的速度减慢，但它并不能减少心血管事件的发生

● 筛查肾病、神经病变和视网膜病变：每年血清肌酐和尿白蛋白排泄；初期全面眼科检查，此后至少每年进行一次

- 糖尿病自我管理教育：也可以解决社会心理问题
- 对于使用多次胰岛素注射或胰岛素泵治疗的患者，每天应进行 3 ~ 4 次自我血糖监测
- 在达到治疗目标且血糖控制稳定的患者中，每年至少进行两次 HbA1c 检测
  1. 治疗改变或未达到血糖目标的患者每季度检查 HbA1c
  2. 一般来说，未妊娠成年人的 HbA1c 目标小于 7%
  3. 对于老年人，那些具有合并症或有低血糖并发症风险的人，较温和的血糖目标（HbA1c 7% ~ 8%）是合适的
  4. 对于平均预期寿命为 5 年的老年患者（> 80 岁），HbA1c 目标值 < 8% 是合理的。对于大于 80 岁有合并症且预期寿命为 3 年的患者，目标 HbA1c 小于 9% 可能是合适的

常规治疗

- T1DM：T1DM 患者需要终身胰岛素治疗。它应包括覆盖基础、餐时以及补充胰岛素以纠正高血糖症。初始总胰岛素剂量范围为 0.4 ~ 1.0 U/（kg·d），其中 50% 为基础胰岛素，50% 为餐时胰岛素
- T2DM：当先前的措施未能使血糖正常化时，应向患者的方案中添加口服降糖药。T2DM 患者的治疗选择应针对核心糖尿病性缺陷进行调整，并尽可能采用体重中性或减轻体重的药物来降低 HbA1c；当然，也需要考虑治疗费用
- **二甲双胍**：二甲双胍的主要机制是减少肝葡萄糖生成并提高胰岛素敏感性。由于二甲双胍在单药治疗时不会产生低血糖，因此最初对大多数患者而言是首选。二甲双胍可平均降低 HbA1c 1.1%。在严重肾功能不全其估计肾小球滤过率 < 30 ml/min，血清肌酐水平男性 1.5 mg/dl 或更高，女性 1.4 mg/dl 或更高，心力衰竭或其他临床灌注不足状态或者严重肝病的情况下，二甲双胍禁用。亦不建议在 GFR 在 30 ~ 45 ml/min 的患者中起始二甲双胍治疗。根据肾脏情况选择二甲双胍，需要基于 GFR 水平而非肌酐水平。当二甲双胍单药不能达到理想的 HbA1c 目标时，第二种药物的选择取决于合并症或费用。例如，钠葡萄糖共转运蛋白 -2（SLGT-2）抑制剂在心力衰竭或心血管疾病患者中是首选
  ◀ 当 HbA1c 水平为 9% 或更高时，应考虑初始双药联合治疗

方案。重要的是要考虑到某些药物在血糖控制之外还可改善心血管和肾脏的预后。当考虑双药治疗方案时，临床医生应考虑在二甲双胍中添加胰高血糖素样肽 1（GLP-1）激动剂或 SGLT-2 抑制剂以改善血糖控制

- **GLP-1 激动剂**：艾塞那肽、度拉糖肽、司美鲁肽、利司那肽和利拉鲁肽是 GLP-1 激动剂。这些注射剂是肠促胰岛素的模拟剂，可刺激胰腺 β 细胞释放胰岛素，可用作 T2DM 患者的辅助治疗。GLP-1 激动剂不适用于 T1DM。在严重肾功能不全的患者禁用 GLP-1 激动剂。其优点是减重，单药治疗无低血糖，可减少心血管事件和肾病的发生率。副作用包括注射部位反应，胃肠道副作用（恶心、腹泻、呕吐），胰腺炎和甲状腺 C 细胞癌的风险增加。成本是其使用的限制因素

- **钠葡萄糖共转运蛋白 -2（SGLT-2）抑制剂**（例如卡格列净、达格列净、恩格列净）是 T2DM 的口服治疗药物。通过抑制 SGLT-2，这些药物可减少葡萄糖的重吸收，增加尿葡萄糖排泄并降低血糖水平（将 HbA1c 降低 0.7%）。研究显示，恩格列净可减缓 T2DM 伴 CVD 患者的肾脏疾病进展。潜在的优势包括体重减轻（程度高达 BMI 的 3.5%）和血压的轻度降低（2 ~ 4 mmHg）。副作用包括生殖器真菌感染、尿路感染和容量不足的风险增加。在开始使用 SGLT-2 抑制剂之前，应评估肾功能，此后定期进行。如果口服摄入减少或液体流失，建议暂时停药。较高的成本和有限的药物配方可用性是其限制因素

- **DPP-4 抑制剂**：西格列汀、沙格列汀、维格列汀、阿格列汀和利格列汀抑制 DPP-4 酶，导致胰高血糖素样肽 1（GLP-1）和葡萄糖依赖性促胰岛素多肽（GIP）失活和降解。这些药物，被称为 "DPP-4 抑制剂" 或 "gliptins"，升高血液中肠促胰岛素水平，从而抑制胰高血糖素释放并降低血糖。与二甲双胍一起使用时，它们不会引起低血糖。它们具有适度的功效（HbA1c 降低 0.5% ~ 1%，对体重影响为中性）。利格列汀在肾功能不全患者中不需要调整剂量。成本是其使用的主要限制因素。西格列汀可用于任何程度的肾脏疾病，但需要根据 GFR 和肌酐水平确定剂量

- **磺脲类**：饭前服用磺脲类可以增加胰岛素分泌，并且效果最好。对磺胺过敏的患者禁用所有磺脲类药物。与其他药物相

比，使用磺脲类药物发生低血糖的风险更大。现在，这些药物被认为不是优先使用的选择，或者当费用成为患者主要关心问题时以及其他药物不能耐受或有禁忌证时的选择

- **阿卡波糖和米格列醇：**这些激动剂可抑制胰淀粉酶和小肠葡萄糖苷酶，从而延迟肠道中碳水化合物的吸收并减少相关的餐后高血糖。主要的副作用为肠胃胀气、腹泻和腹部绞痛

- **苯丙氨酸衍生物那格列奈和瑞格列奈以及胆汁酸螯合剂盐酸考来维伦：**也可用于降低葡萄糖水平，但价格昂贵且耐受性差

- **普兰林肽：**是一种人工合成的人胰岛淀粉样多肽类似物，胰岛淀粉样多肽由胰腺 β 细胞合成，与胰岛素共同响应食物摄入。它可以抑制胰高血糖素的分泌并减缓胃排空的速度，可以用作在进餐时注射胰岛素的 T1DM 或 T2DM 患者的辅助治疗。恶心是其主要副作用。该疗法已被 GLP-1 类似物取代

- **噻唑烷二酮类（吡格列酮和罗格列酮）：**提高胰岛素敏感性，已用于治疗 T2DM。开始治疗前应获取血清转氨酶水平，并定期监测。噻唑烷二酮通常会导致体重增加，并增加心力衰竭和骨质疏松症 / 骨折的风险。罗格列酮因会使心力衰竭加重和心肌缺血而得到了 FDA 黑框警告。吡格列酮和罗格列酮引起膀胱癌的发病率增加。使用噻唑烷二酮类药物的同时应谨慎使用钙通道阻滞剂，尤其是氨氯地平（可引起潴留和水肿）

- 当双药治疗不能控制血糖时，通常会使用多种降糖药的联合疗法

  1. **胰岛素**适用于所有 T1DM 的治疗，以及不能通过饮食和口服药物充分控制病情的 T2DM 患者。美国内分泌学会 / 美国临床内分泌医师协会建议，对于 T2DM 且初始 HbA1c 水平 > 9% 的患者，或者尽管采用最佳口服降糖治疗仍无法控制糖尿病的患者，应开始胰岛素治疗

     胰岛素治疗可作为补充治疗，从 0.1 ~ 0.2 U/kg 体重起始，或作为替代，以 0.6 ~ 1.0 U/kg 体重起始。表 3-6 总结了目前可用的胰岛素制剂的起效、高峰和作用持续时间。胰岛素治疗的风险包括体重增加，血糖过低，以及在极少数情况下的过敏或皮肤反应

  2. 胰岛素替代治疗应模仿正常的释放方式

     a. 长效胰岛素（NPH，Ultralente，甘精胰岛素，地特胰岛素）约占每日胰岛素的 50% ~ 60%，每天注射一次或两次

表 3-6　目前可用的胰岛素制剂的起效、高峰和作用持续时间

胰岛素制剂	起效时间	达峰时间	持续时间
赖脯胰岛素	5 ～ 15 min	1 ～ 2 h	4 ～ 6 h
门冬胰岛素	5 ～ 15 min	1 ～ 2 h	4 ～ 6 h
赖谷胰岛素	5 ～ 15 min	1 ～ 2 h	4 ～ 6 h
常规胰岛素	30 ～ 60 min	2 ～ 3 h	6 ～ 10 h
中效胰岛素	2 ～ 4 h	4 ～ 10 h	12 ～ 18 h
地特胰岛素	2 h	无明显高峰	12 ～ 24 h
甘精胰岛素	2 h	无明显高峰	20 ～ 24 h
德谷胰岛素	2 h	无明显高峰	33 ～ 42 h

From Parrillo JE, Dellinger RP: Critical care medicine: principles of diagnosis and management in the adult, ed 5, Philadelphia, 2019, Elsevier.

  b. 剩余的 40% ～ 50% 可以是短效（常规）或速效（赖脯胰岛素、门冬胰岛素、赖谷胰岛素），以覆盖进餐时的碳水化合物并纠正当前增加的葡萄糖水平

  c. NPH 和较老的基础胰岛素可以与速效胰岛素（例如优泌乐和常规胰岛素）混合使用；所有新的基础胰岛素不能在一个注射器中混合

  d. 基础 - 餐时方案更倾向于在就寝时间或上午注射长效基础胰岛素以实现空腹血糖在 80 ～ 130 mg/dl，同时加速效餐时胰岛素以使餐后血糖＜ 140 mg/dl

  e. 基础胰岛素与 GLP-1 类似物的新混合制剂现已上市：

  （1）Soliqua：将甘精胰岛素和利司那肽合二为一。使用＜ 30 单位的患者从 15 单位开始，使用＞ 30 单位的患者从 30 单位开始，每 3 ～ 4 天调整一次，直到空腹血糖水平在 80 ～ 130 mg/dl。甘精胰岛素不应超过 60 单位

  （2）Xultophy 100/3.6 是一种德谷胰岛素和利拉鲁肽的合剂。剂量基于德谷胰岛素的剂量。患者以 16 单位开始，每 5 ～ 7 天增加 2 单位，以将空腹血糖的目标定在 80 ～ 130 mg/dl，并且剂量不能超过 50 单位。这种组合的使用可以消除或减少餐时胰岛素需求，并限制由胰岛素引起的体重增加

- 持续皮下胰岛素输注（CS Ⅱ 或胰岛素泵）比每日多次注射提供类似或稍好的控制。在儿童期或青春期以及妊娠期出现糖尿病时应考虑使用。美国糖尿病教育者协会的胰岛素泵疗法指南推荐适应证包括"血糖的频繁且不可预测的波动"和"患者对糖尿病管理阻碍个人或职业目标追求"。如今，胰岛素泵已与 CGM 监测以及软件配合使用，在该软件中，计算机可以自动调节血糖水平，从而构成了所谓的"人工胰腺"。这样可以减少血糖波动

- 抗血小板治疗：在二级预防研究中，低剂量阿司匹林（ASA，81 mg/d）已被证明可以降低随后发生心肌梗死、卒中或血管死亡的风险。ADA 建议低剂量阿司匹林用于具有另一种心血管危险因素（包括年龄大于 50 岁、吸烟、高血压、肥胖、白蛋白尿、高脂血症和冠心病家族史）的糖尿病患者的一级预防。氯吡格雷可用于患有动脉粥样硬化性心血管疾病（ASCVD）和阿司匹林过敏的患者。ADA 不建议在 50 岁以下、冠心病风险低的糖尿病患者中使用阿司匹林治疗

- 血脂管理：成人至少每年测量一次空腹血脂

  1. 无论基线血脂水平如何，所有存在一种或多种其他 CVD 危险因素的糖尿病患者都应接受他汀类药物治疗并改变生活方式

  2. 40～75 岁，LDL-C 为 70～189 mg/dl 且无临床 ASCVD 的糖尿病患者，如果 10 年 ASCVD 风险 ≥ 7.5%，则应至少接受中等强度他汀类药物治疗，并考虑采用高强度他汀类药物治疗

  3. 对于不能耐受高强度他汀类药物治疗的患者，可以在中等强度他汀类药物治疗中加入依折麦布治疗

  4. 不推荐他汀类药物和非诺贝特联合治疗，但甘油三酯水平等于或大于 204 mg/dl 的患者可以考虑联合治疗。如果他汀类药物和贝特类药物的联合使用不能达到甘油三酯的目标，甘油三酯水平仍超过 300 mg/dl，则建议处方鱼油

  5. 当他汀类药物不足以达到目标时，前蛋白转化酶枯草溶菌素 9（PCK-9）抑制剂可用于有 CAD 风险的糖尿病患者，以及不能耐受他汀类药物，发生心血管事件且无法达到目标 HbA1c 的糖尿病患者

- 高血压：建议进行降压治疗，以使收缩压（SBP）< 140 mmHg 和舒张压（DBP）< 90 mmHg。首先考虑使用血管紧张素转

化酶抑制剂（ACEI）或血管紧张素受体阻滞剂（ARB）来降低蛋白尿并预防肾脏疾病的进展。应避免联合使用 ACEI 和 ARB 进行治疗，因为会增加糖尿病肾病患者发生不良反应的风险。在老年人中，由于较高的死亡率和发病率，不建议采取＜ 130/70 mmHg 的治疗目标

- BMI ＞ 35 kg/m² 且患有 T2DM 的成年人应考虑进行减肥手术，特别是当通过生活方式和药物治疗难以控制时。5 年数据结果显示，在 T2DM 和 BMI 为 27 ～ 43 kg/m² 的患者中，减肥手术加强化药物治疗比单独强化药物治疗在减少或解决高血糖方面更有效[1]

- 意识清醒的低血糖患者，用 15 ～ 20 g 的葡萄糖片或溶液治疗，如果意识不清，则肌注胰高血糖素。应指导患者和家属对严重低血糖风险高的患者服用胰高血糖素。框 3-2 描述了糖尿病患者生病状态下的管理方案

处理

- 近 15% 的糖尿病患者在诊断 15 年后发生糖尿病性视网膜病变。诊断后每年发生率增加 1%。血糖、脂质和血压控制对于降低糖尿病性视网膜病变的风险和进展至关重要。对于患有 T2DM 的患者，应在确诊时开始由眼科医师或验光师进行年度全面眼科检查，而对于患有 T1DM 的患者，则应在 5 年后进行年度全面眼科检查。视网膜激光光凝和玻璃体切除术是有效的治疗方式。严格的血糖控制和血压控制是预防的最好方法。早期阻断肾上腺血管紧张素系统已被证实可减慢 T1DM 患者的视网膜病变进程

- T2DM 患者的神经病变发生率接近 70% ～ 80%。它可以分为感觉运动神经病变和自主神经病变。度洛西汀是一种选择性的 5- 羟色胺和去甲肾上腺素再摄取抑制剂，非常有效，FDA 批准可缓解糖尿病性周围神经病变。普瑞巴林和加巴喷丁（900 ～ 3600 mg/d）作为周围神经性疼痛的对症治疗也有效。局部辣椒素、5% 利多卡因透皮贴剂、阿米替林和卡马西平也有一定效果。高剂量的维生素 B₁₂、维生素 B₆ 与 α 硫辛酸的维生素结合使用可能有助于神经保存和延缓神经病变的恶化，

---

[1] Schauer PR et al：Bariatric surgery versus intensive medical therapy for diabetes—5-year outcomes，N Engl J Med 376（7）：641-651，2017.

框 3-2　糖尿病患者生病状态下的管理方案

"生病"场景的示例

- 感到不适或发热持续 2 天或更长时间而没有好转
- 呕吐或腹泻超过 6 h

管理

一般措施

- 至少每 4 h 检查一次血糖水平，但是当血糖值快速变化时，应更加频繁地检查
- 检查尿酮体或血酮体
- 根据糖尿病医师或团队制订的计划修改常规胰岛素治疗方案
- 保持足够的食物和液体摄入量。如果食欲不振，建议每 3～4 h 补充 50 g 碳水化合物。如果恶心，摄入高碳水化合物液体，如普通（非饮食）软饮料或果汁，或冷冻果汁棒、果露、布丁、奶油汤或水果味酸奶通常是可以接受的。汤也是不错的选择

生病时服用药物

- 如果正在进食：继续应用治疗糖尿病药物或胰岛素。血糖可能会因病情继续上升
- 如果恶心、呕吐或其他原因无法服药：
  - 继续使用长效胰岛素（Lantus，Levemir，NPH）
  - 致电医生或就诊，讨论是否需要调整短效或速效胰岛素剂量［常规，赖脯胰岛素（Humalog），门冬（Novolog），谷赖（Apidra）］或其他糖尿病药物

何时就诊的示例

- 如果根据生病计划说明使用了额外的胰岛素，但血糖水平仍高于 240 mg/dl
- 如果服用糖尿病药物，饭前血糖仍高于 240 mg/dl 并且超过 24 h
- 如果出现可能预示着糖尿病酮症酸中毒或脱水的症状 / 体征，例如头晕、呼吸困难，水果味呼吸，嘴唇或舌头干燥破裂

From Parrillo JE，Dellinger RP：Critical care medicine：principles of diagnosis and management in the adult, ed 5, Philadelphia, 2019, Elsevier.

　　但不会立即对疼痛产生作用

- 糖尿病性胃轻瘫最常见于患有糖尿病至少 10 年且通常患有视网膜病变、神经病变和肾病的患者。主要表现为餐后饱胀、恶心、呕吐和腹胀。药物治疗涉及促动力药（甲氧氯普胺）。内镜向幽门内注射肉毒杆菌毒素和胃电刺激（使用腹腔镜放置在胃窦肌壁上并连接到神经刺激器的 f 电极）为非药物治疗的新方法

- 肾病：DM 患者肾脏受累的第一个迹象通常是微量白蛋白尿，

这被归类为初期肾病。在通过 ACEI 和血管紧张素受体阻滞剂进行严格的血糖控制和血压降低之前，有 25% ～ 45% 的糖尿病患者会发展为临床上明显的肾脏疾病（蛋白尿），而 4% ～ 17% 的患者会发展为终末期肾病。在当前强化血糖和血压控制以及使用 ACEI/ARB 的时代，临床上明显的糖尿病肾病发生率已降至 9%，终末期肾病发生率已降至 2% ～ 7%。血压正常，无微量白蛋白尿（尿白蛋白与肌酐之比小于 30 mg/g 肌酐）和肾功能正常［eGFR > 60 ml/（min·1.73 m^2）］的糖尿病患者，不建议使用 ACEI 或 ARB

- 由于多种因素（例如白细胞功能受损，继发于血管疾病的组织灌注减少，由于感觉丧失引起的反复创伤和继发于神经病的尿潴留），感染通常在糖尿病患者中更为常见
- 预防 / 延缓 T2DM：糖尿病前期患者的体重减轻应达到体重的 5% ～ 10%，并将体育锻炼增加到至少 150 分钟 / 周的中等活动量，例如步行。高危人群可考虑使用二甲双胍治疗，尤其是尽管经生活方式干预却仍有高血糖（HbA1c ≥ 6%）的人群
- 地中海饮食已被证明可以预防糖尿病前期患者进展为 T2DM，并且可以在多达 50% 的患者中延迟 T2DM 患者使用胰岛素的需求
- 在糖尿病前期患者中使用二甲双胍可以预防多达 30% 的糖尿病发病，与饮食无关

转诊

- 应该建议糖尿病患者每年进行眼科检查。在 T1DM 患者中，眼科就诊通常应在诊断后 5 年开始，而 T2DM 患者应从疾病发作时开始
- 足部护理可以显著降低 DM 患者的足部感染和截肢率。未感染的神经性足溃疡需要清创术并减轻足部压力
- 一旦发生蛋白尿、高钾血症、不能控制的高血压，和 GFR 下降到 < 30 ml/（min·1.73 m^2）时，需要进行肾脏专科咨询

 重点和注意事项

专家点评

- 因为血糖正常化水平是最终目标，除非患有衰老或失明，否则每位糖尿病患者都应使用市售的血糖仪测量血糖

- 对于每天多次注射胰岛素的所有类型糖尿病患者，连续葡萄糖监测已经商业化。在不久的将来，将会有每周更换传感器的一次性传感器。CGM 的优势在于，它不仅可以为患者提供数值，而且可以显示此时的变化率，并可以预测即将发生的高血糖或低血糖，从而使患者能够做出适当的反应

- T1DM 患者中，保险额不足或低保的儿童和患有精神疾病的患者发生急性并发症的风险更大，需要频繁的监测和积极的风险管理，包括饮食、运动和定期的实验室评估

- 据报道，在病态肥胖的患者中，通过减肥手术可显著持续减轻体重，可有效缓解 T2DM。对于 BMI > 35 kg/m^2 的 T2DM 成年人，可以考虑进行减肥手术，尤其是在糖尿病或相关的合并症很难通过生活方式和药物治疗来控制时

- 吸烟可以预测 T2DM。对于有糖尿病风险的吸烟者，应将戒烟与糖尿病预防和早期筛查的策略结合起来

- 住院患者的血糖控制：美国医师学会（ACP）建议不要对患有或不患有 DM 的非手术重症监护病房（SICU）/ 医疗重症监护病房（MICU）患者使用强化胰岛素治疗来严格控制血糖。如果使用胰岛素治疗，ACP 建议的目标血糖水平为 130 ～ 180 mg/dl

- 研究表明，在 SICU 患者中严格控制血糖可以降低感染率和 ICU 停留时间。这在 MICU 患者中未见。但是，有证据表明，在进行心脏直视手术后使用连续静脉胰岛素输注以保持严格的血糖控制的患者可降低胸骨伤口感染率

- 现在，许多机构采用了自动日志血糖调整功能设备，例如 Glucommander，它可以减少维持血糖平稳控制工作人员的工作量

相关内容

糖尿病足（相关重点专题）

糖尿病性胃轻瘫（相关重点专题）

糖尿病性酮症酸中毒（相关重点专题）

糖尿病多发性神经病（相关重点专题）

糖尿病性视网膜病变（相关重点专题）

妊娠糖尿病（相关重点专题）

高血糖高渗综合征（相关重点专题）

推荐阅读

American Diabetes Association Position Statement: Standards of medical care in diabetes-2014, *Diabetes Care* 37(Suppl 1):S14-S80, 2014.

Balducci J et al: Effect of an intensive exercise intervention strategy on modifiable cardiovascular risk factors in subjects with type 2 DM, *Arch Intern Med* 170(20):1794-1803, 2010.

Brito JP et al: Metabolic surgery in the treatment algorithm for type 2 diabetes: a joint statement by international diabetes organizations, *JAMA* 317(6):635-636, 2017.

Chamberlain JJ et al: Diagnosis and management of diabetes: synopsis of the 2016 American Diabetes Association standards of medical care in diabetes, *Ann Intern Med* 164:542-552, 2016.

Chamberlain JJ et al: Diabetes technology: review of the 2019 American Diabetes Association standards of medical care in diabetes, *Ann Intern Med* 171(6):415-420, 2019.

Culver A et al: Statin use and risk of diabetes mellitus in postmenopausal women in the Women's Health Initiative, *Arch Intern Med* 172(2):144-152, 2012.

The DCCT/EDIC Research Group: Intensive diabetes therapy and glomerular filtration rate in type 1 diabetes, *N Engl J Med* 365:2366, 2011.

Fried LF et al: Combined angiotensin inhibition for the treatment of diabetic nephropathy, *N Engl J Med* 369:1892-1903, 2013.

Inzucchi SE: Diagnosis of diabetes, *N Engl J Med* 367:542-550, 2012.

Inzucchi SE et al: Management of hyperglycemia in type 2 diabetes: a patient-centered approach. Position statement of the American Diabetes Association and the European Association for the Study of Diabetes, *Diabetes Care* 35:1364, 2012.

Kanji JN et al: Does this patient with diabetes have large-fiber peripheral neuropathy, *JAMA* 303:1526-1532, 2010.

Kavanagh BP, McCowen KC: Glycemic control in the ICU, *N Engl J Med* 363:2540-2546, 2010.

McCoy RG et al: Intensive treatment and severe hypoglycemia among adults with type 2 diabetes, *JAMA Intern Med* 176:969-978, 2016.

Nauck M: Incretin-based therapies for type 2 diabetes mellitus: properties, functions, and clinical implications, *Am J Med* 124:S3-S18, 2011.

O'Hare A et al: Prognostic implications of the urinary albumin to creatinine ratio in veterans of different ages with diabetes, *Arch Intern Med* 170(11):930-936, 2010.

Perkovic V et al: Canagliflozin and renal outcomes in type 2 diabetes and nephropathy, *N Engl J Med* 380(24):2295-2306, 2019.

Petnick A: Insulin management of type 2 diabetes mellitus, *Am Fam Phys* 84(2):183-190, 2011.

Pickup JC: Insulin-pump therapy for type 1 diabetes mellitus, *N Engl J Med* 366:1616-1624, 2012.

Pignone M et al: Aspirin for primary prevention of cardiovascular events in people with diabetes: a position statement of the American Diabetes Association, a scientific statement of the American Heart Association, and an expert consensus document of the American College of Cardiology Foundation, *Circulation* 121:2694, 2010.

Qaseem A et al: Oral pharmacologic treatment of type 2 diabetes mellitus: a clinical practice guideline update from the American College of Physicians, *Ann Intern Med* 166(4):279-290, 2017.

Qaseem A et al: Use of intensive insulin therapy for the management of glycemic control in hospitalized patients: a clinical practice guideline from the American College of Physicians, *Ann Intern Med* 154:260-267, 2011.

Rejeski WJ et al: Lifestyle change and mobility in obese adults with type 2 diabetes, *N Engl J Med* 366:1209-1217, 2012.

Yeh HC et al: Smoking, smoking cessation, and risk for type 2 diabetes mellitus, *Ann Intern Med* 152:10-17, 2010.

第4章　糖尿病酮症酸中毒
Diabetic Ketoacidosis

Stanley Linder，Jessica E.Shill

张黎明　译　李楠　审校

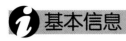 **基本信息**

定义

糖尿病酮症酸中毒（diabetic ketoacidosis，DKA）是一种威胁生命的糖尿病（DM）并发症。它是由绝对或相对胰岛素缺乏引起的，当配以反调节激素和游离脂肪酸过量时导致胰岛素抵抗。DKA的特征是存在阴离子间隙代谢性酸中毒，酮血症和高血糖症。

ICD-10CM 编码

E10.10　具有其他特定并发症的2型糖尿病

E10.11　1型糖尿病相关的糖尿病性酮症酸中毒伴昏迷

E08.10　潜在原因导致的糖尿病酮症酸中毒不伴昏迷

E08.11　潜在原因导致糖尿病酮症酸中毒伴昏迷

E13.10　糖尿病酮症酸中毒

E13.11　糖尿病酮症酸中毒伴昏迷

流行病学和人口统计学

DKA是1型糖尿病（T1DM）和2型糖尿病（T2DM）患者中最常见的高血糖急症。据报道，在美国每年的DKA住院人数超过140 000。DKA最常见于T1DM，1/3发生于T2DM。那些有酮症倾向的T2DM患者特别容易出现。总体而言，DKA患病率有所增加，但死亡率已降至＜5%，远低于高血糖高渗综合征（HHS）的死亡率。儿童和青少年的DKA死亡原因最常见的是脑水肿，而在成年人中，DKA通常与诱发疾病（如败血症、心脏或中枢神经系统缺血疾病、肺炎）有关。

体格检查和临床表现

- 多尿，多饮，体重减轻，无力

- 脱水症状（心动过速，低血压，黏膜干燥，眼睛凹陷，皮肤充盈不良）
- 恶心，呕吐，腹部压痛，肠梗阻
- 意识障碍（从完全清醒到昏迷）
- 缺氧引起的呼吸急促（Kussmaul 呼吸）
- 呼气中有果味（由丙酮引起）
- 促发因素的证据（即局部缺血或感染）

病因学

高血糖是由相对的胰岛素缺乏引起的，即短暂的胰岛素抵抗程度加上肝糖异生和糖原分解增加。产生的脂解作用和脂肪氧化作用会导致酮血症和代谢性酸中毒。

DKA 可以在各种条件下出现：

- 感染
- 胰岛素缺乏症（未诊断的糖尿病，用药不依从/不当，胰岛素泵故障/断开连接，糖尿病饮食失调）
- 炎性疾病（如急性胰腺炎）
- 缺血/梗死（如心肌梗死、卒中、肠缺血）
- 严重的细胞外液耗竭
- 药物，如类固醇，噻嗪类，非典型抗精神病药，SGLT-2 抑制剂，酒精，拟交感神经药（包括可卡因），癌症免疫疗法（例如 PD-1 抗体的治疗）

(Dx) 诊断

鉴别诊断

- 高渗性非酮症状态
- 酒精/饥饿性酮症酸中毒
- 乳酸性酸中毒
- 急性肾损伤/慢性肾脏疾病
- 由外来毒物（例如甲醇、乙二醇、三聚乙醛）引起的代谢性酸中毒
- 水杨酸中毒
- 低血容量或脓毒性休克

评估

获得最初的病史后，进行体格检查，包括评估气道、呼吸、循环、精神状态、容量状态和提示促发事件的体征。

实验室检查

- 血清葡萄糖水平：通常 > 250 mg/dl。但是，"血糖正常的 DKA" 可能出现在 10% 的 DKA 人群中（如在去医院途中注射外源性胰岛素，使用 SGLT-2 抑制剂，限制饮食等）
- 动脉血气（表现为代谢性酸中毒）：动脉 pH < 7.30
- 血清 β - 羟丁酸和尿酮体：阳性（β - 羟丁酸 > 3 mmol/L，尿酮 ≥ 2 +）
- 血清电解质：
  1. 血清碳酸氢盐浓度：< 15 mmol/L（轻度 DKA 可能放宽水平至 < 18 mmol/L）
  2. 血清钾浓度：最初水平可因胰岛素缺乏和高渗性引起的细胞外转移而测定为正常或偏高。但是，后期血钾降低是由于尿流失和呕吐
  3. 血清钠浓度：可以低、正常或偏高。高血糖会增加血浆渗透压，从而将细胞内水吸引到细胞外并降低钠水平。校正血清钠浓度：血糖升高 > 100 mg/dl 到 < 400 mg/dl 之间时，每增加 100 mg/dl，在测得的血清钠水平上增加 1.6 mmol/L；而血糖高于 400 mg/dl 时，每增加 100 mg/dl 的葡萄糖，在测得的血钠水平上增加 4 mmol/L
  4. 血清钙，镁和磷：可能降低，在 DKA 治疗后可能会进一步降低
  5. 阴离子间隙（AG）：$Na^+ - (Cl^- + HCO_3^-)$。升高的酮体使得 AG 增加（> 10 mmol/L）
  6. 血液尿素氮（BUN）和肌酐：通常显示急性肾损伤
- 糖化血红蛋白：如果在前 3 个月内未测定过糖化血红蛋白
- 全血细胞分类计数：可能提示潜在的感染（白细胞 > 25 000/mm³），炎症状态或血液浓缩。仅从疾病应激角度看，预期白细胞计数为（10 000 ~ 15 000）/mm³
- 尿液分析，尿液 / 血液培养：需要根据检查结果进行检测
- 妊娠试验：在所有育龄女性患者中进行。妊娠期 DKA 预示着胎儿有明显升高的发病率和死亡率

- 脂肪酶 / 肝酶：如存在腹痛则进行检查。脂肪酶升高可发生在无潜在胰腺炎的情况下

影像学检查

心电图、胸部 X 线检查和其他影像学检查以评估病因。

治疗

非药物治疗

- 每小时监测一次精神状态，生命体征和尿量，直至好转
- 每 2 ～ 4 h 监测一次血清葡萄糖和血清电解质、BUN 和肌酐，直到 DKA 消失

急性期治疗（图 4-1）

补液：失液 6 ～ 8 L 时，开始液体疗法以扩容并恢复肾灌注为主。在没有心脏损害或严重肾损害的情况下，前 1 ～ 2 h 内应以 1 ～ 1.5 L/h（或者每小时以 15 ～ 20 ml/kg）的速度给予 0.9% 的生理盐水（NS）。随后的体液选择取决于患者的血流动力学，电解质和尿量。如果校正后的血清钠正常或较高，则以 250 ～ 500 ml/h 的速度注入 0.45% 的 NS。如果校正后的血清钠水平较低，则以相似的速度继续使用 0.9%NS。血清葡萄糖降至 200 mg/dl 后，向静脉液中添加 5% 的葡萄糖。推荐的钠下降量为每小时 0.5 mmol/L，并且每天不应超过 10 ～ 12 mmol/L。高血糖（＞ 250 mg/dl）比酮症酸中毒的缓解时间更快（分别为 6 h 和 12 h）。

胰岛素管理

给予初始静脉注射正规胰岛素 0.1 U/kg，然后每小时输注 0.1 U/kg，或不进行初始静脉大剂量输注的情况下每小时连续输注 0.14 U/kg。如果在第一小时内血糖下降至 ＜ 50 ～ 75 mg/dl，则每小时增加一次胰岛素输注速率，直到观察到稳定的血糖下降。血糖达到 200 mg/dl 后直至 DKA 消退，可将胰岛素输注速度降低至每小时 0.02 ～ 0.05 U/kg，或每 2 h 皮下注射速效胰岛素 0.1 U/kg，维持血糖在 150 ～ 200 mg/dl。

钾替代：胰岛素治疗可向细胞内转移钾，经常引起低钾血症。如果血清钾浓度在 3.3 ～ 5.2 mmol/L，则每升静脉注射液中注入 20 ～ 30 mmol 的氯化钾（KCl），以保持血清钾在 4 ～ 5 mmol/L。如果血清钾 ＜ 3.3 mmol/L，则维持胰岛素直至血清钾水平 ＞ 3.3 mmol/L，并

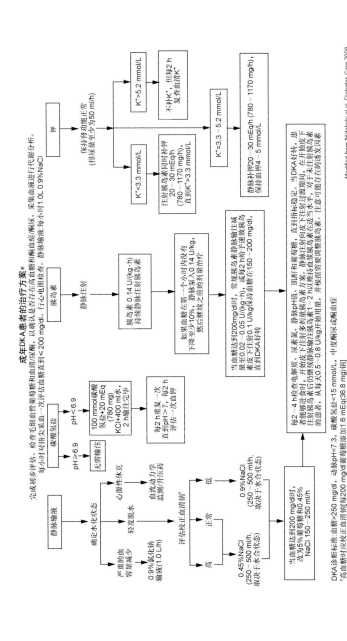

图 4-1　糖尿病酮症酸中毒的治疗。（From Nyenwe EA et al: The evolution of diabetic ketoacidosis: an update of its etiology, pathogenesis, and management, Metabolism 65（4）: 507-521, 2016.）

以 20～30 mmol/h 的速度输注 KCl。如果血清钾水平＞5.2 mmol/L，则每 2 h 监测一次，无需更换。

碳酸氢盐的替代：通常不建议在 DKA 中使用碳酸氢盐。碳酸氢盐不能改善酸中毒的消退时间，然而不良反应与严重的代谢性酸中毒（心脏收缩力减低、脑血管扩张）有关。pH＜6.9 的成人患者，将碳酸氢钠 100 mmol（2 安瓿）溶于加入 20 mmol 氯化钾的 800 ml 无菌水（等渗溶液）中，以 200 ml/h 的速度持续输注 2 h，直到静脉 pH 达到＞7.0。如果输注后 pH 值仍＜7，则每 2 h 重复注入一次，直到 pH＞7。

磷酸盐替代：尽管磷浓度随着胰岛素的使用而降低，并不常规推荐使用磷酸盐替代品。在心功能不全、呼吸抑制或贫血且血清磷＜1 mg/dl 的患者，可于静脉输注液中加 20～30 mmol/L 磷酸钾以防止膈肌无力。

过渡至皮下胰岛素：DKA 消失的标志是血糖＜200 mg/dl，并且发生以下两种情况：静脉 pH＞7.3，血清碳酸氢盐＞15 mmol/L，阴离子间隙≤12 mmol/L。此时，患者可以过渡至皮下胰岛素，若血糖控制不理想，则仍需静脉注射胰岛素。皮下中效或长效胰岛素应与静脉注射胰岛素重叠 2～4 h，以维持足够的胰岛素浓度，防止反弹性高血糖。在已知有糖尿病控制史的患者，可恢复其家庭胰岛素治疗方案。在已知控制不良的糖尿病患者中，皮下胰岛素剂量基于稳定的胰岛素滴注要求。初次使用胰岛素的患者可按照 0.5～0.8 U/kg 计算每日总剂量（基础和餐时剂量各占一半；每次进餐使用餐时剂量的 1/3）或通过稳定的胰岛素滴注。进一步调整皮下胰岛素剂量滴定应基于血糖结果，若糖毒性或应激因素得到解决，会使胰岛素需求减少。

处理

一般而言，DKA 患者应进入重症监护治疗病房进行胰岛素输注。能够口服补液的轻度 DKA（血浆葡萄糖＞250 mg/dl，动脉 pH 7.25～7.3，碳酸氢盐 15～18 mmol/L，阴离子间隙＞10 mmol/L，并且精神处于警觉状态）患者可以给予速效胰岛素类似物治疗，观察出院。及时进行初级保健或内分泌专科随访非常重要，最好在出院前预约随访时间。

重点和注意事项

专家点评

- DKA 是 15% ～ 20% 的成年人和 30% ～ 40% 的儿童的糖尿病的最初表现。这强调了对患者、家庭和学校管理者进行有关糖尿病早期症状的教育的重要性，目的是早期诊断

- 终末期肾病（ESRD）患者中因为胰岛素清除率降低，DKA相对少见。实际上，低 GFR 会增加发生低血糖的风险。但是，当 ESRD 患者发展为 DKA 时，需要进行特别的考虑。这些患者通常是无尿的，并且不会产生渗透性利尿，从而消除了积极补充体液的需要。积极的容量复苏可能导致 ESRD患者容量超负荷、肺水肿和呼吸窘迫。无尿的 ESRD 患者没有尿钾流失，因此无需补钾。同样，不需要补充磷。实际上，在严重的酸中毒中，细胞外钾和氢交换可能会引起高钾血症，促使一些患者需要立即进行透析。单独使用胰岛素治疗高血糖症也可以纠正高钾血症而无需透析。在 ESRD 患者DKA 期间，通常仅在存在高钾血症引起的心电图表现时才建议进行透析。胰岛素输注和血液透析导致的血糖急剧下降，可能会导致张力的快速变化，从而造成脑水肿。因此，血液透析通常要延迟到纠正血糖之后进行。由于发生低血糖的风险增加，ESRD 患者需要谨慎执行医院 DKA 方案且预先减少胰岛素

- 出院前提出胰岛素的可负担性问题。考虑使用 NPH 和常规胰岛素，每瓶最低只需 25 美元

- 对于正确存储胰岛素，剂量，进餐前大剂量的注射时间，注射前准备胰岛素（如混悬 NPH）以及注射器 / 小瓶或笔的正确使用说明至关重要

预防

有效的患者教育和沟通可以预防许多 DKA 病例。对患者进行有关病期管理的教育，包括与医疗保健提供者的早期沟通，生病期间继续使用胰岛素，检查酮体以及继续进食易于消化的含碳水化合物的流质饮食。

相关内容

糖尿病（相关重点专题）

高血糖高渗综合征（相关重点专题）

推荐阅读

Fayfman M et al: Management of hyperglycemic crises: diabetic ketoacidosis and hyperglycemic hyperosmolar state, *Med Clin North Am* 101(3):587-606, 2017.

Kitabchi AE et al: Hyperglycemic crises in adult patients with diabetes, *Diabetes Care* 32:1335-1343, 2009.

Sharayah AM et al: Gastroparesis in a patient with diabetic ketoacidosis, *Clev Clin J Med* 86:238-239, 2019.

Verbalis JG et al: Diagnosis, evaluation, and treatment of hyponatremia: expert panel recommendations, *Am J Med* 126(Suppl):S1-S42, 2013.

第5章 高血糖高渗综合征
Hyperglycemic Hyperosmolar Syndrome

Jessica E. Shill，Stanley Linder

郭天芳 译 李楠 审校

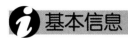 基本信息

定义

高血糖高渗综合征（hyperglycemic hyperosmolar syndrome，HHS）是糖尿病危及生命的并发症之一，其特征是伴或不伴有精神障碍的显著高血糖、脱水和高渗，且不伴有酮症酸中毒。

同义词

HHS

高渗性高血糖综合征（hyperosmolar hyperglycemic syndrome）

糖尿病高渗性综合征（diabetic hyperosmolar syndrome）

高血糖高渗性非酮症性综合征（hyperglycemic hyperosmolar nonketotic syndrome）

高血糖高渗性非酮症昏迷（hyperglycemic hyperosmolar nonketotic coma）

高渗性高血糖状态（hyperosmolar hyperglycemic state）

非酮症高渗综合征（nonketotic hyperosmolar syndrome）

ICD-10CM 编码

E08.00 潜在原因导致高渗性糖尿病，不伴有非酮症性高血糖高渗性昏迷（NKHHC）

E08.01 糖尿病高渗性昏迷

E09.00 药物或化学性引起的高渗性糖尿病，不伴有非酮症性高血糖高渗性昏迷（NKHHC）

E09.01 药物或化学性引起的糖尿病伴有高渗性昏迷

E11.00 2 型糖尿病高渗性状态，不伴有非酮症性高血糖高渗性昏迷（NKHHC）

E11.01	2 型糖尿病高渗性昏迷
E13.00	其他特殊类型高渗性糖尿病，但无非酮症性高血糖高渗性昏迷（NKHHC）
E13.01	其他特殊类型糖尿病伴高渗性昏迷

流行病学和人口统计学

HHS 是一种罕见疾病，多见于 T2DM 患者。约 20% 患者无糖尿病史。新发糖尿病的老年人或 T2DM 血糖控制欠佳的患者易发生细胞外液量不足（即脱水），发生 HHS 的风险增加。HHS 的死亡率 5% ～ 20%，比糖尿病酮症酸中毒死亡率更高。

体格检查和临床表现

- 多尿，多饮，体重减轻，乏力
- 精神状态的改变可以从完全警觉到昏迷
- 局灶性神经症状（如偏瘫、偏盲）或癫痫（局部或大发作），失语、幻视
- 可能引发该事件的共存疾病或共患病的症状
- 外周血容量不足表现，包括皮肤黏膜干燥、眼窝凹陷、血压下降及心动过速
- 由于外周血管扩张，尽管存在感染，体温仍可正常或降低

病因学

HHS 可由多种原因引起：

- 感染（主要诱发因素）
- 胰岛素缺乏（未诊断的糖尿病、胰岛素不足或药物治疗不依从）
- 炎症状态（如急性胰腺炎、急性胆囊炎）
- 缺血 / 梗死（如心肌缺血、脑卒中、肠缺血）
- 肾功能不全
- 严重脱水（如烧伤、热射病）
- 药物（如激素，噻嗪类药，非典型抗精神病药，拟交感神经药包括可卡因、乙醇、喷他脒）

相对的胰岛素缺乏，虽足以抑制酮体生成，但却不能抑制糖异生、糖原分解及外周葡萄糖摄取，从而导致高血糖。潜在疾病，负反馈激素过量导致进一步的血糖升高，由此引起的极度高血糖导致

渗透性利尿。如果没有足够补液，就会出现脱水和肾功能恶化。肾滤过性减退进一步影响葡萄糖排泄，从而加重高血糖、脱水和高渗。

 诊断

鉴别诊断

- 糖尿病酮症酸中毒
- 脑卒中（尤其对于神经精神障碍的老年人）
- 低血容量或感染性休克
- 脑病

评估

问诊结束后行体格检查，包括立即评估呼吸道、呼吸、循环、精神状态、血容量及提示促发事件（包括感染、心肌缺血或脑卒中）的体征。

实验室检查

- 高血糖：血糖＞ 600 mg/dl（框 5-1）
- 血浆渗透压：＞ 320 mOsm/kg，显著特征
- 完整的代谢谱，包括血清肌酐、血尿素氮（BUN）、电解质、葡萄糖
- 血钠：可低、正常或高。高血糖增加血浆渗透压，使细胞内水分转移到细胞外，从而降低血钠。当血糖升高至 100 mg/dl 以上时，每升高 100 mg/dl，实际血钠需在所测定的血钠水平增加 1.6 mmol/L 来校正。高血糖引起的明显渗透性利尿可使血钠水平正常或偏高

框 5-1　高血糖高渗状态的诊断标准

血糖高于 600 mg/dl

pH 正常（典型，然而，患者常有轻度酸中毒）

无典型的酮症 *

血浆渗透压
- ＞ 320 mOsm/L，伴有精神状态的改变，*或者*
- ＞ 350 mOsm/L

---

* 血清乙酰乙酸常存在，典型的是 β - 羟丁酸阴性或弱阳性

From Adams JG et al（eds）：Emergency medicine：clinical essentials，ed 2，Philadelphia，2013，WB Saunders.

- 血钾和磷酸盐：全身血钾和磷酸盐缺失主要由于高渗性利尿造成其从尿液中丢失。但是可因胰岛素缺乏和高渗状态继发其向细胞外转移，从而使血钾和磷酸盐在急性期内正常或升高
- 阴离子间隙和血清乳酸：乳酸酸中毒时阴离子间隙可能正常或升高
- 动脉血气分析：pH > 7.3
- 血清和尿酮体：阴性或弱阳性
- 血清碳酸氢盐：> 15 mmol/L
- 糖化血红蛋白（如果超过 3 个月没有检查）
- 全血细胞分类计数［可提示潜在感染（白细胞 > 25×10^9/L），炎症状态，血液浓缩。仅从疾病应激角度看，预期白细胞计数可达（$10 \sim 15$）$\times 10^9$/L］
- 根据体格检查行尿检、尿 / 痰 / 血培养，以评估诱发因素及其他并发症

影像学检查

ECG、胸片、其他影像学检查，以评估诱发原因。

Rx 治疗

急性期治疗

积极的液体复苏，静脉注射胰岛素和纠正电解质是主要的治疗。HHS 患者病情严重，而且许多是老年人。老年患者可能需要缓慢纠正渗透压以限制脑水肿。

积极的静脉补液：由于大多数 HHS 患者酮症不明显，并且有胰岛素敏感性，最初的治疗是单独静脉输液，不需要胰岛素。静脉补液前或复苏早期使用胰岛素有使血浆渗透压急剧下降的风险。在没有心脏损伤或终末期肾病的情况下，以 1 L/h 的初始速度注入 0.9% 生理盐水（NS）。在没有严重脱水的情况下，$250 \sim 500$ ml/h 即可。如果纠正后的血钠含量升高，可改为注射 0.45% NS。通过频繁检查和计算重新评估校正后的钠需求量。推荐的钠下降速度为每小时 0.5 mmol/L，每天不应超过 $10 \sim 12$ mmol/L。应使用测量的或计算的渗透压来指导液体复苏的速度，使渗透压逐渐正常化。当血糖降至 300 mg/dl 时，将注射液改为 5% 葡萄糖加 0.45%NS，以 $150 \sim 250$ ml/h 速度输注。

胰岛素：一旦单独使用液体血糖不再明显改善，需重新评估患者液体状态并开始静脉使用胰岛素。给药时，先给常规胰岛素静脉注射 0.1 U/kg，然后给药 0.1 U/（kg·h）；或不给初始剂量，连续给药 0.14 U/（kg·h）。如果在第一个小时血糖下降低于 50～75 mg/dl，增加胰岛素输注速度。当血糖达到 300 mg/dl 时，降低胰岛素输注速度至 0.02～0.05 U/(kg·h)，维持血糖在 200～300 mg/dl，直至 HHS 纠正。

补钾：胰岛素治疗使钾转移至细胞内，常导致低钾血症。若血钾在 3.3～5.2 mmol/L，每升静脉液体中加入 20～30 mmol 氯化钾（KCl），使血钾维持在 4～5 mmol/L。若血钾浓度 < 3.3 mmol/L，以 20～30 mmol/L 含 KCl 液体补钾，并保留胰岛素直至血钾浓度 > 3.3 mmol/L。若血钾浓度 > 5.2 mmol/L，每 2 h 监测血钾浓度，不需要静脉补钾。

磷和镁：

- 不常规推荐补充磷和镁。目前还没有关于在治疗 HHS 期间使用磷酸盐的研究。极低的磷可能限制三磷酸腺苷（ATP）的产生，从而限制膈肌功能。对于有心功能不全、呼吸抑制或贫血和血清磷酸盐 < 1 mg/dl 的患者，在静脉注射液中添加 20～30 mmol/L 磷酸钾
- 每小时监测血糖，每 2～4 h 监测血清电解质、BUN 及肌酐，直至 HHS 纠正

过渡到皮下胰岛素：血浆渗透压及精神状态恢复正常表明 HHS 纠正。这时应过渡到皮下胰岛素。起始皮下中效或长效胰岛素的时间需要和静脉胰岛素重叠 2～4 h，以确保足够的胰岛素水平和防止反弹性高血糖。对于有已知糖尿病病史的患者，一旦出现症状，即可开始家庭胰岛素治疗。对于血糖控制不良的糖尿病患者，皮下胰岛素的剂量可以根据其稳定的胰岛素静脉输注滴速来确定。对于未使用过胰岛素的患者开始可给予基础-餐时胰岛素治疗，通过计算每日总需要量 0.5～0.8 U/kg（分为基础胰岛素剂量和餐时胰岛素剂量，各占用量的一半；餐时胰岛素平均分配到三餐前注射）或者根据他们个人稳定后的胰岛素滴速来定。进一步的皮下胰岛素剂量根据随后的血糖调整。高糖的毒性和应激因素的消除会降低胰岛素的需求。潜在的感染/炎症情况或诱发因素必须得到充分的治疗。

慢性期治疗

大多数患者出院时至少短期内需要使用胰岛素。之前经过口服

药物可以使血糖控制良好的患者经胰岛素治疗血糖控制稳定后，可恢复口服药物控制血糖。

处理

大多数患者需要在急诊监护（如重症监护治疗病房或更高级别的监护区域）进行管理。

 重点和注意事项

专家点评

- 当终末期肾病（ESRD）患者进展为 HHS，需要特殊的管理。对于无尿的 ESRD 患者，积极的液体复苏是没有必要的，因为大多数患者不能产生与正常肾功能相关的渗透性利尿。注意，尿钾和磷的丢失不会发生，因此限制了补充的需要。由于胰岛素清除率降低，ESRD 患者持续胰岛素输注速率较低。通常情况下血液透析需推迟，直至血清葡萄糖被纠正。胰岛素和血液透析可导致血糖急剧下降，诱发脑水肿

- 针对患者、家属以及在慢病护理机构的护理人员，需教育其关于最佳血糖控制、控制 HHS 可改变的危险因素以及预防脱水的知识，这是至关重要的

第6章　糖尿病足
Diabetic Foot

Glenn G. Fort

张黎明　译　李楠　审校

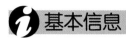 基本信息

定义

糖尿病足感染（diabetic foot infection，DFI）是糖尿病患者中常见的潜在的严重问题。它们通常源于继发于周围神经病变的皮肤溃疡或由于某种形式的创伤而引起的伤口。感染通常涉及一种或多种细菌，并且可以扩散到包括骨在内的邻近组织，从而引起骨髓炎。

同义词

糖尿病足溃疡
糖尿病足感染
DFI

ICD-10CM 编码

E10.5　糖尿病伴周围循环并发症
E10.6D　具有其他特殊并发症的糖尿病
E11.621　2 型糖尿病伴足溃疡

流行病学和人口统计学

发生率：糖尿病足是糖尿病患者住院的最常见原因。他们占所有住院人数的 20%。1/6 的患者将在感染后 1 年内死亡。

发病高峰：在西班牙裔、非裔美国人和美洲印第安人中更常见，因为这些人群中的糖尿病高发。

患病率：美国有 2500 万人患有糖尿病，其中 19% ～ 34% 的人一生中有可能会患上足部溃疡，其中超过 50% 的人会被感染。

好发性别和年龄：女性大于男性。

风险因素：

● 糖尿病病史大于 10 年

- 血糖控制不良
- 周围神经病变：保护感觉和疼痛反应改变
- 糖尿病性血管病：大血管的动脉粥样硬化阻塞导致周围血管疾病
- 局部压力增加的证据：胼胝或红斑

体格检查和临床表现

- 根据美国传染病学会的指南，如果出现明显的脓性引流和（或）存在两个或多个炎症迹象，则表明存在感染：
  1. 红斑
  2. 疼痛
  3. 敏感
  4. 皮温偏高
  5. 硬结
- 全身感染迹象包括：
  1. 厌食，恶心 / 呕吐
  2. 发热、发冷，夜间盗汗
  3. 精神状态改变和近期血糖控制恶化

Wagner 最初提出了一种较早且常用的分类系统。

在美国圣安东尼奥市的德克萨斯大学（UT）引入了 Wagner 系统的更新版本，尽管与 Wagner 的前三类相似，但后来的系统取消了 4 级和 5 级，并给每个级别增加了 A ～ D 阶段。UT 系统是第一个需要进行的糖尿病足溃疡分类。

UT 系统等级：

- 0 级：溃疡前或溃疡后（阶段 A 至 D）
- 1 级：不累及肌腱、腱膜或骨骼的全层溃疡（A 至 D 阶段）
- 2 级：肌腱或腱膜受累，骨无明显受累（A 至 D 阶段）
- 3 级：累及骨组织（A 到 D 阶段）

  阶段：
  1. A：未感染
  2. B：已感染
  3. C：缺血
  4. D：感染和缺血

病因学

- 大多数糖尿病足感染是多微生物的（可能涉及 5 ～ 7 种不同

的细菌)，并取决于受累程度
- 表面感染可能是由于革兰氏阳性细菌引起的：
  1. 金黄色葡萄球菌，包括耐甲氧西林的金黄色葡萄球菌（MRSA）
  2. 无乳链球菌（B 组链球菌）和化脓性链球菌（A 组链球菌）
  3. 凝固酶阴性葡萄球菌
- 深层感染，长期感染或先前治疗过的感染可能是多微生物的：
  1. 包括上述细菌以及肠球菌、革兰氏阴性杆菌，包括铜绿假单胞菌和厌氧菌
  2. 伴有坏疽可以预期更多厌氧菌，如梭菌和拟杆菌属
  3. 多次入院的患者可能具有更多的耐药细菌，例如超广谱 β 内酰胺酶（ESBL）型耐药革兰氏阴性细菌，MRSA 和不动杆菌

 诊断

鉴别诊断

其他类似糖尿病足感染的炎性条件包括：
- 晶体相关的关节炎，例如痛风
- 创伤
- 长期糖尿病引起的急性 Charcot 关节炎
- 静脉淤滞性溃疡
- 深静脉血栓形成

评估

对患有 DFI 的患者的评估涉及确定感染的程度和严重程度，确定易感染的潜在因素以及确定微生物病因。

体格检查

- 生命体征：可能出现发热，寒战，低血压，心动过速
- 详细的伤口描述：伤口的长度、宽度和深度，引流的一致性，伤口基部的特征：颗粒状纤维坏死
- 骨髓炎的测定：如果骨骼可见，则很有可能有骨髓炎。骨探针试验阳性诊断骨感染的敏感度为 66%，特异度为 85%
- 坏死性感染可表现为皮肤大疱，软组织气体，恶臭和皮肤变色（图 6-1）

扫二维码看
彩图

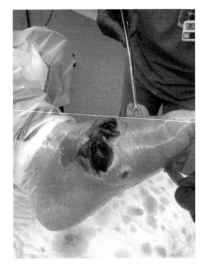

图 6-1 （扫二维码看彩图）**糖尿病足。**严重糖尿病足部感染，组织肿胀坏死

- 严重感染可能会表现为坏疽，组织坏死和组织缺血迹象（图 6-2），所有这些都可能危及肢体

实验室检查

重要的是要获得基线资料并评估对治疗的反应：

- 低于 50% 的患者白细胞升高

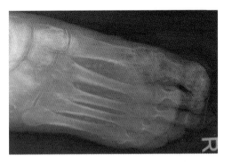

图 6-2 糖尿病足并发症。足部斜位 X 线显示广泛的血管钙化。踇趾软组织内有气体；这种情况更常见的是由于空气通过开放溃疡强行进入，而不是有气体形成的生物感染。踇趾周围软组织的缺失表明踇趾缺血性干性坏疽。（From Adam A，Dixon AK，Gillard JH，Schaefer-Prokop CM：Grainger and Allison's diagnostic radiology，ed 6，Philadelphia，2015，Elsevier，in Grant LA：Grainger & Allison's diagnostic radiology essentials，ed 2，Philadelphia，2019，Elsevier.）

- 检测 BUN/ 肌酐，酸中毒，糖化血红蛋白和血糖
- 急性期反应物：红细胞沉降率（血沉）和 CRP 是炎症的标志 血沉 > 70 mm/h 会增加骨感染的可能性
- 血清前白蛋白和白蛋白是营养状况和愈合能力的标志
- 溃疡面积大于 2 cm² 提示骨髓炎
- 革兰氏染色和培养物：不应用表层培养物，因为它们可能含有外来的细菌，而应该用深层组织培养（需氧和厌氧）

影像学检查

- X 线平片可以评估骨骼和软组织问题，并且可以检测组织气体的存在，这提示紧急情况（图 6-3）
- 骨髓炎表现为放射线透亮，骨膜反应和破坏性变化。X 线平片对骨髓炎的特异度为 67%，敏感度为 60%
- 骨扫描：铟 111 或锝 99 可以区分急性和慢性感染
- CT 和 MRI：MRI 是检测骨髓炎和脓肿形成的最灵敏、最特异性的检查

其他检查

- 每年非侵入性血管检查：踝肱指数（ABI）< 0.90 或 > 1.30 提示周围动脉疾病

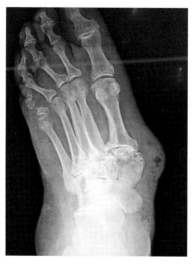

图 6-3　X 线检查。足部中间可见明显软组织肿胀，在软组织中可见大量气泡

- 经皮氧（TcPO$_2$）张力测量：低于 25 mmHg 时可预测伤口愈合失败

Rx 治疗

应根据怀疑的可能病原体和疾病严重程度开始经验性抗生素治疗。伤口管理和清创（包括手术咨询）也很重要。

非药物治疗

- 良好的营养将促进伤口愈合
- 血糖控制将促进愈合
- 水分和电解质平衡将改善愈合

急性期治疗

伤口管理：

- 伤口护理专家或外科医生对胼胝和坏死组织进行清创，有时可能需要多次清创术
- 伤口敷料：吸收渗出液并促进愈合。有许多敷料可用，但没有一种被证明具有显著作用，包括：
  1. 酶
  2. 凝胶
  3. 水胶体
  4. 含碘或银盐的防腐剂
  5. 蜜
- 释放脚上的压力：使用石膏或专用鞋
- 可能需要截肢或进行血运重建手术，例如血管成形术或旁路移植术

抗生素管理：

- 在获得培养结果之前，应尽快开始经验性抗生素治疗，以覆盖皮肤细菌，革兰氏阴性杆菌和厌氧菌。静脉疗法的选择包括：
  1. 哌拉西林-他唑巴坦：肾功能正常的患者，应用 3.375 g 静脉注射，每 6 h 一次。可以覆盖革兰氏阴性菌，包括铜绿假单胞菌、链球菌、厌氧菌和金黄色葡萄球菌。根据 CrCl 调整剂量
  2. 美洛培南：肾功能正常者静脉输注 1 g 每 8 h 一次具有相当

的覆盖范围，包括哌拉西林-他唑巴坦。类似药物还包括亚胺培南和多利培南

3. 第三代头孢菌素，例如头孢吡肟 2 g 静脉输注（IV）每 8 h 或头孢曲松 2 g IV 1 次 / 日，具有优异的革兰氏阴性菌覆盖率，对于厌氧菌，可添加甲硝唑 500 mg IV 每 8 h 或克林霉素 900 mg IV 每 8 h。头孢吡肟将覆盖铜绿假单胞菌，而头孢曲松则不会

4. 对于青霉素过敏的患者，可以选择环丙沙星，400 mg IV 每 12 h 联合甲硝唑或克林霉素。氨曲南是革兰氏阴性杆菌覆盖的另一种选择，2 g IV 每 8 h

5. 如果怀疑存在 MRSA，则需要添加万古霉素静滴，15 ～ 20 mg/kg IV 每 8 ～ 12 h，具体取决于年龄和 CrCl，并按照谷值保持在 15 mg/kg 以上。其他选择包括达托霉素，4 mg/kg IV 1 次 / 日，无需根据 CrCl 调整；或利奈唑胺 400 ～ 600 mg IV 每 12 h

6. 如果怀疑存在抗万古霉素肠球菌（VRE），则可选用替加环素，100 mg IV 负荷剂量，然后 50 mg IV 每 12 h，这也可覆盖 MRSA 和革兰氏阴性菌，但不包括铜绿假单胞菌，或者可以使用达托霉素或利奈唑胺

7. 如果怀疑是 ESBL 革兰氏阴性菌，则可以选择美罗培南或厄他培南，1 g IV 1 次 / 日或替加环素

8. 一旦知道培养结果，就可以将抗生素定制为更具针对性的试剂

- 轻度感染应用口服抗生素包括阿莫西林-克拉维酸，875 mg 口服每 12 h，它将覆盖革兰氏阴性杆菌、链球菌和厌氧菌，或环丙沙星加甲硝唑或克林霉素。抗生素应覆盖 MRSA 和甲氧西林敏感的金黄色葡萄球菌（MSSA）以及一些阴性杆菌

糖尿病足国际工作组的糖尿病足感染专家组（DFI）进行了系统的回顾。不同抗生素方案的比较结果普遍表明，新引入的抗生素方案似乎与常规疗法一样有效。

慢性期治疗

- 治疗时间长短：根据感染的严重程度有很大差异。通常，使用 2 ～ 4 周的抗生素就足够了。如果怀疑或记录有骨感染，则可能需要 4 ～ 8 周的抗生素，最好通过外围插入中心静脉

（PICC 管）进行静脉注射

- 几周之内也可能需要手术清创

补充疗法

- 高压氧（HBO）：用于抗生素、清创和血运重建的辅助治疗，治疗与糖尿病相关的慢性、不愈合的伤口。有效性的证据相互矛盾，并且最近的试验未能显示临床结果的改善[①]。HBO 有以下作用：

  1. 引起血管收缩和减少血管性水肿
  2. 促进成纤维细胞活性，血管生成和伤口愈合
  3. 杀死厌氧细菌并增强中性粒细胞的杀菌活性

- 负压伤口疗法（伤口封闭式负压引流）：对开放性伤口施加受控负压会加速伤口愈合和封闭

  1. 切割开孔泡沫插入物以适合开放伤口，然后将其固定在透明的、可透蒸汽的塑料敷料下
  2. 插入管从海绵延伸到一次性收集罐
  3. 便携式泵向系统施加 125 mmHg 的受控吸力。负压（抽吸）均匀地分布在开放的伤口上，并从伤口中排出积滞的液体

处理

- 如果使用抗生素，则随访红细胞沉降率（血沉）、C 反应蛋白（CRP）、BUN/ 肌酐和万古霉素水平
- 外科或伤口中心护理随访
- HBO 通常为多周时间内的多个周期治疗
- 伤口负压治疗采用创面真空通气，需要定期护理随访
- 患有糖尿病足溃疡的患者 5 年死亡风险是没有足溃疡糖尿病患者的 2 ～ 5 倍

转诊

- 抗生素管理的传染病专家
- 进行外科治疗的外科医生或伤口护理中心
- 可提供良好的糖尿病护理的内分泌相关领域专家

---

① Santema KTB et al：Hyperbaric oxygen therapy in the treatment of ischemic lower-extremity ulcers in patients with diabetes：results of the Damocles multicenter randomized clinical trial，Diabetes Care 41：112，2018.

- 进行血管成形术或旁路手术的血管外科医生

 重点和注意事项

- 在对糖尿病足的随机对照试验的荟萃分析中，治疗失败率为22.7%
- 建议患者立即就医，因为这些感染可迅速发展为坏疽

推荐阅读

Armstrong D et al: Diabetic foot ulcers and their recurrence, *N Engl J Med* 376:2367-2375, 2017.

Hart T, Milner R, Cifu A: Management of diabetic foot, *JAMA* 318(14):1387-1388, 2017.

Hobizal K, Wukich D: Diabetic foot infections: current concept review, *Diabet Foot Ankle* 3(10), 2012. 3402/dfa.v3i0.18409.

Lipsky BA et al: Infectious Diseases Society of America clinical practice guideline for the diagnosis and treatment of diabetic foot infections, *Clin Infect Dis* 54(12):e132-e173, 2012.

Peters EJ et al: Interventions in the management of infection in the foot in diabetes: a systematic review, *Diabetes Metab Res Rev* 32(Suppl 1):145-153, 2016.

第7章 糖尿病性胃轻瘫
Diabetic Gastroparesis

Hussain R. Khawaja

王润生 译 李楠 审校

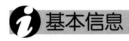 基本信息

定义

胃轻瘫是一种症候群，特征是胃排空延迟，但没有胃的机械性阻塞。其主要症状为恶心、呕吐、早饱、嗳气、腹胀和（或）上腹痛。它通常与长期控制不良的糖尿病有关。

同义词

糖尿病胃轻瘫

糖尿病性自主神经病变

胃排空延迟

ICD-10CM 编码

K31.84 糖尿病性胃轻瘫

流行病学和人口统计学

- 经年龄调整的胃轻瘫发病率男性为 2.4/10 万人年，女性为 9.8/10 万人年。经年龄调整的明确胃轻瘫的患病率为男性每 10 万人中 9.6 人，女性每 10 万人中 38 人
- 胃轻瘫在女性中更常见，目前尚无已知的遗传倾向
- 胃轻瘫有一定的危险因素，其中糖尿病是最常见的全身性疾病。然而，最常见的形式是特发性，没有发现可检出的原发性潜在异常。特发性约占胃排空延迟患者的 50%
- 其他危险因素包括：
  1. 病毒感染后，特别是轮状病毒和诺瓦克病毒感染
  2. 药物包括麻醉药、钙通道阻滞剂和三环类抗抑郁药
  3. 术后
  4. 神经系统疾病，如多发性硬化症、脑干卒中、肿瘤等

5. 自身免疫性胃肠蠕动障碍

6. 其他如肠系膜缺血、硬皮病等

体格检查和临床表现

- 胃轻瘫患者表现为：恶心、呕吐（呕吐物可能含有几小时前摄取的食物）、腹痛、早饱感、餐后饱腹感、腹胀，严重情况下还会出现体重下降。虽然腹部疼痛是胃轻瘫患者的常见症状，但它很少是主要症状

- 有趣的是，在糖尿病性胃轻瘫的患者中，严重的干呕和呕吐更为常见

- 与 T2DM 患者相比，T1DM 患者胃轻瘫症状更明显

- 体格检查阳性体征可能有上腹膨胀或压痛，但没有抵抗或腹肌强直。在听诊时轻摇患者可闻及振水音

病因学

- 糖尿病性胃轻瘫被认为是由于神经控制胃功能受损。神经损伤的各种机制包括自主神经节的炎性改变或迷走神经的有髓神经缺损

- 急性高血糖已被发现通过改变胃电活动对胃感觉和运动功能产生影响。它还可以使近端胃放松并降低胃窦和幽门的压力。所有这些因素都可能导致胃排空迟缓

- 达到血糖正常可以纠正胃排空延迟

- 慢性高血糖对胃的影响尚不清楚，但有一些证据表明，高糖化血红蛋白水平患者的胃排空速度较慢

Dx 诊断

鉴别诊断

- 胃出口梗阻
- 周期性呕吐综合征
- 长期使用大麻素
- 功能性消化不良
- 肠易激综合征
- 反刍综合征
- 进食障碍，如神经性厌食症和暴食症

评估

- 详细的病史和体格检查
  1. 可能存在血糖控制不良的相关病史
  2. 可能有糖尿病相关的视网膜病变、肾病和神经病变的病史
- 所有能延缓胃排空的药物都应在正式检查前停用

实验室检查

不需要特定的实验室检查来确认诊断,但以下方法可以帮助诊断:

- 糖化血红蛋白(HbA1c)
- 促甲状腺激素(TSH)
- 总蛋白 / 白蛋白
- 血红蛋白
- 维生素 B_{12}
- 抗核抗体滴度

影像学检查

- 初步影像学检查用于排除肿块引起的机械性梗阻
  1. 上消化道内窥镜检查是首选
  2. 计算机断层扫描(CT)肠造影与磁共振(MR)肠造影也可以排除小肠肿块的机械性梗阻
  3. 如果不能进行 CT 或 MR 肠造影检查,则行钡餐随访
- 夜间禁食后食物残留可能提示胃轻瘫
- 在排除了机械性梗阻后,应进行**闪烁胃排空检查**作为确认试验:
  1. 这是最简单和最具成本效益的测试
  2. 记录胃排空延迟的存在并评估其严重程度最好通过测量固体的胃排空延迟来完成
  3. 患者被要求摄入标准的低脂食物
  4. 胃排空异常定义为:固体食物 4 h 胃保留 > 10% 和(或)在 2 h 胃保留 > 60%
- 13C 呼气试验也可用于测量胃排空量,其不如闪烁成像法灵敏
- 一种替代的测试方式,称为无线运动胶囊,与闪烁成像一样敏感和特异,但它相当昂贵,而且不能显示出任何闪烁成像可以提供的额外临床信息

  它是一种可摄入的无线胶囊,在穿过胃肠道时可以测量

pH 值、压力和温度。胶囊的胃排空发生在运动复合物迁移 Ⅲ 期，标志着餐后期的完成。

Rx 治疗

- 糖尿病性胃轻瘫是非进展性的，治疗主要针对缓解患者症状。对于使其加剧的因素也必须加以纠正
- 患者饮食可能缺乏热量，同时也缺乏矿物质和维生素

非药物治疗

- 非药物治疗包括提供营养支持和饮食调整
  1. 轻度疾病宜采用口服营养。饮食应该包括低纤维（低残留）和低脂肪的少餐
  2. 建议避免饮用碳酸饮料，因为碳酸饮料会导致腹胀症状
  3. 也应该停止吸烟和喝酒，因为这也会延迟气体排空
  4. 对于病情严重的患者，可以考虑采用喂养性空肠造口管。在放置前，必须完成鼻空肠喂养管成功的试验
  5. 优化葡萄糖和电解质水平

急性期治疗

- 促动力剂可用于改善胃动力

  甲氧氯普胺和红霉素有静脉注射和液体两种形式，这使得如果患者症状严重更容易接受给药、耐受性和疗效更容易被接受

- 在急性情况下，也可能需要止吐剂来缓解症状
  1. 吩噻嗪类药物，如异丙嗪
  2. 5- 羟色胺 3（5-HT3）拮抗剂，如昂丹司琼
  3. 神经激肽受体拮抗剂，如阿瑞吡坦
- 如果持续的恶心和呕吐导致脱水的迹象或症状，可能需要静脉输液复苏
- 即使在急性期也要纠正高血糖，因为胃排空延迟可能在纠正高血糖的过程中迅速得到纠正
- 停止可能延迟气体排空的药物治疗
  1. 止疼药物
     a. 避免阿片类药物
     b. 可以使用曲马多；然而，一项研究表明，尽管胃排空得

到改善，但是结肠运输时间却被推迟了

2. 以促胰岛素为基础的治疗和胰高血糖素样肽 1（GLP-1）类似物已被证明能减缓胃排空

长期管理

- 甲氧氯普胺（胃复安）的使用不应超过 12 周，除非利大于弊。副作用包括烦躁不安、焦虑、QT 间期延长和锥体外系反应，如肌张力障碍和迟发性运动障碍
- 红霉素的使用限制在 4 周内，因为长时间使用会导致快速耐受。高剂量（250 mg）和低剂量（40 mg）也有类似的效果
- 接受长期服用阿片类药物的患者可能需要进行疼痛管理
  低剂量三环类抗抑郁药（TCAs），选择性 5- 羟色胺再摄取抑制剂（SSRIs）和普瑞巴林可以作为长期疼痛控制的替代品
- 可以考虑内窥镜下腹腔注射肉毒杆菌毒素
  1. 不能改善与糖尿病性胃轻瘫相关的症状，但对改善胃排空有一定的作用
  2. 未被批准为主要治疗方式
- 通过胃电神经刺激器进行胃电刺激可用于糖尿病性胃轻瘫患者
  1. 可改善症状严重程度和胃排空
  2. 被批准为有顽固性症状患者的人道主义豁免装置
- 外科干预
  1. 可采用胃吻合术、胃空肠造口术、幽门成形术和胃切除术
  2. 很少使用，只对于严重的、衰弱的患者考虑使用

补充和替代治疗

- 如前所述的饮食调整
- 针灸
- 自主再训练

 重点和注意事项

专家点评

- 胃轻瘫可能是糖尿病长期、控制不良的后果之一
- 血糖长期、控制不良的糖尿病患者出现恶心、呕吐、腹胀、

早饱和腹痛的症状，提示胃轻瘫的可能性

- 其诊断性检查应选择由核医学科进行的胃闪烁成像
- 停止所有能减缓胃排空的药物，尤其是阿片类药物
- 改善血糖控制，避免高血糖
- 具有促动力学特性的止吐药，如甲氧氯普胺（胃复安），对缓解急性和慢性恶心、呕吐最有帮助
- 如果患者病情控制不佳或为难治性疾病，应考虑注射肉毒杆菌毒素或放置胃神经刺激器

预防

长期关注改善血糖控制。

患者及家庭教育

- 胃轻瘫患者治疗协会（G-PACT）
- 胃肠运动障碍协会（AGMD）

相关内容

糖尿病（相关重点专题）

糖尿病多发性神经病（相关重点专题）

推荐阅读

Camilleri M et al: Clinical guideline: management of gastroparesis, *Am J Gastroenterol* 2013.

Camilleri M: Clinical practice: diabetic gastroparesis, *N Engl J Med* 2007.

Johns Hopkins Medicine: Gastroparesis, www.hopkinsmedicine.org/gastroenterology_hepatology/_pdfs/esophagus_stomach/gastroparesis.pdf.

第 8 章　糖尿病肾病
Diabetic Nephropathy

Jyothsna I. Herek，Yuvraj Sharma

张黎明　译　李楠　审校

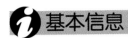 **基本信息**

定义

糖尿病肾病（diabetic nephropathy，DN）是一种慢性肾脏疾病，其是因长期控制不佳的糖尿病（DM）与微血管并发症导致的结构和功能改变的结果。临床表现包括蛋白尿，高血压（HTN）和肾功能的逐步下降。组织学表现为肾小球基底膜增厚，肾小球系膜基质扩张，足突消失，小动脉透明质酸变性，微动脉瘤，结节性肾小球硬化（Kimmelstiel-Wilson 结节）和肾小管间质纤维化。

同义词

糖尿病肾脏疾病

DN

ICD-10CM 编码

E10.21　1 型糖尿病合并糖尿病肾病

E11.21　2 型糖尿病合并糖尿病肾病

流行病学和人口统计学

发病率：糖尿病患者在美国人口中占 10%。糖尿病病史 10 年以上的患者中约 40% 发生 DN。

患病率：在全球范围内，大约 30% 的 1 型糖尿病（T1DM）患者和 40% 的 2 型糖尿病（T2DM）患者发生 DN，是慢性肾脏病（CKD）和终末期肾脏病（ESRD）的主要原因。在美国 ESRD 患者中，DN 是主要原因，占到了 50%。

好发性别和年龄：男性和老年人。

遗传学：多基因的，有 DN 一级亲属的患者的风险增加。

风险因素：

- 男性
- 老龄
- 种族：非裔，美洲印第安人，西班牙裔，亚洲 / 太平洋岛民
- 糖尿病肾病家族史
- 高血糖
- 高血压
- 肥胖
- 糖尿病性视网膜病变（DR）
- 抽烟
- 高脂血症

体格检查和临床表现

- 周围水肿
- 泡沫尿
- 体重增加或减轻
- 高血压
- 糖尿病性视网膜病变
- 微量白蛋白尿 / 蛋白尿
- 肾小球滤过率（GFR）下降

病因学

- DN 是与长期 DM 相关的微血管并发症
- DN 的特征是组织学改变（图 8-1），包括肾小球基底膜增厚，肾小球系膜基质扩张，足突消失，小动脉透明变性，微动脉瘤，结节，肾小球硬化症（Kimmelstiel-Wilson 结节）和肾小管间质纤维化。这些改变导致尿白蛋白 / 蛋白质排泄和 GFR 降低
- 导致 DN 的病理生理学（图 8-2）包括提前糖基化终产物的产生，生长因子的形成，血流动力学变化和激素变化，从而导致活性氧和炎症介质［如肿瘤坏死因子 α（TNF- α）、白细胞介素（IL）-1 和 IL-6］的释放。这些变化导致肾小球超滤，肾小球高血压，肾肥大和肾小球组成改变，表现为蛋白尿、HTN 和肾功能逐渐下降

扫二维码看
彩图

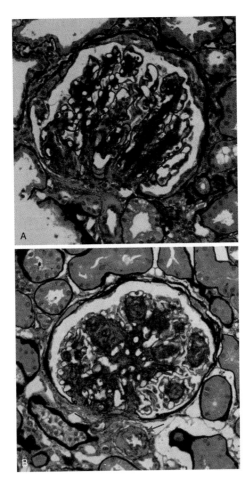

图 8-1 （扫二维码看彩图）组织学变化。**A.** 糖尿病肾病，伴有弥散性的肾小球系膜基质扩张和小动脉透明变性（红色箭头）。**B.** 糖尿病肾病，具有结节性肾小球膜扩张（Kimmelstiel-Wilson 结节），并伴有传入和传出小动脉透明变性（红色箭头；琼斯银染）。（From Najafian B et al：AJKD Atlas of renal pathology：diabetic nephropathy，Am J Kidney Dis 66：e37，2015.）

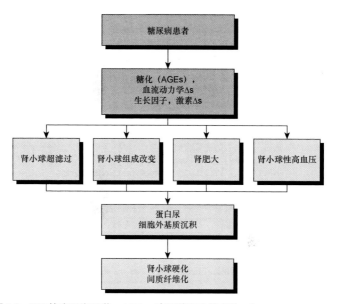

图 8-2　DN 的病理生理学。AGEs，高级糖基化终产物。(From Umanath K et al：Update on diabetic nephropathy，Am J Kidney Dis 71：884，2018.)

 诊断

鉴别诊断

- 高血压性肾硬化
- 局部节段性肾小球硬化
- 淀粉样变性和轻链沉积病
- IgA 肾病
- 膜性肾病

评估

- 检查应包括彻底的病史和体格检查，重点是 DM 的病程，高血糖程度，并发症（包括 DR）以及适当的实验室检查（图 8-3）

实验室检查

- 尿白蛋白 / 肌酐比值

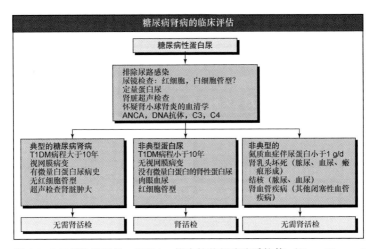

图 8-3　DN 的临床评估。ANCA，抗中性粒细胞胞质抗体。(From Floege J et al：Comprehensive clinical nephrology，ed 4，Philadelphia，2010，WB Saunders.）

1. 微量白蛋白尿定义为 30 ～ 299 mg/g，大量白蛋白尿定义为 > 300 mg/g

2. 病程 > 5 年的 T1DM 患者，应每年进行筛查，T2DM 从发病开始，每年进行筛查

3. 在 3 ～ 6 个月内，有 2 ～ 3 次的升高，可以确认微量白蛋白尿

4. 建议清晨尿液样本用于鉴定蛋白尿。需要注意的是，长时间站立，剧烈运动，尿路感染和急性疾病会导致短暂性蛋白尿

5. 在 T1DM 起病 5 ～ 10 年，发生微量白蛋白尿

6. 在 T2DM 中，高达 25% 的 DN 患者可能很少或没有蛋白尿

- GFR < 60 ml/（min · 1.73 m^2）
- 其他检查
  1. 电解质
  2. 血脂谱

影像学检查

- 肾脏超声检查可能会有助于识别疾病，因为随着糖尿病的发生，肾脏平均体积增加了 15%

- 肾活检是确定性的，但仅适用于具有非典型特征的患者。非典型特征包括 GFR 迅速下降，明显的蛋白尿而无先前的微量

白蛋白尿，活动性的尿沉渣或暗示其他系统性疾病的特征。在 T2DM 中，DN 可能从一开始起病就存在，而在 T1DM 中，DN 通常在起病 5 年后出现。通常，患有蛋白尿、DR 以及缺乏非典型特征的患者不需要进行肾活检（图 8-4）

 治疗

非药物治疗

- 戒烟
- 减肥
- 饮食调节——低碳水化合物，低脂肪，低钾

急性期治疗

- 对 DN 的早期识别和积极的多方面治疗的方法在延缓 DN 进展中至关重要（表 8-1）

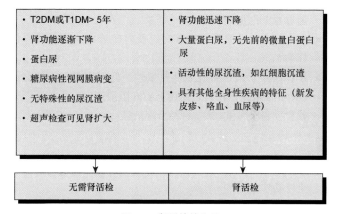

图 8-4　肾活检的作用

表 8-1　综合治疗糖尿病肾病的方案

血糖控制目标	HbA1c 目标＜ 7%
HTN 控制目标	BP 目标＜ 130/80 mmHg
RAAS 阻滞剂	ACEI 或 ARB
降低心血管风险	戒烟和调脂

ARB，血管紧张素受体阻滞剂；ACEI，血管紧张素转化酶抑制剂；BP，血压；HbA1c，糖化血红蛋白；HTN，高血压；RAAS，肾素-血管紧张素-醛固酮系统

- 根据肾脏疾病结局质量倡议（KDOQI）指南，建议将血糖控制于 HbA1c < 7%，并对有低血糖风险的患者进行调整。血糖控制会延缓微血管并发症和 DN 的进展
- 理想的血压目标是有争议的。当前 KDOQI 指南建议目标 BP < 130/80 mmHg；然而第八届美国联合委员会（JNC 8）指南建议目标 BP < 140/90 mmHg
- 使用肾素–血管紧张素–醛固酮系统（RAAS）阻滞剂应该是首选方案。ARB 和 ACEI 已被证明可减少蛋白尿，降低血压，减慢 DN 的发展进程。因为存在高钾血症和急性肾损伤的风险，不推荐 ARB 和 ACEI 联合治疗
- 建议以降低心血管风险为目标的降脂治疗

长期管理

- 识别 CKD 贫血。DN 患者发生贫血的可能性是非糖尿病 CKD 的 2 倍，并且可能需要使用促红细胞生成素进行治疗
- 识别 CKD 的矿物质代谢紊乱，尤其是无动力性骨病，这种病随着 DN 的进展而增加
- DN 患者在进展为 ESRD 时应及时转诊，并接受肾移植的评估
- Ⅳ 型肾小管酸中毒导致低肾素性、低醛固酮和高钾血症在 DN 中很常见，尤其是使用 RAAS 阻滞剂时，可能需要低钾饮食、利尿剂和（或）钾结合剂治疗

处理

- 伴严重蛋白尿和 GFR 降低的 DN 患者预后较差，发生心血管事件和死亡的风险更高
- 糖尿病和 ESRD 患者的 5 年生存率约为 30%

转诊

- 至肾病专科进行 CKD 管理
- 于内分泌科进行血糖控制
- 如有神经病 / 周围血管疾病需要在相应专科进行足部护理
- 至眼科进行视网膜病变治疗
- 至营养科进行具体的饮食咨询

重点和注意事项

- DN 是全球 CKD 和 ESRD 的主要原因。早期发现和积极主动的多方面治疗对延缓 DN 进展非常重要。及时转诊进行肾移植，并在患者进展为 ESRD 时进行评估至关重要

- DN 以特定的组织学发现为特征；但是，由于临床指标的存在，包括较长的病程（通常 > 10 年）以及疾病的其他并发症（白蛋白尿、视网膜病变），因此通常无需进行肾活检即可进行诊断

- RAAS 阻滞是 DN 治疗的重要组成部分。在开始给予 RAAS 阻滞后，应定期监测血生化以识别高钾血症或急性肾损伤（AKI）

- 胰岛素和许多口服降糖药物都经过肾代谢和清除，需要随着肾功能下降调整剂量。二甲双胍在 GFR < 30 ml/（min · 1.73 m^2）时禁用，在 GFR < 45 ml/（min · 1.73 m^2）时，应限制在 < 1000 mg/d，因其与乳酸酸中毒有关

- 近期研究显示，钠−葡萄糖共转运蛋白 -2（SGLT-2）抑制剂可改善 T2DM 患者的肾脏结局

- DN 患者有 AKI 风险，应劝告避免患者应用肾毒性药物，例如非甾体抗炎药（NSAID）

预防

针对危险因素（包括血压、血糖和肥胖）的治疗。

患者和家庭教育

国家肾脏基金会的糖尿病和慢性肾脏病网站。

https：//www.kidney.org/sites/default/files/docs/diabckd_stg5.pdf

相关内容

糖尿病（相关重点专题）

推荐阅读

Alicic RZ et al: Diabetic kidney disease: challenges, progress, and possibilities, *Clin J Am Soc Nephrol* 12:2032-2045, 2017.

Doshi SM et al: Diagnosis and management of type 2 diabetic kidney disease, *Clin J AM Soc Nephrol* 12:1366-1373, 2017.

Najafian B et al: AJKD atlas of renal pathology: diabetic nephropathy, *AJKD* 66: e37, 2

Rao V et al: Diabetic nephropathy: an update on the pathogenesis and drug development, Diab & Metab Syndrome, *Clin Res and Rev* 13:754-762, 2018.

Umanath K et al: Update on diabetic nephropathy: core curriculum 2018, *AJKD* 6:884-895, 2018.

第9章　胰岛素瘤
Insulinoma

Fred F. Ferri

王润生　译　李楠　审校

 基本信息

定义

胰岛素瘤是一种胰腺分泌胰岛素的肿瘤，导致血浆胰岛素或胰岛素原水平不适当升高，抑制肝葡萄糖输出，从而导致低血糖，特别是在禁食期间。

ICD-10CM 编码

C25.4　胰腺内分泌恶性肿瘤
D13.7　胰腺内分泌良性肿瘤
D37.7　其他消化器官（胰腺）不确定或未知的肿瘤

流行病学和人口统计学

发病率： 每年每25万人中有1例。90%的胰岛素瘤是良性的。

易患性别和年龄： 胰岛素瘤发生在男女（大约60%的女性）和所有年龄段。在梅奥诊所的一系列研究中，散发性病例确诊时的中位年龄为50岁，而多发性内分泌肿瘤Ⅰ型患者的确诊中位年龄为23岁（MEN-1）。

体格检查和临床表现

通常发生在吃早餐前的清晨（即空腹低血糖，而不是反应性低血糖，后者通常与胰岛素瘤无关）。

神经低血糖症状	%
复视、视物模糊、出汗、心悸、虚弱的各种综合症状	85
混乱或异常行为	80
无意识或遗忘	53
癫痫大发作	12

肾上腺素能症状	%
出汗	43
发抖	23
饥饿，恶心	12
心慌	10

病因学、病理学和病理生理学

- 胰岛素瘤几乎总是孤立性的。恶性胰岛素瘤占总数的 5%；它们往往更大（6 cm）；转移最常见的部位为肝（47%）、局部淋巴结（30%），或两者都有
- 胰岛素瘤均匀分布于胰腺的头、体、尾；异位胰岛素瘤很少见（1% ～ 3%）。肿瘤大小：5% ≤ 0.5 cm，34% 为 0.5 ～ 1cm，53% 为 1 ～ 5 cm，8% > 5 cm
- 组织学分类包括 86% 的患者为胰岛素瘤，5% ～ 15% 的患者为腺瘤病，4% 的患者为新生细胞增生症，1% 的患者为增生症。腺瘤病由多个大腺瘤或微腺瘤组成，尤其发生在 MEM-1 患者。胰岛母细胞增生症也是一种弥漫性病变，胰岛细胞在导管结构上形成芽状

 诊断

鉴别诊断（空腹低血糖）

高胰岛素血症：

- 胰岛素瘤
- 非胰腺肿瘤
- 严重充血性心力衰竭
- 非胰岛素依赖型糖尿病患者严重肾功能不全

肝酶缺乏或肝糖输出减少（主要发生在婴幼儿）：

- 糖原贮积症
- 内分泌功能减退
- 垂体功能减退
- 艾迪生病
- 肝衰竭
- 酗酒
- 营养不良

外源性药物：

- 磺脲类、双胍类
- 胰岛素
- 其他药物（阿司匹林、戊烷脒）

功能性空腹低血糖：

- 胰岛素受体或胰岛素的自身抗体

实验室检查

- 过夜空腹血糖水平与同时血浆胰岛素、胰岛素原和（或）C肽水平相结合，可以确定 60% 患者的空腹器质性低血糖。表 9-1 描述了各种原因引起的高胰岛素性低血糖患者的生化模式
- 如果过夜空腹血糖和胰岛素水平没有诊断意义，通常会进行 72 h 禁食，每隔 2 ~ 4 h 测定一次血糖和胰岛素水平。共有 75% 的胰岛素瘤患者在 24 h 内出现症状，血糖水平低于 40 mg/dl，92% ~ 98% 的患者在 48 h 时出现症状，几乎所有患者在 72 h 内出现症状。如果血浆胰岛素 / 葡萄糖比率超过 0.3，这项检测就被认为是阳性，支持胰岛素瘤。如果患者在任何时候出现症状，应测定血浆胰岛素和血糖值，并静脉注射葡萄糖
- 内分泌学会关于诊断低血糖疾病的指南以血糖水平 < 55 mg/dl

表 9-1　不同原因高胰岛素血症性低血糖患者的生化模式

胰岛素	C 肽	胰岛素原	磺酰脲类	胰岛素抗体	诊断
↑	↓	↓	—	—	外源性胰岛素
↑	↑	↑ *	—	—	胰岛素瘤，先天性高胰岛素血症
↑	↑	↑	+	—	磺酰脲类
↑	↑ [†, ‡]	↑ [†, ‡]	—	+	胰岛素自身免疫
± ↑	↓	↓	—	—	胰岛素受体自身免疫性

* ＞胰岛素值的 20%

[†] 游离 C 肽和胰岛素原↓

[‡] 胰岛素受体抗体＋

From Larsen PR et al：Williams textbook of endocrinology，ed 10，Philadelphia，2003，Saunders.

（＜3.1 mmol/L），C 肽水平升高≥0.61 ng/ml（≥0.2 nmol/L）为诊断依据。胰岛素水平升高≥18 pmol/L，胰岛素原水平＞5 pmol/L，β-羟丁酸水平降低

- "修正"的胰岛素-葡萄糖比值，根据当前的血糖水平解释正常的胰岛素分泌变化，已被证明可以提高胰岛素瘤的诊断准确性。"修正"的胰岛素-葡萄糖比值是将简单的胰岛素-葡萄糖比值中的实测葡萄糖浓度减30 mg/dl（1.7 mmol/L）得到的

影像学检查

- 腹部 CT 或 MRI（图 9-1）可以检测到一半到三分之二的胰岛素瘤（腹部超声无效）；只有在胰岛素瘤实验室检查确认诊断后才能进行
- 术中超声
- 动脉造影术
- 奥曲肽扫描（图 9-2）

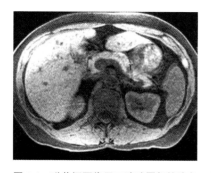

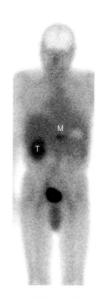

图 9-1　磁共振图像显示胰腺尾部的胰岛素瘤（**T**）。（From Cameron JL，Cameron AM：Current surgical therapy，ed 10，Philadelphia，2011，Saunders.）

图 9-2　生长抑素受体显像显示原发肿瘤（**T**）和肝转移（**M**）。（From Cameron JL，Cameron AM：Current surgical therapy，ed 10，Philadelphia，2011，Saunders.）

Rx 治疗

非药物治疗

- 单发胰岛素瘤摘除术
- 多发性腺瘤胰腺部分切除术

急性期治疗

- 给予碳水化合物
- 二氮嗪直接抑制胰岛素释放，具有促进糖原分解的胰外升糖作用
- 兰瑞肽和奥曲肽（生长抑素类似物）
- 链脲佐菌素

转诊

先于内分泌专科就诊，然后至内分泌外科医生处。

相关内容

低血糖（见《临床常见疾病诊疗流程图》分册）

推荐阅读

Nauck MA, Meier JJ: Diagnostic accuracy of an "amended" insulin-glucose ratio for the biochemical diagnosis of insulinomas, *Ann Intern Med* 157:767-775, 2012.

第10章 乳酸酸中毒
Lactic Acidosis

Fred F. Ferri

陈淑红 译 卢艳慧 审校

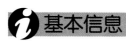 基本信息

定义

乳酸酸中毒（lactic acidosis，LA）是一种危及生命的疾病，以体内乳酸堆积为特征，尤其是 L- 乳酸。它代表了一个乳酸产生过多或利用不足的失衡状态。通常由组织灌注不足和缺氧（A 型 LA）引起，或由毒素或药物诱导的细胞毒性（B 型 LA）引起。

同义词

乳酸酸中毒

高乳酸血症

LA

ICD-10CM 编码

E87.2 酸中毒

流行病学和人口统计学

危险因素：

- 脓毒症
- 肝脏疾病
- 严重贫血
- 严重创伤
- 重度心力衰竭
- 心源性休克
- 低血容量性休克
- 糖尿病
- 癫痫
- 剧烈运动

- 可卡因
- 药物（二甲双胍、水杨酸盐、β-2 激动剂、异丙酚、核苷逆转录酶抑制剂）
- 硫胺素缺乏症
- 嗜铬细胞瘤

体格检查和临床表现

- 休克、脱水（心动过速、皮肤弹性差、尿量减少、低血压、黏膜干燥）
- 可能的诱因或促发因素（脓毒症、出血、中毒）
- 意识状态的改变
- 恶心、呕吐、腹痛
- 无力、嗜睡
- 呼吸急促、酸中毒引起的浅而急促呼吸（Kussmaul 呼吸）

病因学

- 表 10-1 总结了药物诱导的乳酸酸中毒。表 10-2 描述了其他与乳酸酸中毒相关的病理因素
- A 型与组织灌注不足或缺氧有关，可能是 LA 最常见的原因
  1. 败血症：导致全身低血压，微循环功能障碍，氧气的摄取和周围组织乳酸的清除减少
  2. 休克：心源性、出血性和梗阻性休克；在这些情况下考虑与乳酸清除率降低有关
  3. 局部缺血，如急性肠系膜缺血
  4. 烧伤
- B 型与毒素、药物和肝功能障碍、酗酒、恶性肿瘤有关
  1. 二甲双胍：服用二甲双胍且有肾或肝功能障碍、心功能不全，或过量服用药物的患者 LA 风险增高
  2. 氰化物中毒，β-2 激动剂过量使用，硫胺素缺乏症
  3. 癫痫发作

D- 乳酸酸中毒是一种罕见的乳酸酸中毒，与短肠综合征及细菌过度生长有关。

表 10-1 药物诱导的乳酸酸中毒

诱因	来源和（或）机制	相关的临床表现和重要临床信息	注释
二甲双胍	二甲双胍可以结合线粒体电子传递链复合物 1。另一种假设是阻止糖异生，降低乳酸转化为葡萄糖	有研究报道，在使用二甲双胍的患者，乳酸浓度 > 5 mmol/L 时死亡率达 30%，而乳酸 < 5 mmol/L 时死亡率为 11%	每 10 万患者中约有 4.3 例发生。二甲双胍血浆浓度与血浆乳酸水平、pH 值和肌酐有关
乙醇	在肝中代谢成乙醛可以潜在地抑制 ETC。然而，通常它与高乳酸血症无关，除非有其他原因，例如硫胺素缺乏或水杨酸盐	治疗包括服用叶酸和硫胺素以防止 Wernicke-Korsakoff 综合征	
甲醇	甲醇被肝醇脱氢酶脱氢成甲醛，然后被细胞色素 P450 迅速氧化成甲酸。甲酸是 OXPHOS 的有效抑制剂	治疗方法包括： 1. 体外治疗（选择方式——同歇血液透析或 HD） 2. 使用一种乙醇或甲吡唑解毒剂——乙醇脱氢酶竞争性抑制剂）排出。甲醇由肾和非肾途径（呼吸道）排出。在没有解毒剂治疗时，甲醇消除半衰期为 2.3～13.7 h。甲醇浓度 < 6.2 mmol/L 或 < 200 mg/L 且临床改善时终止 HD	解毒剂的使用大大增加了甲醇药物的清除，其平均半衰期为 54 h，因此体外去除可能有利于缩短 ICU 住院日。体外治疗已被推荐在下列情况下具有 1D 级证据（1 级＝专家强烈推荐，D＝证据水平很低） 1. 严重中毒，表现为昏迷、癫痫、新发视力缺陷，尽管有足够的支持措施，仍有持续性代谢性酸中毒，血清 AG > 24 mmol/L 2. 高甲醇浓度（> 700 mg/L 用甲吡唑处理；> 600 mg/L，乙醇处理；> 500 mg/L，

续表

诱因	来源和（或）机制	相关的临床表现和重要临床信息	注释
			不用解毒药）：当没有甲醇时，用于改变渗透间隙的环境中 3. 在肾功能受损的情况下
乙二醇	类似于甲醇的机制。然而，乙二醇代谢成乙醇酸盐或草酸。此外，可引起假性高乳酸血症，这是因为在某些血液化学分析仪中乙醇酸会和乳酸发生交叉反应	甲吡唑可用于乙二醇中毒的处理。在甲醇代谢治疗期间，乙二醇的（肾）清除半衰期大约需要 16 h。乙二醇浓度 ≥ 50 mg/dl 可决定 HD 的应用	
丙二醇	使用丙二醇作为载体（劳拉西泮、安定、苯妥英钠、复方磺胺甲噁唑）药物治疗的患者有高乳酸血症的报道	高乳酸血症在肾或肝功能受损患者中更为常见。因为丙二醇在肝和肾代谢。建议监测血清渗透压以检测丙二醇的潜在毒性水平	丙二醇的商业制剂是 D 和 L 异构体 50 : 50 的混合物。D 异构体代谢为 D-乳酸，清除速度比 L 乳酸盐慢。体内 D-乳酸在大脑累积被认为是造成丙二醇中枢神经系统中毒的原因
β2-肾上腺素能受体激动剂	钠/钾-ATP 酶在骨骼肌中的刺激作用	最初描述是在应用特布他林治疗宫缩的孕妇女以及应用肾上腺素受体激动剂治疗哮喘的患者中	
水杨酸盐	水杨酸盐通过解偶联 OXPHOS 及抑制三羧酸循环的酶而引起高乳酸血症	酸中毒减少了肾水杨酸盐的清除并增加了非电离部分，后者使血脑屏障通过性增加，从而增加潜在的毒性	

续表

诱因	来源和（或）机制	相关的临床表现和重要临床信息	注释
氰化物和硝普钠	氰化物与细胞色素 C 结合并抑制 OXPHOS，从而引起高乳酸血症。硝普钠输注可引起氰化物中毒	氰化物中毒通常是吸入烟雾或者在自杀企图的情况下发生。由于样品处理时间过长，氰化物水平检测意义不大。患者表现出高乳酸血症，并伴有神经和（或）心血管疾病表现（如精神错乱、癫痫发作、昏迷、低血压），应怀疑氰化物中毒。氰化物中毒由硝普钠治疗引发，特别是输液时间过长（如>72 h）。高剂量[>2 mg/（kg·min）]时。短时间注射高剂量会消耗硫代硫酸盐，也可以发生氰化物中毒。在这种情况下中毒评估最好是通过临床症状评估（如心动过速、躁动、癫痫）以及监测量血乳酸浓度。高乳酸血症可以通过在输液装置中常规增加硫代硫酸钠以消除	
一氧化碳	多机制：碳氧血红蛋白症改变氧气输送到组织的程度，诱导氧合曲线左移，从而导致组织缺氧。然而，更重要的是，一氧化碳结合电子传递链中细胞色素，损害 OXPHOS 并	世界范围内意外中毒的主要原因。它最常发生在男性，在冬天，而且经常涉及加热或烹饪器具，烧伤患者有一氧化碳中毒的危险。一氧化碳水平通常与症状状不一致	一氧化碳中毒的表现：神经系统：头痛、头晕、精神错乱、视物模糊、晕厥、癫痫、大小便失禁、昏迷（神经元兴奋性 Kv2.1 和 Trek-1 通道、可溶性鸟苷酸环化酶的激活与血管舒张）

续表

诱因	来源和（或）机制	相关的临床表现和重要临床信息	注释
	促进 ROS 产生		心血管系统：低血压、心悸、胸痛、心肌缺血 呼吸系统：非心源性肺水肿 [上皮钠性通道受损（ENaC）和 ROS 的产生] 消化系统：恶心、呕吐、腹痛（ENaC、ROS 产生、NO 产生增加）、LFT 指标升高 肌肉：横纹肌溶解（肌红蛋白结合）、僵直（周围神经元 Nav1.5、Kv2.1 通道过度兴奋）
抗逆转录病毒药物	被认为是由线粒体毒性引起，其次是抑制 DNA 聚合酶，使 OXPHOS 解偶联	轻度-中度高乳酸血症（即 2.5～5 mmol/L）发生在 25% 感染人类免疫缺陷病毒的应用核苷逆转录酶抑制剂（尤其是司他夫定）患者	
异丙酚	乳酸酸中毒继发于 OXPHOS 解偶联以及脂肪酸氧化受损	高乳酸血症发生在"异丙酚输注综合征"的情况下或 PIS 综合征——由乳酸酸中毒、心力衰竭、横纹肌溶解、急性肾损伤组成	通常发生在患者接受受输注异丙酚超过 5 mg/（kg·h）持续 48 h 以上时

AG：阴离子间隙；ATP 酶：三磷酸腺苷酶；ETC：电子传递链；HD：血液透析；ICU：重症监护治疗病房；LFT：肝功能检查；NO：一氧化氮；OXPHOS：氧化磷酸化；ROS：活性氧

From Ronco C et al: Critical care nephrology, ed 3, Philadelphia, 2019, Elsevier.

表10-2 其他与乳酸酸中毒相关的病理因素

诱因	来源和（或）机制	相关的临床表现和重要临床信息	注释
哮喘	呼吸肌酸产生乳酸增加。然而，高乳酸血症的峰值出现在症者的恢复期。因此，更可能与β2受体激动剂对糖酵解的刺激作用有关	在哮喘持续状态中出现初期或延迟的高乳酸血症没有预测预后价值	乳酸酸中毒只在一些应用β2受体激动剂治疗患者中发生。这种选择性原因未知，但可能与β2受体基因多态性有关
急性肝衰竭	Kupffer细胞和肺的乳酸产生增加。肝细胞乳酸清除受损。通过加速糖酵解速率增加肝内乳酸的产生	常见于急性肝衰竭，由肝细胞坏死引起的一种全身炎症反应	如果慢性肝功能障碍期间乳酸的产生没有增加，高乳酸血症是不寻常的。在这样的患者，高乳酸血症具有重要的预后意义
恶性肿瘤	肿瘤细胞的细胞因子介导糖酵解的增加	低血糖是由于肿瘤细胞葡萄糖利用率增加或可能代表副肿瘤综合征	更常见于白血病或淋巴瘤，但也见于实体肿瘤如肝或骨髓转移的肿瘤，即使纠正了低血糖，乳酸中毒仍然存在
硫胺素缺乏症	由于焦磷酸硫胺是PDH的辅助因子，使PDH受损。三羧酸循环中丙酮OXPHOS受损，从而刺激糖酵解增加		由于摄入减少，尿或胃GI损失增加，在危重患者中进展迅速（天）
心肺旁路（CPB）	高血糖和肾上腺素、去甲肾上腺素、多巴酚丁胺的应用在这种情况下与高乳酸血症有关。组织低灌注对高乳酸血症的	在一个研究中，具有TNF-β或IL-10基因多态性患者经历了术后乳酸中毒	心脏手术期间的高乳酸血症与死亡率密切相关

续表

诱因	来源和（或）机制	相关的临床表现和重要临床信息	注释
	贡献已被质疑。在 CPB 期间进行微透析测量显示乳酸与血浆无相关性。在没有组织灌注不足证据的情况下，高乳酸血症也会发生。CPB 后，已发现局部肺产物是导致高乳酸血症的重要因素。机制还包括细胞因子介导及体外循环血液暴露而引发的全身炎症		
严重低磷血症	细胞内 ATP 消耗和 2,3- 二磷酸甘油酸减少。肾小管再吸收碳酸氢盐受损引起的非阴离子间隙酸中毒	严重低磷血症（即磷酸盐＜ 1.5 mg/dl）可能是导致高乳酸血症的一个原因	
先天性	呼吸链或丙酮酸脱氢酶复合体基因内的突变或缺失	表现为乳酸酸中毒合并神经和发育异常。无缺氧或失败血症，患者肌肉无力，或者是很难摆脱机械通气时，应怀疑线粒体原因。其他神经表现包括卒中、癫痫、痴呆、偏头痛和眼肌麻痹	通常出现在婴儿期或幼儿期，但是有些一直到成年才显现
D- 乳酸酸中毒	短肠综合征患者中，摄入的碳水化合物到达结肠未消化被细菌发酵	发生于切除或旁路术造成的短肠综合征或慢性胰腺功能不全患者。与吸收不良，到达结肠未消化被细菌发酵	实验室发现有阴离子间隙酸中毒，包括离子间隙增大，血清乳酸水平正常

续表

诱因	来源和（或）机制	相关的临床表现和重要临床信息	注释
	成有机酸。这使结肠酸化，促进肠道具有耐酸机制的菌群过度生长，产生 D-乳酸	神经系统相关——言语不清，混乱，共济失调，由于持续数小时至数天摄入大量碳水化合物而触发	（分析仪只检测 L-乳酸）。通过测定血清 D-乳酸水平 > 3 mmol/L 可确诊
低血糖	低血糖是交感神经系统的强力刺激，释放肾上腺素，增加肌肉中的糖释解通量，从而释放乳酸。此外，在肝功能障碍方面，需要少量葡萄糖作为能量来源通过葡萄糖异生作用将乳酸转化成葡萄糖	慢性肝肾疾病患者	低血糖相关乳酸相关乳酸中毒对给予葡萄糖立刻有反应，相比之下恶性肿瘤引起的低血糖则对葡萄糖没有反应

ATP: 三磷酸腺苷；CPB: 心肺旁路；GI: 胃肠道；IL-10: 白细胞介素 -10；OXPHOS: 氧化磷酸化；PDH: 丙酮酸脱氢酶；TNF-β: 肿瘤坏死因子 β

From Ronco C et al: Critical care nephrology, ed 3, Philadelphia, 2019, Elsevier.

Dx 诊断

鉴别诊断

- 酒精性酮症酸中毒
- 尿毒症性酸中毒
- 糖尿病酮症酸中毒
- 暴发性肝衰竭

评估

- 实验室测定乳酸以明确诊断并评估诱因
- 明确触发条件，例如感染（血液培养、尿液培养、胸片），血液药物和毒素水平（酒精、二甲双胍、氰化物）；肝肾功能检查（肝炎、急性肾功能不全）

实验室检查

- 正常乳酸水平为 2.0 ～ 2.5 mmol/L
- LA 定义为血清乳酸浓度 > 4 mmol/L。血乳酸水平升高对确诊至关重要
- 动脉血气分析显示代谢性酸中毒通常 pH < 7.3 和二氧化碳分压 < 40 mmHg
- 血生化：
  1. 低碳酸氢盐 < 15 mmol/L
  2. 阴离子间隙（AG）增加的代谢性酸中毒：AG > 12 通常由乳酸累积引起。正常的 AG 并不能排除乳酸酸中毒。校正血清白蛋白后的 AG 测定可提高其敏感性
  3. 计算 AG：$AG = Na^+ - (Cl^- + HCO_3^-)$
  4. 混合代谢紊乱可能表示不仅仅为 AG 酸中毒，尤其是呕吐、腹泻、急性肾损伤的患者

影像学检查

- 如果怀疑胸部感染为脓毒症或心源性、阻塞性休克的诱因，行胸部 X 线检查是有帮助的
- 如果考虑腹痛、局部缺血或肝衰竭为乳酸酸中毒的原因，腹部 CT 或超声检查可能有助于诊断

Rx 治疗

非药物治疗

- LA 治疗的基础是去除诱因
- LA 患者有必要进行持续监测，包括精神状态、尿量及生命体征
- 每隔 2 ～ 6 h 检测一次乳酸水平
- 在局部组织缺血或创伤并发休克的情况下进行手术
- 心源性休克时应用心脏辅助装置
- 应用血液透析清除药物或毒素（如二甲双胍诱发的 LA）

急性期治疗

药物治疗，包括：

- 对于休克的患者，静脉输注晶体或胶体液恢复血管内容量
- 仅当 pH < 7.1 和血清碳酸氢盐小于 6 mmol/L 时考虑输注碳酸氢钠。如果 pH 值小于 7.1，每 30 ～ 60 min 重复输注一次 1 ～ 2 mmol/L 碳酸氢钠
- 升压药治疗可用于休克病例；由于酸中毒会钝化儿茶酚胺的作用，所以需要增加升压药的剂量。在大多数类型的休克中，去甲肾上腺素作为升压药的效果更优于多巴胺
- 优化氧气输送：当正性肌力药可以改善心排血量时，多巴酚丁胺通常是首选药物

预后

- 感染性休克和乳酸水平 > 4 mmol/L 与 28% 的死亡率相关
- 乳酸水平与死亡率增加有明显的相关性

转诊

一般来说，LA 患者应收入重症监护治疗病房进行密切监护，密切监测乳酸、生化和动脉血气分析结果。

预防

- 积极治疗休克
- 高危人群避免使用二甲双胍，比如 85 岁以上的患者及肾脏或肝脏受损的患者

- 败血症患者及早应用抗生素

 重点和注意事项

专家点评

　　血液透析不是一种有效的清除乳酸或逆转 LA 的方法，尤其对于乳酸产生过多和组织低氧血症患者；但它对药物和毒素诱导 LA 的诱发因素去除有价值。

相关内容

　　糖尿病酮症酸中毒（相关重点专题）

推荐阅读

Andersen LW et al: Etiology and therapeutic approach to elevated lactate, *Mayo Clin Proc* 88(10):1127-1140, 2013.

Kraut JA, Madias NE: Lactic acidosis, *N Engl J Med* 371:2309–2319, 2014.

Reddy AJ et al: Lactic acidosis: clinical implications and management strategies, *Clev Clin J Med* 82:615-622, 2015.

第 11 章　甲状腺结节
Thyroid Nodule

Fred F. Ferri

王楠　译　卢艳慧　审校

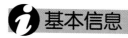 基本信息

定义

　　甲状腺结节是在甲状腺检查中发现的异常。结节可以是良性的（70%）或恶性的。

> ### ICD-10CM 编码
> E04.1　非毒性单个甲状腺肿
> E05.2　甲状腺毒症，伴有单个毒性甲状腺结节
> E05.11　甲状腺毒症，伴有单个毒性甲状腺结节并伴有甲状腺危象

流行病学和人口统计学

- 40% 的美国人有甲状腺结节
- 50% 的尸检中可以发现甲状腺结节；但是只有 1/10 可以触摸到
- 恶性肿瘤占所有甲状腺结节的 5% ～ 15%，占所有可触及结节的 7% ～ 9%
- 甲状腺结节的发病率在 45 岁以后增加。而且在女性中的发病率更高（女性为 5%；男性为 1%）
- 既往有头颈部辐射史会增加患甲状腺癌的风险
- 以下情况时恶性结节的可能性增加：结节越来越大或 > 3 cm，局部淋巴结肿大，固定于相邻组织，年龄 < 40 岁，局部浸润症状［吞咽困难，声音嘶哑，颈部疼痛，男性，甲状腺癌或多发性息肉病家族史（加德纳综合征）］，左甲状腺素治疗期间快速生长，结节内微钙化和结节内高血流量

体格检查和临床表现

- 甲状腺区域内可触及、质硬而无明显压痛的结节应提示恶性

的可能。转移的征象是局部淋巴结肿大和吸气相的喘鸣音
- 在有功能的甲状腺结节患者中可发现甲状腺毒症的症状和体征

病因学

- 既往有头颈部辐射史
- 嗜铬细胞瘤，甲状腺癌和甲状旁腺功能亢进症的家族史（甲状腺髓样癌是 2 型多发性内分泌肿瘤的组成部分）

Dx 诊断

鉴别诊断

- 甲状腺癌
- 多结节性甲状腺肿
- 甲状腺舌管囊肿
- 表皮样囊肿
- 喉囊肿
- 非甲状腺性颈部肿瘤
- 鳃裂囊肿

评估

- 超声检查是将恶性肿瘤风险分层的一种便宜且有效的方式
- 细针穿刺（FNA）活检是最好的诊断检查；准确度可 > 90%，但是准确性直接与医师和细胞生物学家的经验水平有关。除非有明显的危险因素（见前文），否则不建议对直径小于 1 cm 的甲状腺结节常规进行 FNA 活检
- FNA 对甲状腺囊性病变的可靠性较差；对于大多数未被穿刺去除的甲状腺囊肿，应考虑手术切除
- 甲状腺结节的诊断方法如图 11-1 所示。术前超声引导下 FNA 活检可准确分类 62% ～ 85% 的甲状腺结节为良性；但是 15% ～ 30% 的穿刺产生不确定的细胞学检查结果。表 11-1 描述了基于 FNA 活检细胞学的组织学恶性肿瘤可能性

实验室检查

- 所有甲状腺结节患者均应检测血清促甲状腺激素（TSH）。如

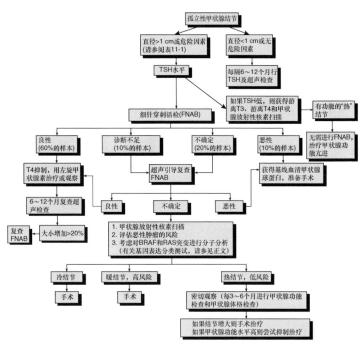

图 11-1　甲状腺结节的诊断方法。T3，三碘甲状腺原氨酸；T4，甲状腺素；TSH，促甲状腺激素。（From Ferri F：Ferri's best test，ed 4，Philadelphia，Elsevier，2017.）

表 11-1　恶性甲状腺结节的临床和超声检查结果

临床表现	超声检查结果
病史	**高度怀疑**
年轻（＜20岁）或年长（＞60岁）	低回声病灶
男性	边缘不规则
儿童或青春期的颈部照射	存在微钙化
快速增长	缺少晕环
说话、呼吸或吞咽的近期变化	内部或中央血液流动
甲状腺恶性肿瘤或 MEN Ⅱ 的家族史	
体格检查	**低度怀疑**
结节质硬且不规则	无回声（囊性）病变
固定于卜层或上层组织	海绵状病变
声带麻痹	
局部淋巴结肿大	

MEN Ⅱ，多发性内分泌肿瘤 Ⅱ 型
From Melmed S et al：Williams textbook of endocrinology，ed 12，Philadelphia，2011，Elsevier.

果被抑制，则获得游离 T4 和游离 T3，并进行甲状腺扫描以排除"热结节"，热结节提示甲状腺功能亢进的腺瘤。不到 1% 的功能亢进性结节是恶性的。热结节通常不需要 FNA 活检

- 经 FNA 活检确诊的甲状腺癌患者，应在甲状腺切除术前获得 TSH、T4 和血清甲状腺球蛋白水平

- 当怀疑甲状腺髓样癌以及有甲状腺髓样癌家族史时，随机或经过五肽促胃液素刺激后的血清降钙素很有价值

- 血清甲状腺自身抗体（参见"甲状腺炎"）对于多结节性甲状腺肿患者以及怀疑甲状腺炎时是有价值的

- 通过甲状腺组织分子分析 BRAF 和 RAS 突变的存在以及 RET/PTC 和 PAX8-PPAR γ 1 基因重排可以作为诊断工具，因为 60% ～ 70% 的甲状腺癌至少有一个基因突变。基因表达分类谱可用于鉴别出癌症可能性低的患者亚群，从而避免 FNA 活检结果不确定患者进行不必要的手术。基因表达分类试验对于细胞学上不确定的结节具有较高的阴性预测价值（对于不确定性非典型或滤泡性病变阴性预测值为 95%，对于滤泡性肿瘤为 94%，对于提示癌症的病变为 85%）

影像学检查

- 甲状腺超声检查（图 11-2）可用于评估甲状腺的大小以及甲状腺结节的数量、组成（实性与囊性）和尺寸；实性甲状腺结节恶性肿瘤的发生率较高，但囊性结节也可能是恶性的

  表 11-2 总结了甲状腺良恶性结节的超声特征。甲状腺超声对癌症最具预测价值的 3 个特征是结节 > 2 cm，微钙化和完全实性结节

- 可以使用 99mTc 的高锝酸盐，123I 或 131I 进行甲状腺扫描

  碘同位素是首选的，因为在高锝酸盐扫描显示有功能的结节中，高达 35% 的结节在放射性碘扫描中可能没有功能。甲状腺扫描：

  1. 将结节归类为功能亢进（热），功能正常（温）或无功能（冷）；冷结节的恶性肿瘤发病率更高

  2. 扫描难以评估甲状腺峡部附近或腺体周围的结节

  3. 正常组织可能会将无功能的结节掩盖为"暖"或功能正常的结节

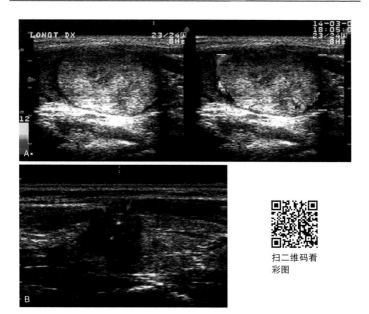

扫二维码看
彩图

图 11-2 （扫二维码看彩图）常规及彩色多普勒超声检查。**A**. 良性病变。超声检查显示清晰的、椭圆形的高回声结节，伴周围和轻度结节内血流。**B**. 恶性病变。声像图显示结节具有不均匀的低回声，微钙化，边界不规则和甲状腺包膜浸润（箭头）。（From Melmed S et al：Williams textbook of endocrinology，ed 12，Philadelphia，2011，Elsevier.）

表 11-2 甲状腺结节良性和恶性的超声特征（可疑病变仍需要 FNAC）

	良性	恶性
结节特征	<ul><li>囊性结节 ± 碎片 ± 隔膜。海绵状结节</li><li>后部声学阴影</li><li>高回声结节</li><li>"彗尾"伪像（胶体结节）</li><li>多个等回声结节（多结节性甲状腺肿）</li><li>多发性低回声结节（桥本甲状腺炎）</li><li>不确定：边界清楚的实性结节 ± 囊性成分</li></ul>	<ul><li>突入囊腔的实性结节</li><li>没有后部声学阴影</li></ul>
周边光环	• 薄而均匀的晕	• 一种不完整、不规则或增厚的晕
结节边缘	• 平滑的常规边距	• 不规则分叶状或边界不清的边缘

续表

	良性	恶性
钙化	● 通常不存在（可能存在蛋壳样钙化）	● 微钙化▸细或粗钙化（通常为乳头状或髓样癌）
转移扩散		● 侵犯邻近组织 ± 同侧或双侧颈部淋巴结肿大

FNAC，细针穿刺细胞学检查

From Grant LA：Grainger & Allison's diagnostic radiology essentials，ed 2，Philadelphia，2019，Elsevier.

● 甲状腺扫描和超声检查均可根据甲状腺结节的特征提供有关恶性肿瘤风险的信息，但是它们在甲状腺结节的初始评估中的价值有限，因为它们均不能提供明确的组织诊断

 治疗

常规治疗

● 评估 FNA 活检的结果：

1. 正常细胞：可在当前评估期间重复活检，或在患者接受抑制治疗 3 ～ 6 个月后重新评估（左甲状腺素，剂量以将 TSH 水平抑制到 0.1 ～ 0.5）

　a. TSH 水平不能降低表明恶性可能性增加

　b. 对于甲状腺素无反应的结节，比常规手术更适合的方法是依靠重复 FNA 活检

2. 性质不确定：使用基因表达分类谱。如果可疑，进行手术；如果是良性的，以后则用重复的 FNA 活检和基因表达分类谱进行监测

3. 恶性细胞：手术

处理

因 FNA 活检结果而异

转诊

转诊外科进行 FNA 活检

重点和注意事项

专家点评

- 大多数实性良性结节会生长。因此，仅结节体积的增加并不是恶性肿瘤的可靠预测指标
- 氟脱氧葡萄糖 -PET（FDG-PET）扫描偶然发现的甲状腺结节具有更高的恶性率（30% ~ 50%）
- 无论 FNA 活检的"良恶性"结果如何，硬结节或固定结节、吞咽困难或声音嘶哑以及快速生长的实性肿块都提示需要手术
- 甲状腺素可用于恶性甲状腺结节术后的抑制治疗。对于良性孤立性结节使用抑制疗法存在争议

相关内容

甲状腺炎（相关重点专题）

甲状腺癌（相关重点专题）

推荐阅读

Alexander EK et al: Pre-operative diagnosis of benign thyroid nodules with indeterminate cytology, *N Engl J Med* 367:705-715, 2012.

Burman KD, Wartofsky L: Clinical practice: thyroid nodules, *N Engl J Med* 373:2347-2356, 2015.

Cohen RN, Davis AM: Management of adult patients with thyroid nodules and differentiated thyroid cancer, *J Am Med Assoc* 317(4):434-435, 2017.

Durante C et al: The natural history of benign thyroid nodules, *J Am Med Assoc* 313(9):926-935, 2015.

第 12 章　甲状腺炎
Thyroiditis

Fred F. Ferri

王楠　译　卢艳慧　审校

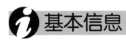 基本信息

定义

　　甲状腺炎是甲状腺的炎症性疾病。它是一种多方面的疾病，病因多种多样，临床特征不同（取决于阶段），并且组织病理学也不同。甲状腺炎可分为三种常见的类型（桥本型、疼痛型和无痛型）和两种罕见的类型（化脓性和纤维性）。更令人困惑的是，每种疾病都有各种各样的同义词，而且自身免疫性甲状腺疾病也没有国际公认的分类。

同义词

　　桥本型甲状腺炎：慢性淋巴细胞性甲状腺炎、慢性自身免疫性甲状腺炎、淋巴结样甲状腺肿。

　　亚急性疼痛型甲状腺炎：亚急性甲状腺炎、巨细胞甲状腺炎、德奎尔万（de Quervain）甲状腺炎、亚急性肉芽肿性甲状腺炎、假性肉芽肿性甲状腺炎。

　　产后无痛型甲状腺炎：亚急性淋巴细胞性甲状腺炎、产后甲状腺炎。

　　无痛散发性甲状腺炎：无症状散发性甲状腺炎、亚急性淋巴细胞性甲状腺炎。

　　感染性甲状腺炎：急性化脓性甲状腺炎、细菌性甲状腺炎、微生物感染性甲状腺炎、化脓性甲状腺炎。

　　纤维性甲状腺炎：木样甲状腺炎。

ICD-10CM 编码

E06.3	自身免疫性甲状腺炎
E06.1	亚急性甲状腺炎
E06.9	甲状腺炎，未指定
E06.0	急性甲状腺炎
E06.5	其他慢性甲状腺炎

体格检查和临床表现

- 甲状腺炎通常分为三个阶段：甲状腺毒性和甲状腺功能减退（每个阶段大约持续 3 个月）然后再恢复甲状腺功能
- 桥本型：根据疾病的阶段，患者可能会出现甲状腺功能亢进（心动过速、出汗、心悸、体重减轻）或甲状腺功能减退（疲劳、体重增加、反射迟缓）的症状。通常甲状腺有弥漫性、质硬的肿大。腺体也可能大小正常（临床表现为甲状腺功能减退的萎缩形式）
- 亚急性疼痛型：触痛、甲状腺肿大、发热；甲状腺功能亢进（甲亢）是最初出现的症状；甲状腺功能减退（甲减）的症状可随后出现
- 无痛型甲状腺炎：除甲状腺无压痛外，临床表现与亚急性甲状腺炎相似
- 化脓性：患者发热，伴有严重的颈部疼痛，甲状腺受累部位局部压痛，皮肤上出现红斑
- 纤维性：缓慢增大的颈前部肿块；常被误诊为甲状腺癌；甲状腺功能减退的症状发生在晚期

病因学

- 桥本型：甲状腺抗原特异性 CD4 T 辅助淋巴细胞激活引起的自身免疫性疾病。这些细胞激活的病因学因素尚不清楚
- 亚急性疼痛型：可能是病毒感染后；通常伴随呼吸道疾病而来，不被认为是一种自身免疫性甲状腺炎
- 无痛型甲状腺炎：经常发生在产后
- 感染性（化脓性）：感染病因通常为细菌性的，尽管也涉及真菌和寄生虫；通常发生在免疫功能低下的宿主或穿透性颈部损伤后
- 纤维性：甲状腺纤维浸润；病因不明
- 药物诱导：典型的无痛，由于锂、干扰素 - α、胺碘酮、白细胞介素 -2 引起
- 放射性甲状腺炎：发生于放射性碘治疗后 5 ~ 10 天；疼痛，可能会导致甲状腺功能亢进症的短暂发作

Dx 诊断

鉴别诊断

- 桥本型甲状腺炎的甲状腺功能亢进期、亚急性和无症状甲状腺炎可被误诊为格雷夫斯（Graves）病
- 纤维性甲状腺炎可被误诊为甲状腺癌
- 亚急性疼痛型甲状腺炎可被误诊为口咽和气管感染或化脓性甲状腺炎
- 人为甲状腺功能亢进症可能类似于无症状性甲状腺炎

评估

- 诊断检查包括实验室检查和放射学评估，以排除其他可能类似于甲状腺炎的情况（见上文），并鉴别各种类型的甲状腺炎
- 患者的病史可能有助于鉴别各种类型的甲状腺炎［例如，产后出现提示无症状性（产后无痛型）甲状腺炎；呼吸道病毒感染后发生提示亚急性甲状腺炎；有穿透性损伤的病史提示化脓性甲状腺炎］

实验室检查

- 游离 T4、促甲状腺激素：根据甲状腺炎的分期，可能是正常的或预示甲状腺功能减退症（甲减）或甲状腺功能亢进症（甲亢）
- 白细胞（WBC）的特异性：亚急性甲状腺炎和化脓性甲状腺炎时，WBC 升高并核左移
- 抗微粒体抗体：在 > 90% 的桥本型甲状腺炎患者和 50% ～ 80% 的无症状甲状腺炎患者中检测到
- 亚急性和无症状甲状腺炎患者的血清甲状腺球蛋白水平升高；该测试是非特异性的，但可用于监测亚急性甲状腺炎的病程和鉴别无症状甲状腺炎与人为甲状腺功能亢进症（血清甲状腺球蛋白水平低或缺乏）

影像学检查（图 12-1 和图 12-2）

24 h 放射性碘摄入量（RAIU）可用于鉴别 Graves 病（RAIU 增加）与甲状腺炎（正常或低 RAIU）。表 12-1 总结了影响 24 h 甲状腺碘摄取的因素。

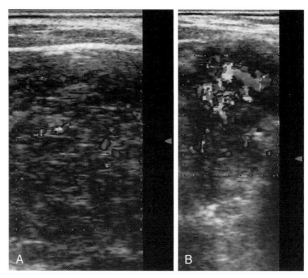

扫二维码看
彩图

图 12-1 （扫二维码看彩图）**A.** 在已知患有桥本型甲状腺炎的患者中，通过甲状腺左叶的纵向超声检查可见疏松、不均匀回声，并伴有异常的血流。颈部淋巴结肿大（**B**），同样伴有异常血流，该患者已发展为淋巴瘤。（From Grant LA：Grainger & Allison's diagnostic radiology essentials，ed 2，Philadelphia，2019，Elsevier.）

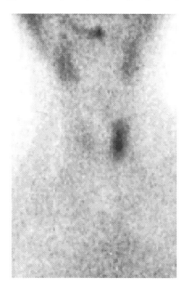

图 12-2 甲状腺显像显示慢性甲状腺炎只影响右叶。（From Grant LA：Grainger & Allison's diagnostic radiology essentials，ed 2，Philadelphia，2019，Elsevier.）

表 12-1 影响 24 h 甲状腺碘摄取的因素

增加摄取的因素
激素的合成增加
甲状腺功能亢进
对腺激素消耗的反应：
- 甲状腺抑制后恢复
- 亚急性甲状腺炎恢复
- 抗甲状腺药物

激素过多流失
- 肾病综合征
- 慢性腹泻状态
- 大豆摄入

激素合成正常
碘缺乏症：
- 饮食不足
- 过度损耗（脱卤素酶缺陷、妊娠）
激素生物合成的缺陷

减少摄入的因素
激素的合成减少
原发性功能减退：
- 原发性甲状腺功能减退
- 抗甲状腺药物
- 激素生物合成缺陷
- 桥本型甲状腺炎
- 亚急性甲状腺炎
继发性功能减退
外源性甲状腺激素

不反映激素合成减少
碘的供应增加：
- 饮食或药物
- 心脏或肾功能不全
激素释放增加
严重甲状腺功能亢进症（罕见）

From Melmed S et al：Williams textbook of endocrinology，ed 12，Philadelphia，2011，Elsevier.

Rx 治疗

急性期治疗

- 甲状腺炎的甲状腺毒性阶段的持续时间通常为 10 ～ 12 周。

该阶段之后是甲状腺功能减退阶段，通常持续 12 周

- 治疗有躯体症状的甲状腺功能减退患者首先使用左甲状腺素以 25 ～ 50 μg/d 的剂量起始每 6 ～ 8 周监测一次血清促甲状腺激素
- 使用 β 受体阻滞剂（例如，普萘洛尔 20 ～ 40 mg 口服每 6 h 或阿替洛尔）控制甲亢的症状
- 使用非甾体抗炎药控制亚急性甲状腺炎患者的疼痛。如果非甾体类药物作用不足，可使用泼尼松 20 ～ 40 mg 1 次 / 日，但应在数周内逐渐减少
- 化脓性甲状腺炎患者应使用静脉注射抗生素并引流脓肿（如果有）

处理

- 桥本型甲状腺炎：长期预后良好；大多数患者甲状腺功能恢复
- 亚急性疼痛型甲状腺炎：10% 的患者发生永久性甲状腺功能减退
- 无痛型甲状腺炎：6% 的患者有持续甲状腺功能减退
- 感染性甲状腺炎：治疗后通常可以完全康复
- 纤维性甲状腺炎：当纤维浸润累及整个甲状腺时，就会发生甲状腺功能减退

转诊

- 对压迫邻近颈部结构的患者和一些感染性（化脓性）甲状腺炎的患者转诊进行手术
- 桥本型甲状腺炎患者在接受治疗时甲状腺功能正常，但仍有症状，全甲状腺切除术已被证明可以改善症状[1]

相关内容

甲状腺功能亢进症（相关重点专题）

甲状腺功能减退症（相关重点专题）

---

[1] Guldvog I et al：Thyroidectomy versus medical management for euthyroid patients with Hashimoto disease and persisting symptoms：a randomized trial，Ann Int Med 170：453-464，2019.

第 13 章 甲状腺功能亢进症
Hyperthyroidism

Fred F. Ferri

张黎明 译 卢艳慧 审校

 ## 基本信息

定义

甲状腺功能亢进症（甲亢）是由过量的甲状腺激素引起的高代谢状态。

同义词

甲状腺毒症

ICD-10CM 编码

E05.00	甲状腺肿大伴弥漫性甲状腺肿，无甲状腺毒性危象或风暴
E05.01	有弥散性甲状腺肿的甲状腺毒症，伴有甲状腺毒性危象或风暴
E05.10	甲状腺毒症，伴有单个毒性甲状腺结节，无甲状腺毒性危象或风暴
E05.11	甲状腺毒症伴有单个甲状腺结节并伴有甲状腺毒性危象或风暴
E05.20	甲状腺毒症，伴有毒性多结节性甲状腺肿，无甲状腺毒性危象或风暴
E05.21	甲状腺毒症伴有多发性结节性甲状腺肿，伴有甲状腺毒性危象或风暴
E05.30	来自异位甲状腺组织的甲状腺毒症，无甲状腺毒性危象或风暴
E05.31	异位甲状腺组织发生甲状腺毒性并伴有甲状腺毒性危象或风暴
E05.40	没有甲状腺毒性危象或甲状腺毒症风暴
E05.41	甲状腺毒症合并甲状腺毒性危象或风暴
E05.80	其他没有甲状腺毒性危象或风暴的甲状腺毒症

E05.81　其他有甲状腺毒症或风暴的甲状腺毒症

E05.90　甲状腺毒症，未指明，无甲状腺毒症或风暴

E05.91　甲状腺毒症，未指明有甲状腺毒症或风暴

E06.2　慢性甲状腺炎合并短暂性甲状腺毒症

流行病学和人口统计学

发病率 / 患病率：

- 2% 的女性和 0.2% 的男性一生中会受到甲亢的影响
- 毒性多结节性甲状腺肿通常发生在 55 岁以上的女性中，并且在老年人中比格雷夫斯（Graves）病更常见

体格检查和临床表现

- 甲亢患者通常表现为心动过速，震颤，反射亢进，焦虑，烦躁，情绪不稳，惊恐发作，怕热，出汗，食欲增加，腹泻，体重减轻，月经不调（少经，闭经）。老年患者的表现可能有所不同（见下文）
- Graves 病患者可能出现眼球突出，眼睑后缩和上睑迟滞（Graves 眼病）。可能出现以下眼病症状和体征：视物模糊，畏光，流泪增多，复视和眼眶深压。还可能注意到与其他骨骼区域的骨膜新骨形成相关的手指杵状（Graves acropachy）和胫前黏液水肿
- 并发疾病的表现可能掩盖了老年人甲亢的临床体征（例如，新发性心房颤动、充血性心力衰竭加重）

病因学

- Graves 病（弥漫性毒性甲状腺肿）：在所有甲亢患者中占 80% ~ 90%
- 毒性多结节性甲状腺肿（Plummer 病）
- 甲状腺高功能腺瘤
- 医源性和人为的
- 短暂性甲状腺功能亢进（亚急性甲状腺炎、桥本型甲状腺炎）
- 罕见原因：促甲状腺激素（TSH）分泌过多（例如垂体瘤），卵巢疾病，甲状腺增生或腺瘤（Jod-Basedow 现象）患者摄食大量碘，葡萄胎，甲状腺癌，胺碘酮疗法

Dx 诊断

鉴别诊断

- 焦虑症
- 嗜铬细胞瘤
- 转移性肿瘤
- 糖尿病
- 绝经前状态

评估

怀疑甲状腺功能亢进症需要实验室确认并明确其病因，治疗因病因而异。详细的病史通常会为甲状腺功能亢进症的诊断和病因提供线索。

图 13-1 描述了疑似甲亢的诊断方法。

实验室检查

- 游离甲状腺素（T4）升高
- 游离三碘甲状腺原氨酸（T3）升高：通常对于诊断不是必需的

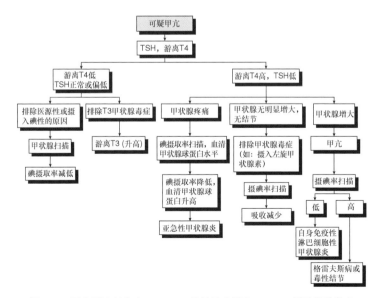

图 13-1　甲亢的诊断方法。 RAIU，放射性碘摄取；TSH，促甲状腺激素

- 低促甲状腺激素（TSH）（除非甲状腺功能亢进症是垂体腺瘤少见的促甲状腺激素过度分泌的结果）
- 甲状腺自身抗体可在特定情况下用于区分 Graves 病与毒性多结节性甲状腺肿（缺少甲状腺抗体）

影像学检查

- 24 h 放射性碘摄取（RAIU）可用于区分甲亢与医源性甲状腺激素合成（甲状腺毒症）和甲状腺炎
- 过度活跃的甲状腺显示摄取增加，而正常的不够活跃的甲状腺（医源性甲状腺摄取，无痛或亚急性甲状腺炎）显示正常或摄取减少
- RAIU 结果也随甲亢病因的不同而不同：
  1. Graves 病：均匀性摄取增加
  2. 多结节性甲状腺肿：非均匀性摄取增加
  3. 热结节：单一点摄取增加
- 通常在治疗性使用放射性碘之前先进行 RAIU，以确定合适的剂量

 治疗

非药物治疗

　　甲状腺疾病的患者教育和治疗方案的讨论。应告知患者放射性碘、抗甲状腺药物和手术都是甲亢的合理治疗选择。对于医生来说，与患者详细讨论与生活方式、患者价值观和共存状况相关的益处和风险至关重要。

急性期治疗

　　蒽酮类药物（硫代酰胺）：丙硫氧嘧啶（PTU）和甲巯咪唑通过阻断甲状腺过氧化物酶（PTU 和甲巯咪唑）的产生或抑制 T4 向 T3 的外周转化（PTU）来抑制甲状腺激素的合成。

　　由于 PTU 可能导致肝衰竭，因此大多数内分泌专家都赞成使用甲巯咪唑。孕妇在妊娠前 3 个月最好使用 PTU，因为甲巯咪唑与皮肤发育不全以及耳道和食管闭锁有关。使用前应检验全血细胞计数和分类。

- 剂量：甲巯咪唑 15 ～ 30 mg/d，单次服用；PTU 50 ～ 100 mg

口服每 8 h 一次

- 抗甲状腺药物可以用作放射治疗或手术之前的主要治疗方法或辅助治疗方法，或者如果甲亢复发则可以用作辅助治疗方法
- 副作用：皮疹（占患者的 3% ～ 5%），关节痛，肌痛，粒细胞减少症（0.5%）。罕见的副作用是再生障碍性贫血，PTU 引起的肝坏死，甲巯咪唑引起的胆汁淤积性黄疸
- 当使用抗甲状腺药物作为主要疗法时，通常治疗 6 ～ 18 个月；长期治疗可能会导致甲状腺功能减退。应每 2 个月监测一次甲状腺功能，持续 6 个月，然后减少监测频率
- 对于放射性碘治疗后甲状腺功能亢进加剧有危险的患者（例如，患有冠状动脉疾病或合并症的老年患者），最好在放射性碘治疗之前使用抗甲状腺药物。在这些患者中，可以在放射性碘治疗前 2 天停用抗甲状腺药物，在 2 天后恢复使用，并持续 4 ～ 6 周

放射性碘疗法［放射性碘（RAI；^{131}I）］：

- 对于年龄大于 21 岁的年轻患者和抗甲状腺药物治疗 1 年后仍未缓解的年轻患者，RAI 是一种治疗选择。RAI 还用于由毒性腺瘤或毒性多结节性甲状腺肿引起的甲亢
- 怀孕期间（可导致胎儿甲状腺功能减退）和哺乳是禁忌。因此在进行 RAI 之前，应排除育龄妇女的妊娠
- 近 80% 的患者使用单剂 RAI 可有效诱导甲状腺功能转为正常
- RAI 后甲状腺功能减退的发生率很高（第一年内 > 50%，第二年后增加 > 2%）；这些患者应经常接受甲状腺功能减退的评估（参见"长期管理"）

外科治疗（甲状腺次全切除术）：

- 适用于任何拒绝 RAI 且不能接受抗甲状腺药物治疗的患者（例如毒性腺瘤或毒性多结节性甲状腺肿的患者）以及不能充分接受抗甲状腺药物治疗或产生药物副作用的孕妇。甲状腺切除术也可被视为胺碘酮致甲亢的难治性病例的主要治疗方法。甲状腺切除术不适用于低 RAIU 甲状腺功能亢进症
- 术前应给患者服用抗甲状腺药物使甲状腺功能正常
- 手术并发症包括甲状腺功能减退（10 年后为 28% ～ 43%），甲状旁腺功能减退和声带麻痹（1%）
- 大多数患者在出院前应开始服用补充剂量的左甲状腺素［1.7 μg/（kg·d）］

● 甲状腺功能亢进症在术后 10% ～ 15% 的患者中复发

辅助治疗：普萘洛尔缓解甲亢的 β - 肾上腺素能症状；初始剂量为 20 ～ 40 mg 口服每 6 h 一次；剂量逐渐增加直至症状得到控制。普萘洛尔的主要禁忌证是充血性心力衰竭和支气管痉挛。第 15 章还讨论了甲状腺毒性风暴的诊断和治疗。

长期管理

● 接受抗甲状腺药物治疗的患者应每隔 1 ～ 3 个月进行一次检查，直到达到甲状腺功能正常为止；每 3 ～ 4 个月进行一次复查。停止治疗后，建议每 3 个月定期监测 TSH 等甲状腺功能，持续 1 年，然后每 6 个月监测持续 1 年，以后每年一次

● 眼眶减压手术可用于矫正 Graves 眼眶病（图 13-2）。最近有报道称，抗氧化剂硒（100 μg 口服 2 次 / 日）的给药可有效改善轻度 Graves 眼病患者的生活质量，减少眼部受累并减慢疾病的进展。其作用机制是对在 Graves 眼眶病中发挥致病作用的氧自由基和细胞因子产生影响

处理

成功治疗甲状腺功能亢进症需要终身监测甲状腺功能减退症的

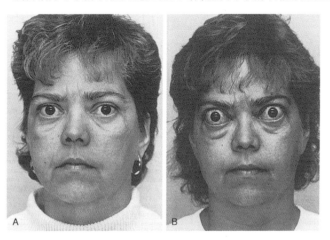

图 13-2 Graves 眼眶病的特征性体征。A. Graves 眼眶病随后通过眼眶减压手术矫正。**B**. 矫正前出现"甲状腺凝视"，不对称，眼球突出和眼眶水肿。（Courtesy Dr. Jack Rootman, University of British Columbia, Vancouver, Canada, from Larsen PR et al ［eds］: Williams textbook of endocrinology, ed 10, Philadelphia, 2003, WB Saunders.）

发生或甲状腺毒症的复发。

转诊

- 建议在初诊时和治疗期间于内分泌专科就诊
- 部分患者转诊外科（请参阅"外科治疗"）
- 所有甲状腺危象患者建议住院治疗

 重点和注意事项

专家点评

- 甲状腺功能亢进症老年患者可能只有轻微的体征（体重减轻，心动过速，皮肤细腻，指甲脆）。这种形式被称为**冷漠性甲状腺功能亢进症**，表现为嗜睡而不是过度运动。可能没有甲状腺肿大。并存的疾病（最常见的是心脏病）也可能掩盖了症状。这些患者通常患有无法解释的充血性心力衰竭，心绞痛恶化或对治疗产生抵抗的新发心房颤动。请参阅"格雷夫斯病"一章有关诊断和治疗的其他信息

- **亚临床甲状腺功能亢进症**定义为正常的血清游离甲状腺素和游离三碘甲状腺原氨酸水平，TSH 水平被抑制在正常范围以下，通常无法检测到。普通人群中的患病率为 1% ～ 2%。这些患者通常没有明显的甲状腺功能亢进的症状或体征。亚临床甲状腺功能亢进症与老年人心房颤动和心力衰竭的风险增加有关。治疗选择包括观察或进行 6 个月低剂量抗甲状腺药物的治疗试验，以尝试缓解疾病。美国甲状腺协会和美国临床内分泌学家协会建议，如果年龄超过 65 岁或有合并症（骨质疏松症、心力衰竭），则应治疗 TSH 水平 < 0.1 mIU 的患者

- **甲状腺毒性周期性麻痹（TPP）**是甲亢相关的低钾血症，钾突然转移到细胞中导致肌肉衰弱。许多患者没有甲状腺功能亢进症的其他症状。典型的表现是在亚洲成年男性中，最初出现在下肢，具有急性疲劳和肌肉无力。体格检查发现深腱反射减弱，高血压和心动过速。心电图经常显示 U 波，高 QRS 波电压和一度房室传导阻滞。其他的实验室检查显示正常的酸碱状态，低钾血症和低尿钾排泄（钾进入细胞后尿钾浓度低于 20 mmol/L），低磷血症，低尿磷和高钙尿症。发作期间的肌电图显示受测肌肉的低幅复合肌肉动作电位。治疗

包括谨慎补充钾（增加反弹性高钾血症的风险）。使用非选择性 β 受体阻滞剂（如普萘洛尔）来抵消可能引起 TPP 的高肾上腺素能活性也可能是有用的

相关内容

格雷夫斯病（相关重点专题）

甲状腺毒性风暴（相关重点专题）

推荐阅读

Cooper DS: Antithyroid drugs, *N Engl J Med* 352:905, 2005.

Donangelo I, Suh SY: Subclinical hyperthyroidism: when to consider treatment, *Am Fam Physician* 95(11):710-716, 2017.

Kravets I: Hyperthyroidism: diagnosis and treatment, *Am Fam Physician* 93(5):363-370, 2016.

Marsocci C et al: Selenium and the course of mild Graves' orbitopathy, *N Engl J Med* 364:20, 2011.

Ross DS: Radioiodine therapy for hyperthyroidism, *N Engl J Med* 364:542-550, 2011.

第14章 格雷夫斯病
Graves Disease

Fred F. Ferri

王润生 译 卢艳慧 审校

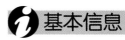 基本信息

定义

格雷夫斯（Graves）病是由循环免疫球蛋白 G（IgG）抗体结合并激活 G 蛋白偶联的促甲状腺激素受体引起的一种高代谢状态。这种激活刺激滤泡肥大和增生，导致甲状腺肿大和甲状腺激素产生增加。它影响甲状腺、眼部肌肉和胫骨。其特征为甲状腺毒症、弥漫性甲状腺肿和浸润性眼病（眼外肌肉水肿和炎症，眼眶结缔组织和脂肪增加）；以真皮淋巴细胞浸润为特点的浸润性皮肤病；糖胺聚糖的积累；偶尔水肿。

同义词

甲状腺毒症

ICD-10CM 编码

E05.00　甲状腺毒症伴弥漫性甲状腺肿，无甲状腺毒性危象或风暴
E05.01　甲状腺毒症伴弥漫性甲状腺肿伴甲状腺毒性危象或风暴

流行病学和人口学统计

发病率 / 流行率：Graves 病是甲状腺功能亢进症最常见的病因。在其一生中，有 3% 的女性和 0.5% 的男性患此病。年轻的非裔美国人的发病率略有上升。Graves 病相关性眼病的年发病率为每 10 万女性 16 例，每 10 万男性 3 例。白人比亚洲人更常见。吸烟是一个危险因素。

好发年龄：高发年龄在 30 ～ 60 岁。

遗传学：患者常报告有家族病史的桥本型甲状腺炎、Graves 病或其他自身免疫性疾病。HLA-B8 和 HLA-DR3 在 Graves 病白人中的患病率增加。同卵双生儿的一致率为 20%。

体格检查和临床表现

- 甲状腺弥漫性增大。可能存在甲状腺杂音。也可出现颈部淋巴结病

- 收缩压升高,脉压增大

- 心动过速,心悸,震颤,反射亢进

- 眼球突出(50% 的患者)(图 14-1),眼睑收缩(眼睑滞后),上睑提肌的肌肉收缩显示为当眼睛向下旋转时上眼睑不动

- 紧张,体重减轻(约 10% 的患者体重会增加),不耐热,瘙痒,肌肉无力,心房颤动

- 出汗增多,指甲变脆,手指畸形

- 局部浸润性皮肤病变(1% ~ 2% 的患者)最常见于腿前外侧,通常在胫前区(胫前黏液水肿),但也可在其他部位发现(特别是外伤后)。它是非凹陷性且较硬的。典型的皮肤表现为斑片状呈橙黄色

- 男性可能有男性乳症、性欲减退和勃起功能障碍。女性经常月经不调

病因学

自身免疫性病因:促甲状腺激素受体抗体(TRAb)介导的 TSH

扫二维码看彩图

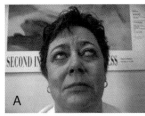

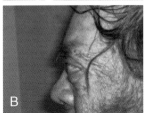

图 14-1 (扫二维码看彩图)**Graves** 病中所见的眼球突出。**A**. Graves 病患者的眼部症状。**B**. Graves 病患者眼球严重突出。(**A and B**,Courtesy Dr. Meir H. Kryger.)(From Kryger M et al:Principles and practice of sleep medicine,ed 6,Philadelphia,2017,Elsevier.)

受体（TSHR）激活。T 细胞的作用激活甲状腺活性，诱导特异性 B 细胞在滤泡细胞膜上合成抗 TSH 受体的抗体。

 诊断

鉴别诊断

- 焦虑障碍
- 绝经前状态
- 甲状腺炎
- 甲状腺功能亢进症的其他原因（如毒性多结节性甲状腺肿、毒性腺瘤）
- 其他：转移性肿瘤、糖尿病、嗜铬细胞瘤

评估

- 大多数病例是通过临床诊断得出的
- 诊断性检查包括详细的病史，随后进行实验室检查、影像学检查和心电图检查。患者常表现为焦虑、怕热、男性性功能障碍、食欲增加、体重减轻。老年患者可有不典型的表现（冷漠型甲亢）。欲了解更多信息，请参阅"甲状腺功能亢进症"一章
- 表 14-1 描述了 Graves 眼病的临床评估

表 14-1　**Graves 眼病患者的临床评估**

活动性评估 *
自发眼球后疼痛
向上或向下凝视疼痛
眼睑红肿
眼睑结膜发红
眼睑肿胀
皮瘤和（或）皱襞的炎症
结膜水肿

严重性评估
眼睑间隙：患者直视原发位，坐位放松，远处固定状态下的睑缘间距（以毫米为单位）
眼睑肿胀（无 / 不清楚，中度，严重）
眼睑红肿（消失 / 不存在）

结膜发红（无 / 存在）

腕关节或皱襞发炎（无，存在）

突眼：单个患者使用相同的 Hertel 突眼仪和相同的突眼距离，以毫米计测量主观复视的分数[†]

眼部肌肉受累（程度上的牵伸）

角膜受累（缺失 / 点状角膜病 / 溃疡）

视神经受累：最佳矫正视力，色觉，视盘，相对传入瞳孔缺损（缺失 / 存在），如果怀疑视神经受压，加上视野

---

[*] 基于 Graves 眼病炎症的 7 个典型特征。临床活动评分（CAS）是出现的项目总数；CAS ≥ 3 为活动性眼病

[†] 主观复视评分：0 = 不复视；1 = 间歇性（即，当疲劳或第一次醒来时，在凝视位置的复视）；2 = 反复（即，在极端的目光下复视）；3 = 不变（即主视位或阅读位连续复视）

From Melmed S et al: Williams textbook of endocrinology, ed 12, Philadelphia, 2011, WB Saunders.

实验室检查

- 游离甲状腺素（T4）和游离三碘甲状腺原氨酸（T3）升高
- TSH 降低
- 测量甲状腺刺激性抗体（TSI）和 TRAb

影像学检查

- 24 h 放射性碘摄取（RAIU）：均质摄取增加
- 眼眶 CT 或 MRI（图 14-2）在眼病病因不确定的情况下有用

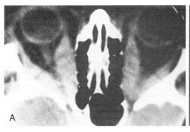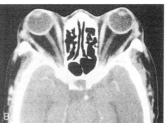

图 14-2　CT 扫描的 2 例 Graves 眼病患者。A. 注意两个眼眶内直肌的明显肿胀和由此引起的眼球突出。**B**. 患者表现出明显的眼球突出，仅有微小的肌肉增大，提示存在大量的眶后脂肪。（Courtesy Dr. Peter Som，New York，NY.）

Rx 治疗

非药物治疗

- 对患者进行教育，并讨论治疗方案
- 戒烟：吸烟与 Graves 眼病进展风险增加有关

急性期治疗

- 抗甲状腺药物（硫酰胺，ATD），以抑制甲状腺激素合成或周围 T4 转化 T3：
  1. 甲巯咪唑或丙硫氧嘧啶（PTU）。由于甲巯咪唑的半衰期较长，通常优先选用，可以每天一次给药。怀孕时最好使用 PTU
  2. 副作用：皮疹（3% ~ 5%）、呼吸道感染、肌痛、粒细胞减少（0.5%）；罕见副作用：再生障碍性贫血、肝坏死、胆汁淤积性黄疸
  3. 硫酰胺抗甲状腺药物治疗 12 ~ 18 个月后，40% ~ 50% 的患者症状缓解
- 放射性碘（RAI）：
  1. 21 岁以上患者和 ATD 治疗 1 年后仍未缓解的年轻患者，可选择该治疗方案
  2. 孕期和哺乳期禁用
  3. 放射治疗后 15% ~ 20% 的患者可能出现甲状腺抗体滴度急性升高和眼部症状加重
- 手术：近全甲状腺切除术。适应证：RAI 和 ATD 治疗失效者；拒绝接受 RAI 治疗的 ATD 不能有效控制的患者；ATD 治疗不能有效控制的妊娠妇女。手术并发症包括甲状旁腺功能减退（4%）和声带麻痹（1%）
- 辅助治疗：β 受体阻滞剂（例如，阿替洛尔 50 ~ 100 mg/d），以减轻甲亢的 β 肾上腺素能症状（心动过速、震颤）；支气管痉挛患者禁用
- Graves 眼病：甲基纤维素眼药水防止过度干燥，戴太阳镜减少畏光，严重眼球突出者可使用眶内和全身高剂量糖皮质激素。RAI 治疗后眼病的恶化往往是一过性的，泼尼松可以预防。其他治疗方案包括抗炎和免疫抑制剂、放疗和矫正手术。

抗氧化剂硒的使用（100 μg 口服 2 次 / 日）最近被报道在改善轻度 Graves 眼病患者的生活质量、减少眼部受累、减缓疾病进展方面有效。其作用机制被认为是对 Graves 眼病中起致病作用的氧自由基和细胞因子的影响。抑制胰岛素样生长因子 1 受体（IGF-1R）是一种新的治疗策略，以对抗眼病潜在的自身免疫性病因。一种 IGF-1R 的人类单克隆抗体抑制剂，teprotumumab，在活动期中到重度眼病患者中显示出减轻眼球突出的效果[①]

- 皮肤病和肢端肿胀：经常使用局部皮质类固醇激素，但一般无效。使用利妥昔单抗治疗皮肤病的试验显示了显著的改善

长期管理

接受 ATD 治疗的患者应每月复查甲状腺功能、肝功能、血常规，直到甲状腺功能正常后，每 3 个月复查甲状腺功能、肝功能、血常规。

处理

- ATD 可使＜ 60% 的病例持续缓解
- RAI 后甲状腺功能减退的发生率在第一年＞ 50%，之后每一年增加 2%
- 手术并发症包括甲状腺功能减退（10 岁后 28% ～ 43%）、甲状旁腺功能减退（4%）和声带麻痹（1%）
- 甲状腺功能亢进症的成功治疗需要终身监控甲状腺功能减退或甲状腺毒症的复发
- RAI 治疗之后，眼病的出现或恶化比用甲巯咪唑治疗更常见，特别是在吸烟者中。RAI 后 2 ～ 3 天开始给予泼尼松 0.5 mg/（kg·d），持续 1 个月，然后逐渐减少，应用超过 2 个月
- 轻度至中度眼病常自行好转。严重者可采用大剂量糖皮质激素、眼眶照射或两者兼用治疗。眼眶减压可用于视神经病变和眼球突出（见"甲状腺功能亢进症"）的患者

相关内容

甲状腺功能亢进症（相关重点专题）

---

① Douglas RS et al：Teprotumumab for the treatment of active thyroid eye disease，N Engl J Med 382（4）：341-352，2020.

推荐阅读

Bahn RS: Graves' ophthalmopathy, *N Engl J Med* 362:726-738, 2010.

Burch HB, Cooper DS: Management of Graves disease: a review, *J Am Med Assoc* 314(23):2544-2554, 2015.

Marsocci C et al: Selenium and the course of mild Graves' orbitopathy, *N Engl J Med* 364:1920-1931, 2011.

Smith TJ, Hegedus L: Graves' disease, *N Engl J Med* 375:1552-1565, 2016.

Fred F. Ferri

孙宇　译　杨光　审校

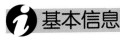 **基本信息**

定义

甲状腺危象是甲亢的突然而严重的恶化。这是甲状腺功能亢进症的一种急性、危及生命的并发症。

同义词

甲状腺风暴

ICD-10CM 编码
E05.5　甲状腺毒性风暴

体格检查和临床表现

- 震颤、心动过速 / 快速性心律失常、发热［高达 105.8°F（41℃）］
- 出汗、腹泻、血管扩张
- 眼睑滞后、眼睑退缩、眼球凸起
- 精神状态改变（精神病、昏迷、癫痫）
- 甲状腺肿
- 其他：诱因（感染、创伤）、充血性心力衰竭（CHF）、肝脾大、黄疸

病因学

- 诱发因素：手术、感染、心肌梗死或心脏病、糖尿病酮症酸中毒、分娩、碘静脉造影剂、放射性碘治疗
- 甲亢患者治疗不足

诊断

临床表现多种多样。患者可能出现以下症状和体征：

- 发热
- 明显焦虑和烦躁、精神病
- 多汗、不耐高温
- 明显虚弱和肌肉萎缩
- 快速性心律失常、心悸
- 腹泻、恶心、呕吐
- 老年患者可能合并心动过速、心力衰竭和精神状态改变。虽然诊断是基于临床表现，但如果 T4 和 T3 水平在正常范围内一般可以排除

鉴别诊断

- 精神障碍
- 酒精或其他药物戒断
- 嗜铬细胞瘤
- 转移性肿瘤

评估

- 实验室评估以确认甲状腺功能亢进［游离 T4 升高，促甲状腺激素（TSH）降低］
- 评估诱发因素（例如疑似心肌梗死时行心电图和心肌酶检查，血液和尿液培养以排除脓毒症）
- 排除鉴别诊断中的疾病（例如精神病史、吸毒和酗酒的证据）

实验室检查

- 游离 T4、TSH
- 全血细胞计数
- 血尿培养
- 血糖
- 肝酶
- 血尿素氮、肌酐
- 血清钙
- 肌酸磷酸激酶

影像学检查

疑似病例的胸部 X 线检查可排除感染过程、肿瘤、充血性心力衰竭。

Rx 治疗

非药物治疗

- 营养支持：积极补充液体不足（每天的液体需求量可能达到 6 L）；使用含葡萄糖的溶液，并添加多种维生素在补液中
- 监测老年人和有潜在心血管或肾脏疾病患者的液体超负荷和心力衰竭
- 使用冷却毯治疗明显的体温过高

急性期治疗

- 抑制甲状腺激素合成：
  1. 丙硫氧嘧啶（PTU）起始 800 mg［口服（PO）或鼻胃管］/灌肠（PR），后给予 200 ～ 300 mg PO/PR，每 6 h。PTU 优于甲巯咪唑，因为它有阻止外周血 T4 向 T3 转化的额外受益
  2. 如果患者对 PTU 过敏，用甲巯咪唑 80 ～ 100 mg 起始（PO或鼻胃管）/PR，然后 40 mg PO/PR，每 8 h。甲巯咪唑也可以每天静脉注射 60 ～ 120 mg，分次给药
- 抑制储存的甲状腺激素从腺体释放：
  1. 24 h 内注射 1 g 碘化钠，或 5 滴碘化钾（口服）每天 4 次（过饱和的碘化钾）。重要的是，在服用碘之前 1 h 服用 PTU或甲巯咪唑，以防止碘化物氧化成碘，及其参与合成额外的甲状腺激素
  2. 皮质类固醇：地塞米松 1 ～ 2 mg 静脉滴注每 6 h 或氢化可的松 100 mg 静脉滴注每 6 h，持续约 48 h 有助于抑制甲状腺激素的释放，阻止 T4 向 T3 的外周转化，并提供额外的肾上腺皮质激素以纠正缺乏（如果有）
- 抑制甲状腺激素的外周效应：
  β 受体阻滞剂：每 4 h 服用普萘洛尔 60 ～ 80 mg。在持续监测心电图和血压的条件下，也可给予普萘洛尔 1 mg/min 静脉滴注 2 ～ 10 min。严重心力衰竭或支气管痉挛患者应慎用 β 受体阻滞剂。心脏选择性 β 受体阻滞剂［如艾司洛尔 500 mg 静脉滴注 1 min，然后 50 ～ 100 mg/（kg·min）维持，或美托洛尔 5 ～ 10 mg/kg 静脉注射，每 2 ～ 4 h 重复给药］可能更适合于支气管痉挛患者，但必须密切监测这些患者是

否有支气管痉挛的加重，因为这些药物在大剂量时会失去心脏选择性。钙通道阻滞剂地尔硫䓬也可用来降低心率。剂量 0.25 mg/kg，持续 2 min，然后以 10 mg/min 静脉滴注。口服剂量为 60 ～ 90 mg，每 6 ～ 8 h 重复给药

- 使用对乙酰氨基酚（扑热息痛）325 ～ 650 mg，每 4 h 控制发热；避免服用阿司匹林，因为它会从结合蛋白上取代甲状腺激素
- 治疗任何诱发因素（如强烈怀疑感染时使用抗生素）

处理

甲状腺危象患者应在 ICU 接受治疗和适当的监护。

转诊

对于甲状腺危象患者，需转诊至内分泌相关领域专家处就诊。

 重点和注意事项

专家点评

如果强烈怀疑该诊断，应立即开始治疗，而不是等待实验室确认。

相关内容

格雷夫斯病（相关重点专题）
甲状腺功能亢进症（相关重点专题）

推荐阅读

McDermott MT: In the clinic: hyperthyroidism, *Ann Intern Med ITC* 3:1-14, 2012.

第16章 甲状腺功能减退症
Hypothyroidism

Fred F. Ferri

张黎明 译 杨光 审校

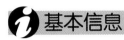 基本信息

定义

甲状腺功能减退症是由于甲状腺激素分泌不足引起的疾病。

同义词

黏液水肿

ICD-10CM 编码
E00.9 先天性碘缺乏症综合征，未指明
E02 亚临床碘缺乏症 甲状腺功能减退
E03.0 先天性甲状腺功能减退伴弥散性甲状腺肿
E03.1 先天性甲状腺功能减退不伴甲状腺肿
E03.2 药物和其他外来物质引起的甲状腺功能减退
E03.3 感染后甲状腺功能减退
E03.8 其他特定的甲状腺功能减退
E03.9 甲状腺功能减退，未指定
E89.0 术后甲状腺功能减退

流行病学和人口统计学

发病率和患病率：女性为 1.5% ～ 2%，男性为 0.2%。总体而言，在美国，每 300 人中约有 1 人患有甲状腺功能减退症。

好发年龄：甲状腺功能减退症的发病率随年龄增长而增加。在 60 岁以上的人群中，有 6% 的女性和 2.5% 的男性具有甲状腺功能减退症的实验室证据 [促甲状腺激素（TSH）超过正常水平的 2 倍]。

体格检查和临床表现

- 甲状腺功能减退症患者通常表现为以下症状和体征：疲劳，嗜睡，虚弱，便秘，体重增加，不耐寒，肌肉无力，言语缓

慢，大脑反应缓慢，记忆力差

- 皮肤：干燥，粗糙，浓密，皮温低，蜡黄（由胡萝卜素血症引起的黄色）；亲水性黏多糖物质浸润皮下组织后，眼睑和手部皮肤出现无斑点性水肿（黏液水肿）（图 16-1A 和 B）
- 头发：脆而粗，失去 1/3 的眉毛
- 脸部：表情呆滞，舌头粗大，嘴唇厚重且动作缓慢
- 甲状腺：可能触及或无法触及（取决于甲状腺功能减退症的原因）
- 心音：遥远，可能的心包积液
- 脉搏及心率：心动过缓
- 神经系统疾病：深层肌腱反射的松弛期延迟，小脑性共济失调，听力受损，记忆力差，周围神经感觉异常
- 肌肉骨骼：腕管综合征，肌肉僵硬，无力

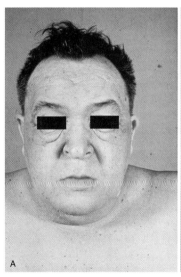
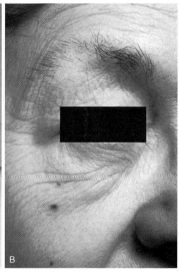

图 16-1（扫二维码看彩图）**A** 和 **B**. 中度严重原发性甲状腺功能减退症或黏液水肿患者的典型表现。注意皮肤干燥和蜡黄肤色；巩膜色素沉着的缺乏可将胡萝卜素血症与黄疸区分开。两个人都表现出眶周黏液水肿。**B** 图中患者眉毛外侧部分缺失，有时称为安妮女王征兆。该体征在老年人群中并不罕见，虽然通常发生在严重甲状腺功能减退症患者中，但不应被视为该病的特异性体征。（From Melmed S et al：Williams textbook of endocrinology，ed 12，Philadelphia，2011，WB Saunders.）

扫二维码看
彩图

病因学

- 原发性甲状腺功能减退症：占甲状腺功能减退症病例的 90% 以上
  1. 桥本型甲状腺炎是 8 岁后甲状腺功能减退症的最常见原因
  2. 特发性黏液水肿（桥本型甲状腺炎的非甲状腺疾病）
  3. 既往曾接受甲状腺功能亢进症的治疗（放射性碘治疗、甲状腺次全切除术）
  4. 亚急性甲状腺炎
  5. 颈部放射治疗（通常用于恶性疾病）
  6. 碘缺乏或过量
  7. 药物（锂、对氨基水杨酸锂、磺胺类药物、苯基丁酮、胺碘酮、硫脲）
  8. 先天性（2000 ~ 4000 个活产儿约出现 1 例）
  9. 长期使用碘化物治疗
- 继发性甲状腺功能减退症：垂体功能障碍，产后坏死，肿瘤，浸润性疾病导致 TSH 缺乏
- 三发性甲状腺功能减退症：下丘脑疾病（肉芽肿、肿瘤或辐射引起促甲状腺激素释放激素缺乏症）
- 组织对甲状腺激素的抵抗：罕见

Dx 诊断

鉴别诊断

- 抑郁
- 其他原因引起的痴呆
- 全身性疾病（例如，肾病综合征、充血性心力衰竭、淀粉样变性）

实验室检查

- TSH，游离 T4，甲状腺过氧化物酶抗体（thyroid peroxidase antibodies，TPOAB）
- TSH 升高：如果患者患有继发性或三发性甲状腺功能减退症，正在接受多巴胺或皮质类固醇激素治疗，或严重疾病，则 TSH 可能正常

- 甲状腺功能减退症中的游离 T4 降低，亚临床甲状腺功能减退症中的游离 T4 正常
- 其他常见的实验室异常：高脂血症，低钠血症和贫血
- 抗微粒体和抗甲状腺球蛋白抗体滴度增加：当怀疑自身免疫性甲状腺炎是甲状腺功能减退症的病因时，此方法很有用。美国甲状腺协会建议对亚临床甲状腺功能减退症和抗甲状腺过氧化物酶（anti-TPO）抗体阳性的孕妇进行治疗
- 图 16-2 描述了对怀疑甲状腺功能减退症患者进行实验室评估的策略

 治疗

非药物治疗

应该对患者进行甲状腺功能减退症及其可能并发症的教育。还

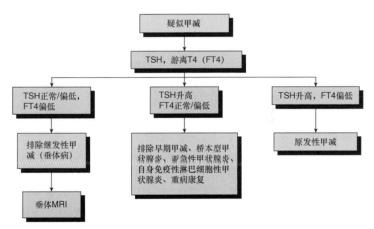

图 16-2　对怀疑甲状腺功能减退症患者进行实验室评估的策略。主要的鉴别诊断是原发性甲状腺功能减退和中枢性甲状腺功能减退。血清促甲状腺激素（TSH）浓度是实验室的关键检测指标，通常可以识别该疾病的病因。一个例外是最近有甲状腺毒症病史（并抑制了 TSH）的患者，在甲状腺毒症缓解后的几个月中，较低的游离甲状腺素（T4）水平可能与 TSH 降低有关。对于原发性甲状腺功能减退症的患者，在未确诊的亚急性或病毒性甲状腺炎发作后，甲状腺过氧化物酶（TPO）抗体的缺乏可诊断为短暂性甲状腺功能减退。在这类患者中，4 个月后降低剂量的左甲状腺素试验可显示甲状腺功能恢复，从而避免永久性左甲状腺素替代治疗。MRI，磁共振成像。（From Melmed S et al: Williams textbook of endocrinology, ed 12, Philadelphia, 2011, WB Saunders.）

应指导患者终身治疗和告知甲状腺异常监测的必要性。

急性期治疗

开始使用左甲状腺素（L- 甲状腺素）25 ～ 100 μg/d 的替代疗法，具体取决于患者的年龄和疾病的严重程度。与单独使用 L- 甲状腺素相比，L- 甲状腺素与碘甲状腺素的生理学组合不能提供任何客观优势。L- 甲状腺素剂量可每 6 ～ 8 周增加一次，具体取决于临床反应和血清 TSH 水平。老年患者和患有冠状动脉疾病的患者应以每天 12.5 ～ 25 μg/d 起始（更高剂量可能会诱发心绞痛）。L- 甲状腺素的平均维持剂量为 1.7 μg/（kg·d）（成人为 100 ～ 150 μg/d）。老年人可能需要＜ 1 μg/（kg·d），而儿童通常需要更高的剂量［最高 3 ～ 4 μg/（kg·d）］。孕妇也有增加剂量的要求。雌激素治疗也可能增加对甲状腺素的需求。甲状腺功能减退症的妇女应在确认怀孕后立即将 L- 甲状腺素剂量增加约 30%。建议在整个妊娠期间密切监测血清促甲状腺激素水平并调整 L- 甲状腺素剂量以维持 TSH 水平为 4.0 mU/L。表 16-1 汇总了改变 L- 甲状腺素需求量的条件。

长期管理

- 定期监测 TSH 水平是治疗的重要组成部分。最初应每 6 ～ 8

表 16-1　改变 L- 甲状腺素需求量的条件

L- 甲状腺素需求量增加	增加细胞色素 P450 酶（CYP3A4）活性的药物
怀孕	利福平
胃肠道疾病	卡马西平
小肠黏膜疾病（例如炎性腹泻）	雌激素
空肠旁路手术和小肠切除术后	苯妥英
胃酸分泌受损（例如萎缩性胃炎）	舍曲林
糖尿病性腹泻	**阻止 T4 向 T3 转换的药物**
干扰 L- 甲状腺素吸收的药物	胺碘酮
胆固醇胺	**可能阻止脱碘酶合成的条件**
硫糖铝	硒缺乏症
氢氧化铝	肝硬化
碳酸钙	**L- 甲状腺素需求量降低**
硫酸亚铁	老化（≥ 65 岁）
	女性接受雄激素治疗

From Melmed S et al: Williams textbook of endocrinology, ed 12, Philadelphia, 2011, WB Saunders.

周对患者进行诊室随诊和 TSH 水平评估，直到患者临床甲状腺正常且 TSH 水平恢复正常为止。后续访问的频率可以降低到每 6 ～ 12 月。孕妇应每 3 个月检查一次

- 为了监测中枢性甲状腺功能减退症患者的治疗，应适当测量血清游离甲状腺素（游离 T4）水平，并应保持在正常范围的中线以上水平

转诊

建议所有黏液水肿昏迷患者入住重症监护治疗病房。关于甲状腺功能减退症这种危及生命的并发症的诊断和治疗的其他信息，请参见"黏液水肿昏迷"一章。

 重点和注意事项

专家点评

亚临床甲状腺功能减退症　发生在多达 20% 的老年患者中，其特征是血清 TSH 升高和游离 T4 水平正常。亚临床甲状腺功能减退症可发展为明显的甲状腺功能减退症，特别是如果存在抗甲状腺抗体的话。它与冠心病事件和死亡的风险增加相关，尤其是在 TSH 浓度为 10 mU/L 或更高的患者中，因此其治疗是个体化和有争议的。一些试验[①]表明，L- 甲状腺素对亚临床甲状腺功能减退症老年人没有明显的益处。亚临床甲状腺功能减退症应根据 TSH 水平、合并症、危险因素和患者需求进行个体化管理。通常，大多数医生建议对血清 TSH ＞ 10 mU/L 且具有甲状腺肿或甲状腺自身抗体或存在危险因素的患者进行替代治疗。

先天性甲状腺功能减退症　是一种小儿疾病，在美国观察到的患病率为每 2000 ～ 4000 例活产婴儿中有 1 例。所有新生儿中均应进行筛查，可以在出生后 24 ～ 48 h 内通过从新生儿足跟采集全血来检测 TSH。

目前，美国有 14 个州在大约 2 周龄时常规进行第二次筛查。最好采用两次筛查的方法，因为回顾性分析发现，先天性甲状腺功能减退症病例中有 20% 的婴儿在第一次筛查中 TSH 正常但在第二次筛

---

① Stott DJ et al：Thyroid hormone therapy for older adults with subclinical hypothyroidism，N Engl J Med 376：2534-2544，2017.

查中 TSH 浓度升高。

相关内容

黏液水肿昏迷（相关重点专题）

推荐阅读

Azim S, Nasr C: Subclinical hypothyroidism: when to treat, *Cleve Clin J Med* 86(2):101-110, 2019.

Bekkering GE et al: Thyroid hormones treatment for subclinical hypothyroidism: a clinical practice guideline, *BMJ* 365:12006, 2019.

Burch HB et al: Drug effects on the thyroid, *N Engl J Med* 381(8):749-761, 2019.

Casey BM et al: Treatment of subclinical hypothyroidism or hypothyroxinemia in pregnancy, *N Engl J Med* 376:815-825, 2017.

Gaitonde DY et al: Hypothyroidism: an update, *Am Fam Phys* 86(3):244-251, 2012.

Jones DE et al: Identification of primary congenital hypothyroidism based on two newborn screens - Utah, 2010-16, *MMWR Morb Mortal Wkly Report* 67(28):782-785, 2018.

Peeters RP et al: Subclinical hypothyroidism, *N Engl J Med* 376:2556-2565, 2017.

Rodondi N et al: Subclinical hypothyroidism and the risk of coronary heart disease and mortality, *JAMA* 304(12):1365-1374, 2010.

Rugge JB et al: Screening and treatment of thyroid dysfunction: an evidence review for the U.S. Preventive Services Task Force, *Ann Intern Med* 162:35-45, 2015.

第 17 章 黏液水肿昏迷
Myxedema Coma

Fred F. Ferri

王润生 译 卢艳慧 审校

 基本信息

定义

黏液水肿昏迷是甲状腺功能减退症的一种罕见的危及生命的并发症，其特征是严重的嗜睡或昏迷，通常伴有体温过低。

> ### ICD-10CM 编码
> E03.5 黏液水肿昏迷
> E03.8 其他特指甲状腺功能减退症
> E03.9 甲状腺功能减退症，未指明

体格检查和临床表现

- 精神恍惚、深度嗜睡或昏迷
- 体温过低［直肠温度 < 35℃（95°F）］；可能由于使用普通温度计的刻度仅为 34.5℃（94.1°F），或者因为水银温度计没有被振动至 36℃（96.8°F）以下而被忽略
- 心动过缓、低血压（由于循环衰竭）
- 对于深部肌腱反射延迟松弛阶段，无反射
- 黏液水肿相（图 17-1）
- 脱发、舌头过大、上睑下垂、眼眶周围水肿、无凹陷性水肿、皮肤苍白
- 膀胱肌张力障碍和扩张
- 胸膜、心包和腹膜积液

病因学

甲状腺功能减退症的失代偿：

- 脓毒症
- 暴露于寒冷天气

扫二维码看
彩图

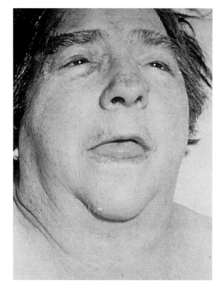

图 17-1 （扫二维码看彩图）黏液水肿面容。注意皮肤暗沉、水肿、泛黄；粗、稀疏的头发；眉毛暂时消失；眶周水肿和突出的舌头。（Courtesy Paul W. Ladenson, MD, The Johns Hopkins University and Hospital, Baltimore, MD. In Seidel HM [ed]: Mosby's guide to physical examination, ed 5, St Louis, 2004, Mosby.）

- 中枢神经系统抑制剂（镇静剂、麻醉剂、抗抑郁剂）
- 创伤、外科手术
- 卒中、充血性心力衰竭、烧伤
- 血管内容量收缩（胃肠道失血、利尿剂使用）
- 心肌梗死
- 代谢紊乱

Dx 诊断

鉴别诊断

- 严重抑郁、原发性精神病
- 药物过量
- 脑血管意外、肝衰竭、肾衰竭
- 低血糖、二氧化碳麻醉、脑炎

评估

甲状腺功能减退症的诊断和排除相关因素（如脓毒症、脑血管意外）的实验室和放射学检查（见"实验室检查"）。

实验室检查

- 应立即检测血清促甲状腺激素和 T4 水平。结果显示，促甲状腺激素显著升高（原发性甲状腺功能减退症的情况下），血清游离 T4 降低
- 全血细胞计数及分类、尿液和血培养以排除感染
- 血电解质、尿素氮、肌酐、肝功能检查，血钙、葡萄糖
- 动脉血气以排除低氧血症和二氧化碳滞留
- 在甲状腺激素替代治疗开始之前，稳定皮质醇水平以排除伴随的肾上腺功能不全
- 可能存在肌酸磷酸激酶升高
- 高脂血症很常见

影像学检查

- 疑似脑血管意外时进行头部 CT
- 胸部 X 线检查以排除感染

Rx 治疗

非药物治疗

- 防止进一步的热量流失；给患者盖上被子，但避免外部复温，因为这可能会导致血管坍塌（vascular collapse）。可以考虑加温的静脉输液
- 呼吸功能支持；可能需要插管和机械通气
- 在重症监护治疗病房进行监护

急性期治疗

- 左甲状腺素 5 ～ 8 μg/kg（200 ～ 500 μg）静脉滴注 15 min，然后 50 ～ 100 μg/kg 静脉滴注，每 24 h，直至可转为口服制剂。静脉注射后每日口服剂量为 1.6 μg/kg。心脏病或高龄患者可能需要服用较低剂量的药物
- 在排除并存的肾上腺功能不全之前，也应该经验性地使用糖

皮质激素。最初给予琥珀酸氢化可的松 100 mg 静脉注射，然后 100 mg 静脉注射，每 8 h，直到初始测定的血浆皮质醇水平确认正常

- 5% 葡萄糖生理盐水（D$_5$NS）静脉水合用于纠正低血压和低血糖（如果存在）；避免过度水化和可能的水中毒，因为这些患者清除游离水的能力是受损的
- 排除和治疗诱发因素（例如，疑似脓毒症时使用抗生素）

长期管理

请参阅"甲状腺功能减退症"一章。

处理

黏液水肿昏迷的死亡率很高，尽管进行了积极的治疗，但死亡率仍高达 40%。

转诊

内分泌科相关领域专家处就诊。

 重点和注意事项

专家点评

如果怀疑诊断，应立即开始治疗，而不要等待实验室结果的确认。

相关内容

甲状腺功能减退症（患者信息）

甲状腺功能减退症（相关重点专题）

第 18 章　甲状旁腺功能亢进症
Hyperparathyroidism

Vicky Cheng

孙宇　译　杨光　审校

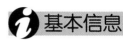 基本信息

定义

　　甲状旁腺功能亢进症是由甲状旁腺分泌过多的甲状旁腺激素（PTH）引起的内分泌紊乱。PTH 自主产生导致高钙血症定义为原发性甲状旁腺功能亢进症。当甲状旁腺为应对低钙或维生素 D 含量低的状态而适当增加甲状旁腺激素的产生时，则为继发性甲状旁腺功能亢进症。本部分的重点是原发性甲状旁腺功能亢进症。

ICD-10CM 编码
E21.0　原发性甲状旁腺功能亢进症
E21.1　继发性甲状旁腺功能亢进症，未归类
E21.2　其他甲状旁腺功能亢进症
E21.3　甲状旁腺功能亢进症，未指明的
N25.81　肾源性继发性甲状旁腺功能亢进症

流行病学和人口统计学

　　发病率：每年每 10 万人中有 4 例。虽然恶性肿瘤是住院患者高钙血症的最常见原因，但原发性甲状旁腺功能亢进症是门诊患者高钙血症的最常见原因。

　　患病率：因国家和种族而异，美国每 1000 人中约有 9 例。

　　好发性别和年龄：女性 [女性与男性之比为（3～4）∶1] 和高龄人群（在 70 岁时达到顶峰）的患病率较高。

体格检查和临床表现

　　大多数原发性甲状旁腺功能亢进症患者无症状。患者诊断通常是在生化筛查或评估骨量降低时偶然发现钙或甲状旁腺激素水平升高。症状的发展随疾病进展的严重程度和速度而变化，同时反映了

疾病过程中的高钙血症和甲状旁腺功能亢进的组成。

- 心血管：高血压、QT 间期缩短、心动过缓、心律失常、瓣膜钙化、左心室肥厚、平均颈动脉内中膜厚度增加
- 消化系统（GI）：食欲不振、恶心、呕吐、便秘、腹痛、消化性溃疡、胰腺炎
- 泌尿生殖系统（GU）：肾结石、肾钙沉着症、肾功能不全、多饮、多尿、夜尿、肾源性糖尿病、尿崩症、肾小管酸中毒
- 肌肉骨骼：虚弱、肌病、骨痛、骨量减少、骨质疏松、痛风、假性痛风、软骨钙沉着症、纤维性骨炎、骨膜下骨吸收（图 18-1）
- 中枢神经系统：神志不清、焦虑、疲劳、嗜睡、迟钝、抑郁、昏迷
- 其他：瘙痒、转移性钙化、带状角膜病变

病因学

- 大多数原发性甲状旁腺功能亢进症是分散发病的，但甲状旁腺功能亢进症可能与罕见的家族性疾病有关，如多发性内分

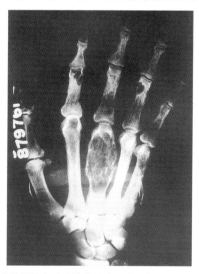

图 18-1　严重原发性甲状旁腺功能亢进症患者手部 X 线片。除有广泛骨膜下和骨小梁吸收的表现外，第三掌骨高密度骨转换区域也表现出活动性骨重塑。（Courtesy Fuller Albright Collection，Massachusetts General Hospital. From Larsen PR et al［eds］：Williams textbook of endocrinology，ed 10，Philadelphia，2003，WB Saunders.）

泌肿瘤（MEN-1 和 MEN-2）。在散发性和家族性病例中，某些基因的突变都与肿瘤的发生有关，例如甲状旁腺功能亢进症–颌骨肿瘤综合征。头部和颈部放疗、慢性低钙或维生素 D 状态和锂治疗引起的甲状旁腺功能亢进症的患病率较高

- 病理特征包括腺瘤（80%）、增生（15%～20%）或癌（<1%）

ⓓⓧ 诊断

鉴别诊断

- 原发性甲状旁腺功能亢进症：
  1. 腺瘤（80%）
  2. 增生（15%～20%）
  3. 癌（<1%）
- 继发性甲状旁腺功能亢进症，继发于低钙血症：
  1. 肾钙丢失（即药物：祥利尿剂和高钙尿症）
  2. 钙缺乏症
  3. 维生素 D 缺乏
  4. 吸收不良
  5. 慢性肾脏病（最常见）
  6. 假性甲状旁腺功能减退
  7. 抑制骨吸收（即双膦酸盐和迪诺单抗）
- 高钙血症的其他原因
  1. 药物：噻嗪类利尿剂、锂疗法
  2. 维生素 D 中毒、乳碱综合征
  3. 家族性低尿钙性高钙血症（FHH）
  4. 肾衰竭（三发性甲状旁腺功能亢进症）
  5. 甲状腺毒症
  6. 肉芽肿性疾病（如结节病）
  7. 恶性肿瘤（如肺癌、淋巴瘤、多发性骨髓瘤、骨转移）
  8. 长时间的制动

评估

- 通常，原发性甲状旁腺功能亢进症可通过血清钙和甲状旁腺激素水平升高来确诊
  1. 确诊为高钙血症需要两次血钙测定。总钙应按以下低白蛋

白公式校正：校正钙＝血清钙＋0.8×4－血清白蛋白。如果有可靠的实验室，应考虑离子钙，特别是在酸碱紊乱或低白蛋白状态下。原发性甲状旁腺功能亢进症患者的钙水平也可以正常（正常血钙的原发性甲状旁腺功能亢进症）

2. 血清全段甲状旁腺激素（iPTH）水平是评价高钙血症病因的最佳指标。原发性甲状旁腺功能亢进症患者甲状旁腺激素升高或处于正常范围高限（如，本应钙升高状态时却不适当的正常）。在大多数其他与钙升高相关的情况下，甲状旁腺激素降低

- 应该排除其他导致高钙血症的原因。这些通常与低甲状旁腺激素水平有关。锂的使用和 FHH 除外

1. 回顾用药史，以确定锂、噻嗪类药物、维生素 D 或钙的摄入

2. 检查 24 h 尿钙：肌酐以排除 FHH。FHH 患者尿钙极低（＜ 100 mg），钙清除率 / 肌酐清除率＜ 0.01。甲状旁腺激素在 FHH 中可以是正常的，也可以升高

3. 甲状旁腺激素相关肽（PTHrP）用于评估恶性肿瘤相关的高钙血症，维生素 D（1，25）用于评估继发于肉芽肿性疾病或淋巴瘤的高钙血症

4. 多发性骨髓瘤和骨转移也可能导致高钙状态，因此必须进行适当的评估

- 排除甲状旁腺激素升高的其他原因（如继发性甲状旁腺功能亢进症）。继发性甲状旁腺功能亢进症患者的血钙通常低或处于正常低限

1. 检查钙和 25-OH- 维生素 D，排除缺乏状态

2. 检测血肌酐以评估肾功能，检测 24 h 尿钙和尿肌酐以评估肾损害

实验室检查

- 血钙（离子钙或校正钙）：原发性甲状旁腺功能亢进症时正常或升高

- 血磷：原发性甲状旁腺功能亢进症时降低或处于正常低限

- 甲状旁腺激素：原发性甲状旁腺功能亢进时升高或处于正常高限

- 血肌酐和估计肾小球滤过率（eGFR）

- 24 h 尿钙和肌酐
- PTHrP 和 1,25OH- 维生素 D 水平 /25 OH- 维生素 D 水平
- 严重高钙血症（＞ 12 mg/dl）时，心电图可能显示继发性 QT 间期缩短

影像学检查

- 用 ^{99m} 锝－甲氧异腈（Tc-99m-Sestamibi）定位甲状旁腺（图 18-2 和图 18-3）可以识别潜在的腺瘤，以帮助制订手术计划

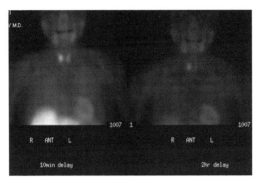

图 18-2　闪烁成像在检测甲状旁腺腺瘤中的作用。一个伴高钙血症的 66 岁妇女。CT（未提供）未显示甲状旁腺腺瘤。^{99m} 锝－甲氧异腈放射性核素显像在延迟 10 min 的图像中显示甲状腺和甲状旁腺实质摄取（左）；延迟 2 h 后，影像（右）显示甲状腺右叶持续摄取，表现为甲状旁腺腺瘤。（From Adam A，Dixon AK，Gillard JH，Schaefer-Prokop CM：Grainger and Allison's diagnostic radiology，ed 6，Elsevier，2015，in Grant LA：Grainger & Allison's diagnostic radiology essentials，ed 2，2019，Elsevier.）

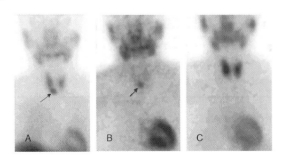

图 18-3　甲状旁腺腺瘤。10 min（**A**）和 3 h（**B**）^{99m}Tc-MIBI 图像显示持续活动灶位于甲状腺右叶下方；^{99m}TcO4 图像（**C**）显示甲状腺摄取正常，但腺瘤不可见。（From Grant LA：Grainger & Allison's diagnostic radiology essentials，ed 2，2019，Elsevier.）

- 甲状旁腺超声（图 18-4）和计算机断层成像（CT）也用于甲状旁腺腺瘤的定位
- 建议对所有甲状旁腺功能亢进症患者进行脊柱、髋部和前臂（桡骨远端 1/3）的骨密度（BMD）成像，以评估骨质疏松和脆性骨折的风险。平片上的异常如图 18-5 和图 18-6 所示。甲状旁腺功能亢进症患者皮质骨丢失（即前臂）大于骨小梁丢失（即髋部和脊柱）
- 肾脏超声可作为评估无症状肾结石的方法

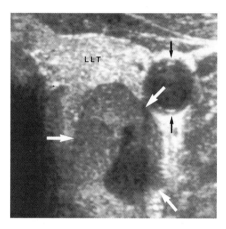

图 18-4　甲状旁腺腺瘤（白色箭头）前甲状腺左叶（LLT）的高分辨率超声。在腺瘤的后部有一小块囊性变区域。黑色箭头所指为颈动脉。（From Adam A et al：Grainger & Allison's diagnostic radiology，ed 5，2007，Churchill Livingstone；in Grant LA：Grainger & Allison's diagnostic radiology essentials，ed 2，2019，Elsevier.）

图 18-5　甲状旁腺功能亢进症。膝关节半月板（**A**）和（**B**）耻骨软骨钙质沉着。**C.**沿第二指中节指骨桡侧的骨膜下侵蚀，同时可见肢端骨溶解。指动脉转移性钙化证实这为继发性甲状旁腺功能亢进症。**D.**近节指骨皮质"隧道征"。**E.**胫骨远端褐色肿瘤。**F.**无定形磷酸钙在肩部软组织中沉积（继发于慢性肾病的甲状旁腺功能亢进症）。（From Adam A et al：Grainger & Allison's diagnostic radiology，ed 5，2007，Churchill Livingstone；in Grant LA：Grainger & Allison's diagnostic radiology essentials，ed 2，2019，Elsevier.）

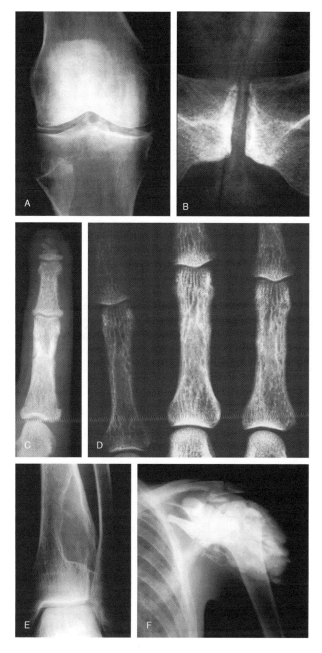

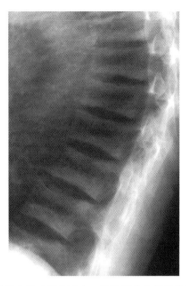

图 18-6 继发性甲状旁腺功能亢进症。胸椎侧位片显示沿终板硬化增加，中央部分透光增加，呈"英式橄榄球球衣"脊柱外观。同时请注意椎体的畸形、高度的降低和直径的增加，以及上胸椎的楔形畸形，这些畸形与稳定性下降和异常的骨脆弱有关。（From Adam A et al：Grainger and Allison's diagnostic radiology，ed 6，2015，Elsevier；in Grant LA：Grainger & Allison's diagnostic radiology essentials，ed 2，2019，Elsevier.）

Rx 治疗

治疗方式取决于疾病进展，以及哪些患者更有可能遭受甲状旁腺功能亢进症的终末器官损伤或从手术中获益最多。图 18-7 说明了用于管理持续性或复发性甲状旁腺功能亢进症的流程。

- 手术是治疗有症状的原发性甲状旁腺功能亢进症的唯一有效方法。手术可以使钙水平正常化，降低肾结石的风险，改善骨密度和骨折风险，并提高生活质量

  1. 甲状旁腺切除术适应证（框 18-1）：

     a. 所有年龄在 50 岁以下的患者

     b. 高钙血症（钙高于正常上限＞1 mg/dl）

     c. 肌酐清除率＜60 ml/min

     d. 24 h 尿钙＞400 mg/dl（＞10 mmol/dl）

     e. X 线、超声或 CT 检查有肾结石或肾钙质沉着症

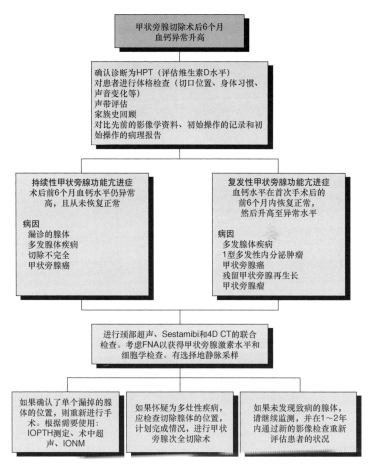

图 18-7　持续性或复发性甲状旁腺功能亢进症（**HPT**）的管理策略。4D CT，四维 CT；FNA，细针穿刺；IONM，术中神经生理监测；IOPTH，术中甲状旁腺激素；Sestamibi，锝（^{99m}Tc）甲氧异腈显像。（From Cameron JL，Cameron AM：Current surgical therapy，ed 12，Philadelphia，2017，Elsevier.）

　　f. 骨质疏松

　　　（1）双能 X 线骨密度仪（DXA）测定骨密度（BMD）：腰椎、全髋关节、股骨颈或桡骨远端 1/3 处 T- 评分≤ 2.5

　　　（2）X 线、CT、MRI 评估椎体骨折，通过 DXA 评估椎体骨折（VFA）

　　2. 手术方式

　　　a. 微创甲状旁腺切除术日益普及。外科医生将识别并移除在

框 18-1 继发性和三发性甲状旁腺功能亢进症患者行甲状旁腺切除术的适应证

继发性甲状旁腺功能亢进症（SHPT）患者行甲状旁腺切除术的适应证

甲状旁腺功能亢进症药物治疗难以治愈的患者：

- 甲状旁腺激素 > 1000 pg/ml
- 钙磷乘积 > 55 mg^2/dl^2

肾性骨营养不良

钙过敏

其他可逆性症状，包括尿毒症性瘙痒、持续性贫血、骨痛、肌肉痛、腹痛、疲劳和虚弱

三发性甲状旁腺功能亢进症患者行甲状旁腺切除术的适应证

肾移植术后严重高钙血症（钙 > 12.5 mg/dl）

持续高钙血症 ≥ 2 年，合并：

- 肾功能下降，无移植排斥反应
- 肾结石
- 进行性骨病
- 胰腺炎

From Cameron JL，Cameron AM：Current surgical therapy，ed 12，Philadelphia，2017，Elsevier.

　　　术前影像检查中发现的异常腺体。这项技术具有有限的组织分离，并缩短了恢复时间。术中监测甲状旁腺激素水平，确保切除异常腺体。在切除异常腺体后的 10 ～ 15 min 内，甲状旁腺激素水平下降 50%，恢复到正常范围

　　b. 全麻下双侧颈部探查是传统的手术方式。对所有甲状旁腺进行鉴定和比较。经验丰富的内分泌外科医生可以治愈接受双侧颈部探查的 95% 以上的患者。潜在的并发症包括继发于甲状旁腺功能减退症的暂时性和永久性低钙血症和喉返神经损伤

- 消融治疗（例如，乙醇、血管造影、射频）可考虑用于不适宜手术患者。有关疗效和副作用的数据有限。如果高钙血症持续存在，可能需要重复消融

- 医疗管理：

　1. 避免服用会导致高钙血症的药物（如噻嗪或锂）

　2. 由于钙和维生素 D 状态不足会刺激甲状旁腺激素，因此没有必要大幅限制钙和维生素 D 的摄入量。维生素 D 替代治疗可安全地提高维生素 D 水平，降低甲状旁腺激素水平，而

不会明显增加血钙水平和尿钙排泄量。对于维生素 D 水平 < 30 mg/dl（75 mmol/L）的患者，建议补充维生素 D。膳食钙摄入量约为每天 1000 mg

3. 鼓励体力活动，因为制动会增加骨吸收
4. 建议充分补充水分（至少 2 L），将肾结石的风险降至最低
   a. 对于非手术候选人或拒绝手术的患者，可以选择药物治疗。药理药物的选择取决于预期的目标。西那卡塞（Sensiar）是一种口服拟钙剂，可以激活甲状旁腺中的钙受体。它减少甲状旁腺激素的产生，随后使血清钙水平正常化或降低，而没有明显的骨密度变化。适用于不能手术的原发性甲状旁腺功能亢进症患者的重度高钙血症的治疗。该药还可用于治疗与慢性肾脏疾病相关的继发性甲状旁腺功能亢进症和与甲状旁腺癌相关的高钙血症
   b. 对于那些以改善骨密度为主要目标的甲状旁腺功能亢进症患者，应考虑使用双膦酸盐（如阿仑膦酸盐、唑来膦酸盐），抑制骨吸收和增加骨密度

- 建议对无症状的原发性甲状旁腺功能亢进症进行医疗监测。大多数患者在观察期间没有表现出疾病进展。然而，大约 25% 的无症状患者需要在 10 年的随访期内进行手术
  临床监测指征：
  a. 临床无症状，年龄 > 50 岁
  b. 血钙水平仅轻度升高（高于正常上限 < 1 mg/dl）
  c. 肾小球滤过率 > 60 ml/min，无肾结石或肾钙化
  d. 无骨质疏松的证据
  e. 医学上不适宜手术或拒绝手术
- 应定期评估症状。每半年检查一次血钙、甲状旁腺激素、肌酐和肾小球滤过率。每隔 1 ～ 2 年在三个部位进行 DXA，或当有脊柱椎骨骨折的临床评估指征（例如，身高下降、背部疼痛）时进行 DXA

急性期治疗

严重和（或）症状性高钙血症可能需要住院治疗，特别是在血钙 > 12 mg/dl 的情况下。高钙血症的急性期治疗包括：

- 静脉注射生理盐水（2 ～ 4 L/d）进行强力补液。必须监测心功能不全或肾功能不全患者的液体状态，以避免液体超负荷

- 双膦酸盐可有效降低血钙水平。唑来膦酸盐（15 min 内静脉注射 4 mg）或帕米膦酸盐（4 h 内静脉注射 60 ～ 90 mg）均有效。起效时间为 24 ～ 48 h
- 降钙素（4 U/kg 皮下注射/肌注，每 12 h 1 次）可与双膦酸盐一起使用，以更快地降低血钙水平。于几小时内开始起效

 # 重点和注意事项

专家点评

- 所有有症状的甲状旁腺功能亢进症患者都应考虑甲状旁腺切除术。如果手术是禁忌或患者不愿意，可以使用西那卡塞和双膦酸盐
- 可以通过连续的钙、肌酐、eGFR 和骨密度测量来监测无症状患者。疾病进展可能导致手术
- 大多数患者可以通过限制导致高钙血症的因素（例如脱水、制动、噻嗪类利尿剂）和保持正常的钙和维生素 D 摄入量来进行医疗管理
- 骨质疏松症和高骨折风险的患者可能需要双膦酸盐等抑制吸收疗法

推荐阅读

Bilezikian JP et al: Guidelines for the management of asymptomatic primary hyperparathyroidism: summary statement from the Fourth International Workshop, *J Clin Endocrinol Metab* 99(10):3561-3569, 2014.

Insogna KL: Primary hyperparathyroidism, *N Engl J Med* 379(11):1050-1059, 2018.

Kunstman JW et al: Superiority of minimally invasive parathyroidectomy, *Adv Surg* 45:171-189, 2012.

Press DM et al: The prevalence of undiagnosed and unrecognized primary hyperparathyroidism: a population-based analysis from the electronic medical record, *Surgery* 154:1232-1237, 2013.

Rolinghed L et al: Vitamin D treatment in primary hyperparathyroidism: a randomized placebo controlled trial, *J Clin Endocrinol Metab* 99(3):1072-1080, 2014.

Silva BC et al: Primary hyperparathyroidism, *Best Pract Res Clin Endocrinol Metab* 32:593-607, 2018.

Udelsman R et al: The surgical management of asymptomatic primary hyperparathyroidism: proceedings of the Fourth International Workshop, *J Clin Endocrinol Metab* 99(10):3595-3606, 2014.

Wentworth K, Shoback D: Applying the guidelines for primary hyperparathyroidism: the path not taken, JAMA Intern Med 2019 [Epub ahead of print].

第 19 章　甲状旁腺功能减退症
Hypoparathyroidism

Vicky Cheng

孙宇　译　杨光　审校

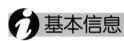 **基本信息**

定义

甲状旁腺激素（parathyroid hormone，PTH）分泌或功能下降会导致甲状旁腺功能减退。在原发性甲状旁腺功能减退症中，甲状旁腺缺失或功能障碍会导致甲状旁腺激素分泌不足，继而导致低钙血症和高磷血症。外科性甲状旁腺功能减退症是最常见的病因，其次是自身免疫性疾病。1 型自身免疫性多腺体综合征的患者通常在儿童期/青春期出现念珠菌病、甲状旁腺功能减退症和肾上腺功能不全。甲状旁腺激素功能受损（即甲状旁腺激素抵抗）也可引起低钙血症和高磷血症，但在这种情况下测得的甲状旁腺激素水平会升高。母系遗传的 *GNAS1* 基因突变可导致甲状旁腺激素抵抗（即假性甲状旁腺功能减退症）。其特征性表现包括发育迟缓、身材矮小、外形圆润、第 4 掌骨短小，被称为奥尔布赖特遗传性骨营养不良症（Albright hereditary osteodystrophy，AHO）。父系遗传表现为无甲状旁腺激素抵抗的 AHO（即假性甲状旁腺功能减退症；表 19-1）。继发性甲状旁腺功能减退症是一种甲状旁腺激素水平较低的状态，是一种对高钙状态的反应。

表 19-1　甲状旁腺功能减退分型

类型	钙	PO₄	甲状旁腺激素	评论
甲状旁腺功能减退	↓	↑	↓	手术切除（最常见的原因）
假性甲状旁腺功能减退	↓	↑	Ø ↑	对甲状旁腺激素和 Albright 遗传性骨营养不良的终末器官抵抗
假性假甲状旁腺功能减退	正常的	正常的	正常的	仅 Albright 遗传性骨营养不良

PO₄，磷酸

（Adapted from Weissleder R et al：Primer of diagnostic imaging，ed 5，St Louis，2011，Mosby.）

ICD-10CM 编码

E20.0　特发性甲状旁腺功能减退症

E20.1　假性甲状旁腺功能减退症

E20.8　其他甲状旁腺功能减退症

E20.9　甲状旁腺功能减退症，未分类的

E89.2　术后甲状旁腺功能减退症

P71.4　一过性新生儿甲状旁腺功能减退

流行病学和人口统计学

　　原发性甲状旁腺功能减退症的发生率和患病率取决于疾病的病因。据估计，美国的患病率为每 10 万人中 23 ～ 37 例。术后甲状旁腺功能减退是最常见的病因（75%）。这发生在甲状腺或甲状旁腺手术的情况下，因为手术中切除了甲状旁腺，或甲状旁腺血管受损。术后短暂性甲状旁腺功能减退（＜ 6 个月）发生率可高达 20%，但永久性功能障碍（＞ 6 个月）较少（3%）。自身免疫性疾病是成人甲状旁腺功能减退症的第二大常见原因（男女比例为 1.4：1.0）。据报道，1 型自身免疫性多腺体综合征在世界范围内的发病率为 1：100万。甲状旁腺功能减退症的其他病因非常罕见。

体格检查和临床表现

　　甲状旁腺功能减退症的症状主要与低钙血症有关。症状的表现随病情严重程度和病程的不同而不同。

- 心血管：QT 间期延长、QRS 和 ST 段改变、室性心律失常
- 肌肉骨骼：肌肉抽筋、喉痉挛、骨软化（成人）、佝偻病（儿童）、牙釉质减弱、骨硬化症
- 中枢神经系统：手足抽搐（Chvostek 征和 Trousseau 征）、癫痫、感觉异常、白内障形成所致的视力损害、精神状态改变、视乳头水肿和长期疾病下的基底节钙化
- 胃肠道：腹痛
- 肾脏：高钙尿和肾结石
- 其他：皮肤干燥、鳞状指甲、毛发干燥

　　除了与低钙血症有关的症状外，与甲状旁腺功能减退症有关的综合征还可以有其他的临床表现。与甲状旁腺功能减退症相关的疾病包括：

- 1 型自身免疫性多腺体综合征：黏膜皮肤念珠菌病和肾上腺功能不全

- 迪乔治（DiGeorge）综合征：畸形相、腭裂
- 假性甲状旁腺功能减退症：发育迟缓、身材矮小、圆脸、第四掌骨短小［奥尔布赖特（Albright）遗传性骨营养不良］
- 甲状旁腺功能减退-发育迟缓-畸形综合征：身材矮小、小头畸形、小眼症、手脚小、牙齿异常
- 甲状旁腺功能减退-耳聋-肾发育不良综合征：感音神经性耳聋
- 肯尼-卡菲（Kenny-Caffey）综合征：身形矮小
- Kearns-Sayre 综合征：眼肌麻痹和色素视网膜病变

病因学

导致甲状旁腺功能减退症的病因有多种：

- 术后甲状旁腺功能减退症：为最常见的原因（78% 的病例）
- 甲状旁腺破坏：
  1. 1 型自身免疫性多腺体综合征
  2. 颈部放射
  3. 浸润性疾病（如转移性癌、肝豆状核变性、血色素沉着病、地中海贫血、肉芽肿性疾病）
- 甲状旁腺发育缺陷：
  1. 孤立性甲状旁腺功能减退症
  2. 鳃胚胎发育不良（DiGeorge 综合征）
  3. 甲状旁腺功能减退症-发育迟缓-畸形综合征
  4. 甲状旁腺功能减退症-耳聋-肾发育不良综合征
  5. 与甲状旁腺功能减退症相关的线粒体功能障碍
  6. Kearns-Sayre 综合征
  7. 线粒体脑病伴乳酸酸中毒和卒中样发作（MELAS）综合征
  8. 线粒体三功能蛋白（MTP）缺乏综合征
- 甲状旁腺的功能和分泌缺陷：
  1. 钙敏感受体的激活突变改变了受体的设定点，并减少了 PTH 的分泌
  2. 激活钙敏感受体抗体会改变受体的设定点并减少 PTH 的分泌
  3. 甲状旁腺激素抵抗（即靶器官对 PTH 的作用不敏感）
     a. 假性甲状旁腺功能减退症（PHP）：儿童时期出现的以低钙血症、高磷血症和 PTH 水平升高为特征的异质性疾病。表 19-2 总结了各种类型的 PHP
     b. 高镁血症和低镁血症

表 19-2　假性甲状旁腺功能减退症（PHP）类型

类型	尿 cAMP 对甲状旁腺激素的反应	尿磷酸对甲状旁腺激素的反应	其他激素抵抗	奥尔布赖特遗传性骨营养不良	病理生理学
PHP 1A 型	减少	减少	是	是	Gsα 基因突变
假性 -PHP	正常	正常	否	是	Gsα 基因突变
PHP 1B 型	减少	减少	否	否	GNAS1 印记基因突变
PHP 1C 型	减少	减少	是	是	Gsα 活动正常
PHP 2 型	正常	减少	否	否	有些例子是维生素 D 缺乏或强直性肌营养不良

cAMP，环磷酸腺苷；GNAS1，GNAS 复合位点编码的一部分；Gsα，G 蛋白的 α 亚基（From Melmed S et al：Williams textbook of endocrinology, ed 12, Philadelphia, 2011, Saunders.）

 诊断

鉴别诊断

- 高钙血症所致继发性甲状旁腺功能减退症
- 与低钙血症相关的其他情况。这些情况通常与 PTH 水平升高有关

评估

- 甲状旁腺功能减退的特点是 PTH 分泌不足导致的低钙血症和高磷血症
  1. 确诊为低钙血症需要两次血钙测定。对于低白蛋白，总钙的校正公式为：校正钙＝测量钙＋［（4－白蛋白）×0.8］。如果有可靠的实验室，尤其是在酸碱紊乱或低白蛋白状态下，应考虑离子钙
  2. 原发性甲状旁腺功能减退症患者的血磷通常处于正常或升高状态
  3. 血清完整甲状旁腺激素（iPTH）水平是评价低钙血症病因的最佳指标。通常，甲状旁腺激素在原发性甲状旁腺功能减退症患者中处于低水平或不适当的正常水平，而在大多

数其他与低钙水平相关的情况下，PTH 水平升高。然而，在与 PTH 功能受损相关的疾病中（即假性甲状旁腺功能减退症），PTH 也会升高。遗传学研究表明病史或家族史具有提示意义

诊断是通过同时测量离子钙或校正钙在正常范围的下限内，以及甲状旁腺激素水平低或检测不到（检测需分 2 次进行且至少间隔 2 周）来确定的。

实验室检查

- 总钙和离子钙：甲状旁腺功能减退时降低
- PTH：甲状旁腺功能减退时降低，甲状旁腺激素抵抗状态时（如假性甲状旁腺功能减退）升高
- 磷：甲状旁腺功能减退症时高–正常或升高
- 镁：低镁和高镁均可导致甲状旁腺功能减退
- 24 h 尿钙和肌酐以评估肾结石风险
- 应该考虑做心电图。低钙血症与 QT 间期延长有关，很少出现 ST 段抬高

影像学检查

- 肾脏超声检查可发现肾钙质沉着症
- X 线平片上可见软组织钙化（图 19-1）

Rx 治疗

非药物治疗

饮食：

- 食用富钙食品（即乳制品）
- 限制磷酸盐摄入（即商业加工食品）

甲状旁腺自体移植：

- 甲状旁腺功能减退症和随后的低钙血症是为行全部或次全甲状腺切除术或甲状旁腺切除术而进行颈部探查术后常见的问题。如果担心术后甲状旁腺功能减退，应将一个或两个甲状旁腺自体移植到前臂或胸锁乳突肌，以预防术后甲状旁腺功能减退症

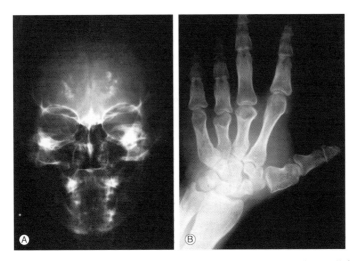

图 19-1 甲状旁腺功能减退症。A. 可见基底神经节软组织钙化。**B.** 假性甲状旁腺功能减退症患者掌骨缩短，尤其是第 4 和第 5 掌骨。（From Adam A，Dixon AK，Grainger RG，Allison DJ：Grainger & Allison's diagnostic radiology，5e. Churchill Livingstone，2007，in Grant LA：Grainger & Allison's diagnostic radiology essentials，ed 2，2019，Elsevier.）

药物治疗

原发性甲状旁腺功能减退症的主要治疗方法是补充钙和维生素 D 的药物治疗。治疗目标是控制症状，减少治疗的并发症。目标应该是达到正常血钙水平低值（8.0 ～ 8.5 mg/dl），正常血磷水平高值，24 h 尿钙 < 300 mg/d，钙磷乘积 < 55 mg²/dl²。

- 维生素 D：

  1. 市场上有几种维生素 D 制剂，但原发性甲状旁腺功能减退症患者的首选治疗方法是骨化三醇。它是一种活性代谢物，不需要肝或肾的羟基化，因此可以绕过甲状旁腺激素介导的 1-α 羟基化缺陷——甲状旁腺功能减退症患者会发生这种缺陷

  2. 每天服用 0.25 ～ 1 μg，1 次或 2 次，纠正低钙血症，改善症状。10 h 后可以看到最大作用，持续 2 ～ 3 天

  3. 也可以使用大剂量维生素 D_2（麦角钙化醇）或维生素 D_3（胆钙化醇）

- 钙：

  1. 碳酸钙或柠檬酸钙是治疗甲状旁腺功能减退症相关低钙血症的常用口服药物。碳酸钙含有 40% 的元素钙，柠檬酸钙

含有 21% 的元素钙。碳酸钙需要酸性环境才能有效吸收，因此，它必须与食物一起服用。它的有效性随着 H_2 阻滞剂或质子泵抑制剂的使用而降低。柠檬酸钙不需要酸性环境就能有效吸收

2. 开始摄入 500 ～ 1000 mg 的元素钙，每天 2 ～ 3 次，并将所需钙的剂量调整在低 - 正常范围内

- 镁：
  1. 如果不使镁水平正常化，低钙血症很难纠正
  2. 在严重缺乏状态下，可考虑 20 min 内静脉注射 2 g 硫酸镁，然后 1 g/h 输注。轻度缺乏可给予每天三次口服镁 100 mg

- 噻嗪类利尿剂：
  噻嗪类利尿剂（每天 25 ～ 100 mg）可减少尿钙排泄，减少肾结石。对于尿钙 > 250 mg/d 的个体，应考虑使用这些药物。

- 甲状旁腺激素替代：
  1. 可注射的合成人甲状旁腺激素（1-84）可减少尿钙排泄，并将血钙维持在正常范围内，同时减少对钙和维生素 D 的补充
  2. 甲状旁腺激素（1-84，Natpara，一种与天然甲状旁腺激素相同的 84 个氨基酸的单链多肽）是 FDA 批准的第一个用于治疗甲状旁腺功能减退症的产品，作为钙和维生素 D 的辅助药物。PTH（1-84）推荐给仅用常规疗法不能很好控制的患者。供应 4 周的 Natpara 的成本超过 7000 美元

急性期治疗

严重和（或）症状性低钙血症需要住院治疗。对低钙血症的急性治疗包括：

- 遥测监测与严重低钙血症相关的心律失常
- 静脉注射 10 ml 10% 葡萄糖酸钙溶液，以获得 90 mg 负荷剂量元素钙，然后输注 0.5 ～ 2 mg/（kg·h），直到钙水平处于正常范围低限内

 # 重点和注意事项

专家点评

- 原发性甲状旁腺功能减退症的主要治疗方法是补充骨化三醇

和钙补充剂，以维持目标血钙水平在低-正常范围内。当钙 < 7.0 mg/dl 时应考虑静脉补钙

- 甲状旁腺功能减退症的治疗通常与高钙尿、肾钙沉积症、肾结石和肾功能不全有关。建议将血钙水平控制在正常范围的下限，以减少高钙尿症。尿钙水平也应定期监测
- 低镁血症会导致功能性、可逆性甲状旁腺功能减退。在低甲状旁腺激素水平被归因于甲状旁腺功能减退症之前，所有低钙血症患者都应评估镁水平并适当补充镁
- 在接受颈部探查的患者中，应考虑甲状旁腺。为了预防术后甲状旁腺功能减退症，在适当时应考虑自体移植一个或多个甲状旁腺

推荐阅读

Bilezikian JP et al: Management of hypoparathyroidism, *J Clin Endocrinol Metab* 101(6):2313-2324, 2016.

Clarke BL et al: Epidemiology and diagnosis of hypoparathyroidism, *J Clin Endocrinol Metab* 101(6):2284-2299, 2016.

Cusano NE et al: Mini-review: new therapeutic options in hypoparathyroidism, *Endocrine* 41(3):410-414, 2012.

Gafni RI, Collins MT: Hypoparathyroidism, *N Engl J Med* 380:1738-1747, 2019.

Mannstadt M et al: Hypoparathyroidism, *Nat Rev Dis Primers* 3:17055, 2017.

Rejnmark L et al: PTH replacement therapy in hypoparathyroidism, *Osteoporosis Int* 24(5):1529-1536, 2013.

Shoback DM et al: Presentation of hypoparathyroidism: etiologies and clinical features, *J Clin Endocrinol Metab* 101(6):2300-2312, 2016.

Stack Jr BC et al: American Association of Clinical Endocrinologists and American College of Endocrinology Disease State Clinical Review: postoperative hypoparathyroidism—definitions and management, *Endocrine Pract* 21(6):674-685, 2015.

第 20 章　骨质疏松症
Osteoporosis

Emily E. Nuss，Rachel Wright Heinle

张黎明　译　卢艳慧　审校

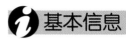 基本信息

定义

骨质疏松症是一种骨骼疾病，其特征是骨量减少和骨质量下降，导致骨骼脆性增加和骨折风险增加。青春期骨量累积不良和 60 岁后骨质流失是造成骨质疏松症的主要过程。其分类如下：

原发性骨质疏松症：原发性骨质疏松症是由于衰老和性腺功能下降引起的骨质流失，而非其他任何慢性疾病。

- 特发性骨质疏松症：未知的发病机制，可能发生在儿童和年轻人中
- Ⅰ型骨质疏松症（绝经后妇女）：更年期后由于雌激素生成突然下降而发生。它的特点是小梁骨不成比例地丢失加速，并伴有脊柱、髋部和腕部骨折
- Ⅱ型骨质疏松症（渐进型）：年龄在 70 岁以上的男性和女性，由于骨形成和吸收之间逐渐负平衡而发生。它的特点是小梁和皮质骨丢失，并伴有脊柱、长骨和髋部骨折

继发性骨质疏松症：继发性骨质疏松症是由于另一种慢性疾病造成的骨质流失，例如甲状腺素过多、甲状旁腺功能亢进症、恶性肿瘤、胃肠道疾病、药物、肾衰竭和结缔组织病（请参阅"鉴别诊断"）。

ICD-10CM 编码

M81.0　与年龄有关的骨质疏松症，无当前病理性骨折

M81.4　药物引起的骨质疏松症

M81.5　特发性骨质疏松症

M81.6　局部骨质疏松症

流行病学和人口统计学

患病率（美国）：

- 影响超过 1000 万的美国人
- 在美国，骨质疏松性骨折的年发病率超过 150 万（女性占 70%）
- 女性 2 倍于男性患病
- 死亡和治疗成本超过 170 亿美元

风险因素：

- 女性
- 绝经后状态
- 高龄
- 身体单薄，低体重（< 58 kg）
- 白人或亚洲血统
- 久坐不动的生活方式
- 不育
- 钙缺乏症
- 先前的低创伤骨折
- 父母的髋部骨折史
- 吸烟
- 过量饮酒或咖啡因
- 长期使用糖皮质激素
- 慢性疾病状态；例如原发性卵巢功能不全，糖尿病，雄激素缺乏，炎性肠病，甲状腺功能亢进，皮质醇过多

体格检查和临床表现

- 最常见的是无预兆、无症状
- 背侧后凸畸形（驼背），身高下降和骨骼疼痛（通常与骨折相关）的隐匿性和进行性发展；步速下降或行走不稳；其他如结节性甲状腺、肝大、黄疸、库欣特征等都与骨质疏松症的风险相关（请参阅"风险因素"以及框 20-1 和框 20-2）

病因学

正常的骨转换涉及骨吸收与骨形成之间的平衡。破骨细胞吸收骨骼，成骨细胞分泌骨骼基质以构建骨骼。在绝经后妇女中，卵巢功能丧失后骨转换率增加，导致进行性骨质流失。

框 20-1 骨质疏松性骨折的主要临床风险因素

- 年龄
- 以前有脆性骨折史
- 跌倒史
- 髋部骨折家族史
- 继发性骨质疏松症的其他原因
- 低体重指数
- 吸烟
- 高酒精摄入

From Hochberg MC：Rheumatology，ed 7，Philadelphia，2019，Elsevier.

框 20-2 继发性骨折的原因

- **内分泌**
  1. 男女性腺功能减退，包括未经治疗的过早绝经和芳香酶抑制剂或雄激素剥夺疗法的治疗
  2. 甲亢
  3. 高催乳素血症
  4. 库欣综合征
  5. 糖尿病
- **胃肠道**
  1. 乳糜泻
  2. 炎性肠病
  3. 慢性肝病
  4. 慢性胰腺炎
  5. 其他吸收不良的原因
- **风湿病**
  1. 类风湿关节炎
  2. 其他炎症性关节病
- **血液学**
  1. 多发性骨髓瘤
  2. 血红蛋白病
  3. 全身肥大细胞增多症
  4. 慢性肝素治疗
- **呼吸**
  1. 囊性纤维化
  2. 慢性阻塞性肺疾病
- **新陈代谢**
  同型胱氨酸尿症
- **慢性肾脏病**
- **制动**

From Hochberg MC：Rheumatology，ed 7，Philadelphia，2019，Elsevier.

已经开发了几种骨折风险计算工具。FRAX 是其中的处于领先水平的工具。框 20-3 总结了世界卫生组织骨折风险评估工具（WHO FRAX）10 年骨折风险计算器中使用的临床风险因素。

框 20-3　FRAX 骨折风险评估

- 年龄（50 ～ 90 岁）
- 性别
- 重量（以 kg 为单位）和高度（以 cm 为单位）。体重指数是根据身高和体重自动计算的
- 以前的脆性骨折（是 / 否）
- 父母的髋部骨折史（是 / 否）
- 当前吸烟（是 / 否）
- 长期使用口服糖皮质激素（超过 3 个月）（是 / 否）
- 类风湿关节炎（是 / 否）
- 每天饮酒 3 个或更多单位（是 / 否）
- 继发性骨质疏松症的其他原因（是 / 否）：包括 1 型糖尿病，成骨不全症，长期未治疗的甲状腺功能亢进症，性腺功能减退症或更年期过早（＜ 45 岁），慢性营养不良，吸收不良，慢性肝病

From World Health Organization. WHO risk fracture assessment tool. www.shef.ac.uk/FRAX.
From Hochberg MC：Rheumatology，ed 7，Philadelphia，2019，Elsevier.

 诊断

鉴别诊断

- 恶性肿瘤（多发性骨髓瘤，淋巴瘤，白血病，转移性癌）
- 原发性甲状旁腺功能亢进症
- 骨软化症
- 佩吉特骨病
- 成骨不全：Ⅰ、Ⅲ和Ⅳ型

评估

- 病史和体检，并对已识别的危险因素和次要原因进行适当评估。表 20-1 总结了与骨质疏松症相关的药物。框 20-4 总结了继发性骨质疏松症的评估
- WHO 的骨质疏松症诊断指南基于髋或脊柱的骨矿物质密度（BMD）测量值，单位为 g/cm²，并报告为 T 评分

表 20-1　与骨质疏松症相关的药物

系统	用药
内分泌	芳香酶抑制剂（例如阿那曲唑）
	过量补充甲状腺素
	糖皮质激素
	促性腺激素释放激素激动剂
	抑制卵巢的药物（例如醋酸甲羟孕酮）
	噻唑烷二酮
	SGLT-2 抑制剂
消化	质子泵抑制剂
血液	肝素
	华法林
感染性疾病	抗逆转录病毒疗法
免疫抑制剂	环孢素
	细胞毒药物
	他克莫司
神经	抗惊厥药——苯妥英钠、苯巴比妥、卡马西平
精神	选择性 5- 羟色胺再摄取抑制剂
肾脏	袢利尿剂

SGLT-2，钠-葡萄糖协同转运蛋白 2

From Hochberg MC：Rheumatology，ed 7，Philadelphia，2019，Elsevier.

框 20-4　对低创伤性骨折或低骨矿物质密度老年人的继发性骨质疏松症的评估

全血细胞计数
ESR 或 CRP
生化特征：包括肾功能，矫正的血清钙和碱性磷酸酶
甲状腺功能检查
考虑血清睾丸激素，性激素结合球蛋白，LH，FSH（男性）
血清和尿液电泳（椎骨骨折）
血清 25OHD 和 PTH

CRP，C 反应蛋白；ESR，红细胞沉降率；FSH，卵泡刺激素；LH，黄体生成素；PTH，甲状旁腺激素；25OHD，25 羟基维生素

From Fillit HM：Brocklehurst's textbook of geriatric medicine and gerontology，ed 8，Philadelphia，2017，Elsevier

1. 双能 X 线吸收法（DEXA）是筛查和监测 BMD 变化的金标准，这归因于其卓越的精度，广泛的可用性，低成本和最小的辐射暴露

2. DEXA（图 20-1）适用于所有 65 岁及 65 岁以上，以及有骨折风险［例如体重＜ 57.6 kg（127 磅），父母有髋部骨折，目前吸烟，过量饮酒（每天喝 2 杯以上），类风湿关节炎或存在引起骨质流失疾病］的 65 岁以下绝经后女性。表 20-2

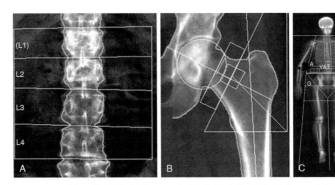

图 20-1 双能 X 线吸收法（DEXA）测量骨矿物质密度（BMD）（g/cm^2），是目前通过骨密度测定法诊断（**A**）后腰椎（L1 至 L4）或（**B**）髋部（股骨颈或全部）骨质疏松症的金标准（世界卫生组织定义 T 评分－ 2.5 或以下）。**C**，全身的 DEXA 可以提供有关总 BMD 和区域 BMD 以及身体成分（脂肪和肌肉质量）的信息。近期新增的其他测量参数是 android A/gynoid G 比值和内脏脂肪组织（VAT）。（From Pope TL et al：Musculoskeletal imaging，ed 2，Philadelphia，2014，WB Saunders.）

表 20-2　DEXA 测量腰椎骨密度错误的原因

高估骨密度

外来钙化（淋巴结、主动脉）

椎间盘退变和脊柱疾病（骨赘）

强直性脊柱炎

椎骨骨折

硬化性转移

椎管血管瘤

覆盖的金属物品（肚脐环）

外科手术（金属棒、脊柱融合术）

椎体成形术

佩吉特骨病

雷奈酸锶治疗

低估骨密度

椎板切除术

DEXA，双能 X 线吸收法

From Pope TL et al：Musculoskeletal imaging，ed 2，Philadelphia，2014，WB Saunders.

总结了 DEXA 测量腰椎骨密度错误的原因

3. FRAX 调查表（图 20-2）：美国预防服务工作队（USPSTF）提议使用 FRAX 计算器（https：//shelf.ac.uk/FRAX/）来确定在 50 ～ 64 岁女性进行筛查的必要性。如果 FRAX 10 年的主要骨质疏松症风险大于或等于 9.3%，USPSTF 建议使用 DEXA 扫描进行筛查

4. 目前，不建议对男性进行骨质疏松症的常规检查，除非临床表现出低骨量

5. 定量超声可以用作辅助工具来预测男性和女性的骨折风险。它比 DEXA 便宜并且没有辐射。但是，在这一点上，需要更多的研究和试验来确定其在骨质疏松症诊断和治疗中的效用

- 关于何时重复进行骨密度测试的建议应基于初始 T 值（图 20-3）。骨质疏松性骨折研究的数据表明，对于骨密度正常或轻度骨质减少的女性，在 10 ～ 15 年内的检查可能没有必要。对于中度骨质减少的女性，筛查间隔 3 ～ 5 年可能是合适的。对于晚期骨质流失 / 骨质疏松症的女性，建议每 1 ～ 2 年进行一次检查

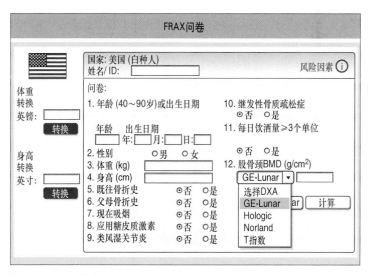

图 20-2　FRAX 调查表。（From Hochberg MC：Rheumatology，ed 7，Philadelphia，2019，Elsevier.）

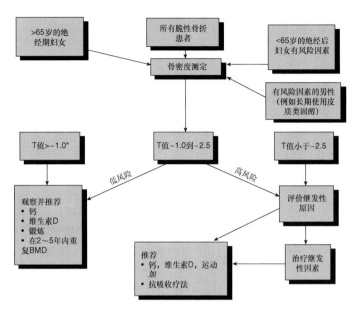

*对于脆性骨折且T值>−1.0的患者，应评估其是否有其他病理性骨折的原因

图 20-3 骨质疏松症的诊断和处理

实验室检查（框 20-5）

- 生化检查：评估肾和肝功能，原发性甲状旁腺功能亢进和营养不良

- CBC：用于营养状况和骨髓瘤评估

- TSH 排除甲状腺功能亢进症的存在

- 24 h 尿钙水平和 26- 羟基维生素 D 水平可能有助于评估骨质疏松症的继发原因

- 可以考虑进行腹腔检查和血清蛋白电泳。骨重塑的生化标志物可能对预测骨丢失率和（或）随访治疗反应有价值。应随访特定的生化标记（例如 3 个月间隔）以记录对治疗的反应

  1. 高转换型骨质疏松症：高水平的骨吸收标志物（赖氨酰吡啶啉、脱氧赖氨酰吡啶啉、胶原蛋白交联的正端肽、胶原蛋白交联的 C 端肽）和形成标志物（骨钙蛋白和骨特异性碱性磷酸酶）；高转换型骨质疏松症对于抗骨吸收治疗的反应最好

  2. 低或正常转换型骨质疏松症：正常水平或低水平的骨吸收

框 20-5　骨质疏松症患者的推荐实验室检查

建议对所有患者进行筛查

血清钙，白蛋白，磷 *, †, ‡, §

血清肌酐 *, †, ‡, §

肝功能检查 *

碳酸氢盐 *

全血细胞计数 *

24 h 尿钙水平 *, †, ‡, §

25- 羟基维生素 D 含量 *, †, ‡, §

促甲状腺激素水平 *, †, ‡, §

其他测试（如果适用）

骨转化的生化标记 *, †, ‡, §

皮质醇水平 *, ‡

蛋白电泳 *, †, §

甲状旁腺激素水平 *, §

* 美国临床内分泌医师协会指南

† 国家骨质疏松基金会医师指南

‡ 美国普通外科医生报告

§ 美国妇产科学院

From Hochberg MC：Rheumatology，ed 7，Philadelphia，2019，Elsevier.

　　和形成标志物（见前文"高转换型骨质疏松症"）；没有加速的骨质流失；对促进骨形成的药物反应最佳

影像学检查

- 应该对所有具有确定的危险因素和（或）相关的继发性疾病的女性进行 BMD 测定（见"评估"）

基于骨密度和 T 值切点的骨质疏松症诊断标准见表 20-3

1. 正常：BMD 低于年轻成人参考平均值不超过 1 SD

2. 骨质减少：BMD 低于年轻成人参考平均值 1 ～ 2.5 SD

表 20-3　根据世界卫生组织标准的骨质疏松症的诊断分类

目录	定义
正常	BMD 低于年轻成人参考平均值不超过 1 SD
低骨量（骨质减少）	BMD 低于年轻成人参考平均值 1 ～ 2.5 SD
骨质疏松症	BMD 低于年轻成人参考平均值超过 2.5 SD

BMD，骨密度测定；SD，标准差

From World Health Organization data，1994. In Hochberg MC：Rheumatology，ed 7，Philadelphia，2019，Elsevier

3. 骨质疏松症：BMD 低于年轻成人参考平均值超过 2.5 SD

- 对于正在接受治疗的患者：BMD 监测的频率是有争议的，许多专家建议临床医生在最初的 5 年药物治疗期间不应监测 BMD，因为尚无研究证明这种监测可改善骨折预后

- 对骨骼的适当部位进行 X 线检查（图 20-4 和图 20-5），仅评估临床骨质疏松性骨折

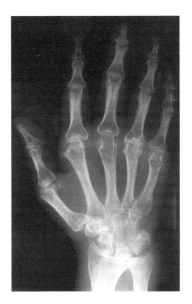

图 20-4　区域性骨质疏松症。早期类风湿关节炎患者的手部 X 线片显示掌指关节和指间关节的关节周围骨质减少，伴有关节间隙狭窄和关节周围受侵蚀。关节周围骨质减少是类风湿关节炎最早的影像学特征，与充血、滑膜炎症和刺激破骨细胞骨吸收的局部细胞因子有关。（From Pope TL et al：Musculoskeletal imaging，ed 2，Philadelphia，2015，WB Saunders.）

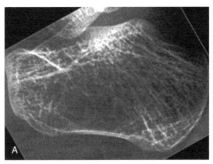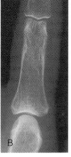

图 20-5　通常的骨质疏松症。放射线特征包括放射线密度降低（骨质减少），而小梁数目减少，骨小梁可能会被完全破坏，而骨皮质变薄，这在跟骨的侧位放射线照片（**A**）和指骨的放射线照片（**B**）中很明显。当存在这些特征时，应建议使用 DEXA 进行骨密度测定（From Pope TL et al：Musculoskeletal imaging，ed 2，Philadelphia，2015，WB Saunders.）

℞ 治疗

适应证：

- 基于 BMD 的 DEXA 测量结果的骨质疏松症
- 髋和椎骨骨折史
- DEXA ＋ 10 年 FRAX 评分的髋部骨折风险大于或等于 3%，或主要部位骨折风险大于或等于 20%

非药物治疗

预防：

- 识别和最小化风险因素
- 恰当的诊断和治疗继发性因素
- 行为改变：适当的营养，体育锻炼，骨折预防策略

急性期治疗

- 维生素 D 补充剂：19 ～ 70 岁年龄段的人每天 600 IU，71 岁以上年龄段的人每天 800 IU。表 20-4 总结了建议的钙和维生素 D 补充
- 钙补充剂：对于 19 ～ 50 岁的女性和 19 ～ 70 岁的男性，建

表 20-4　钙和维生素 D 补充的建议

个人年龄分类	元素钙	维生素 D
出生至 6 个月	400 mg	200 IU
6 ～ 12 个月	600 mg	200 IU
1 ～ 10 岁	800 mg	200 IU
11 ～ 24 岁	1200 ～ 1500 mg/d	400 IU
25 ～ 65 岁女性和男性，以及绝经前或服用雌激素的绝经后女性	1000 mg/d	400 ～ 600 IU
绝经后未补充雌激素的女性	1500 mg/d	65 岁应补充 400 ～ 600 IU
妊娠和哺乳期女性	1200 ～ 1500 mg/d	400 IU
国家骨质疏松基因会指南	1200 mg	800 ～ 1000 IU

* 这些建议是指南推荐的，对于 25- 羟基维生素 D 水平正常的健康个体来说可能是足够的。但在多数情况下，这些补充量仍不能满足个体营养需求

From Hochberg MC：Rheumatology，ed 7，Philadelphia，2019，Elsevier

议饮食中的钙摄入量为 1000 mg/d；50 岁以上的女性和 70 岁以上的男性需要 1200 mg/d。应避免钙摄入量超过 2500 mg/d（超过 50 岁的人应避免超过 2000 mg/d）。食用富含钙的食品和饮料是确保充足钙摄入的首选方法[①]

- 口服双膦酸盐（阿仑膦酸盐、利塞膦酸盐）：通过减弱破骨细胞活性来减少骨吸收。它们是一线疗法，可用于大多数骨质疏松症患者的治疗，是降低骨折风险的行之有效方法。双膦酸盐根据结合亲和力、剂量频率和给药途径而不同。为了促进吸收，大多数口服双膦酸盐要空腹服用，并喝一满杯水。指导患者保持坐姿或站立姿势 30 ~ 60 min。禁忌证包括食管疾病、服药后不能站立 30 ~ 60 min、慢性肾脏疾病和 Roux-en-Y 胃旁路手术。不良反应包括胃食管反流病、食管炎、短暂性低血钙、肌肉骨骼疼痛、肾功能不全、眼部副作用、下颌骨坏死和非典型股骨骨折。唑来膦酸：通过静脉输注，至少 15 min，每年一次 5 mg，可用于不能耐受口服双膦酸盐者。急性肾衰竭患者忌用

- 生物制剂：Denosumab 是一种人类单克隆抗体，可抑制破骨细胞形成并抑制骨吸收，用于治疗绝经后骨质疏松症。剂量是每 6 个月皮下注射 60 mg。罗莫单抗是一种单克隆抗体，通过与硬化素结合而增加骨形成并抑制骨吸收。处于骨折高风险，且无法耐受任何其他骨质疏松症疗法者可以使用。剂量为连续两次皮下注射（每次 105 mg），总剂量为 210 mg，每月一次。过去 1 年中患有心肌梗死或卒中的患者不应使用

- Teriparatide 是一种重组人甲状旁腺激素，用于绝经后骨质疏松症骨折高风险女性，尤其是椎体骨折。它也用于患有高骨折风险的原发性骨质疏松症或性腺功能减退导致骨质疏松症的男性。通过在大腿或腹壁皮下注射 20 μg，每日一次使用，不建议使用超过 2 年。它促进骨形成并降低骨折的风险，但可能增加的风险有骨质疏松症的老年妇女卒中。常见的副作用包括头痛、肌痛、高钙血症和高钙尿症。在患有骨质疏松症的绝经后女性中，使用 abaloparatide（一种甲状旁腺激素的选择性激活剂）的试验发现，新的椎骨和非椎骨骨折风险降低

---

① Bauer DC：Calcium supplements and fracture prevention，N Engl J Med 369：1537-1543，2013.

- 不应开具雌激素处方药或雷洛昔芬来治疗患有骨质疏松症的妇女

长期管理

- 终身关注行为改变问题（营养、体育锻炼、骨折预防策略）以及对药物干预的依从性。具体建议包括负重和加强肌肉锻炼，戒烟，减少酒精摄入以及采取预防跌倒的策略
- 几乎没有证据证明双膦酸盐应长期使用。5 年以上继续双膦酸盐药物治疗时，应对风险和收益进行重新评估。使用双膦酸盐治疗 5 年后，股骨非典型骨折的风险增加。在绝经后的妇女中，双膦酸盐治疗 3 年（Ⅳ）至 5 年（口服）后骨折风险不高的情况下，考虑药物"假期"是合理的。对于那些高危人群，建议继续治疗
- 在可能的情况下需要不断消除高风险因素，并以最佳方式管理骨质疏松症的继发原因

处理

诊断和治疗的目标包括确定有风险的妇女；对所有妇女实行终身预防措施；可以减少骨折风险的治疗方式；降低发病率、死亡率和（不必要的）制度化，从而提高独立生活的质量。表 20-5 总结了

表 20-5   主要治疗选择对椎骨、非椎骨和髋部骨折风险的影响

	椎骨骨折	非椎骨骨折	髋部骨折
阿仑膦酸盐	A	A	A
依替膦酸盐	A	ND	ND
利塞膦酸钠	A	A	A
雷洛昔芬	A	ND	ND
雷奈酸锶	A	A	（A）
特立帕肽	A	A	ND
地诺单抗	A	A	A
唑来膦酸盐 *	A	A	A
伊班膦酸 *	A	（A）	ND
钙和维生素 D*	ND	A	A

A 来自随机对照试验和（或）荟萃分析的证据；（A）反映仅在事后亚组分析中发现了对骨折风险的有益影响；ND 表明尚未证实骨折减少

* 未包括在当前的美国国家卫生与临床卓越研究所（NICE）指南中

From Fillit HM: Brocklehurst's textbook of geriatric medicine and gerontology, ed 8, 2017, Elsevier.

主要治疗方案对椎体、非椎体和髋部骨折风险的影响。

转诊

- 转诊至内分泌相关领域专家处或转诊至生殖内分泌科、妇科或风湿免疫专科处
- 如果需要多学科管理，则根据是否存在急性骨折和（或）继发性相关疾病而转诊

 # 重点和注意事项

专家点评

- 下颌骨坏死是大剂量静脉注射双膦酸盐治疗癌症的已知并发症；但是，关于用于骨质疏松症的低剂量双膦酸盐是否也会引起这种疾病，存在着大量争论。目前证据没有定论
- 据报道，在一些不受控制的病例中，长期使用双膦酸盐（＞10年）会增加非典型的转子下或股骨干骨折的风险。大腿疼痛的前驱症状，没有创伤史以及特定的放射学特征（皮质增厚）已有报道。证据尚无定论。患者可以放心短期或中期使用双膦酸盐而不会增加股骨非典型骨折的风险。当前的策略包括临床稳定患者在应用 5 年后给予 12 个月的药物"假期"，并考虑对接受双膦酸盐治疗时发生非典型骨折的患者进行特立帕肽治疗
- 据报道，双膦酸盐治疗可能会增加食管癌和心房颤动的风险

相关内容

与药物相关的下颌骨坏死（相关重点专题）

椎体压缩性骨折（相关重点专题）

推荐阅读

Black DM: Bisphosphonates and fractures of the subtrochanteric or diaphyseal femur, *N Engl J Med* 362:1761-1771, 2010.

Black DM, Rosen CJ: Clinical practice: postmenopausal osteoporosis, *N Engl J Med* 374:254-262, 2016.

Boonen J et al: Fracture risk and zoledronic acid therapy in men with osteoporosis, *N Engl J Med* 367:1714-1723, 2012.

Buckley L, Humphrey MB: Glucocorticoid-induced osteoporosis, *N Engl J Med* 379:2547-2556, 2018.

Committee on Practice Bulletins-Gynecology: The American College of Obstetricians and gynecologists: ACOG practice Bulletin N. 129. Osteoporosis, *Obstet Gynecol* 120(3):718-734, 2012.

Cosman F et al: Romosozumab treatment in postmenopausal women with osteoporosis, *N Engl J Med* 375:1532-1543, 2016.

Cummings SR et al: Lasofoxifene in postmenopausal women with osteoporosis, *N Engl J Med* 362:686-696, 2010.

Favus MJ: Bisphosphonates for osteoporosis, *N Engl J Med* 363:2027-2035, 2010.

Fink HA et al: Long-term drug therapy and drug discontinuations and holidays for osteoporosis fracture prevention: a systematic review, *Ann Intern Med* 171(1):37-50, 2019.

McClung M et al: Bisphosphonate therapy for osteoporosis: benefits, risks, and drug holiday, *Am J Med* 126:13-20, 2013.

Miller PD et al: Effect of abaloparatide vs placebo on new vertebral fractures in postmenopausal women with osteoporosis: a randomized, clinical trial, *J Am Med Assoc* 316(7):722-733, 2016.

O'Connor KM: Evaluation and treatment of osteoporosis, *Med Clin North Am* 100(4):807-826, 2016.

Ott SM: What is the optimal duration of bisphosphonate therapy? *Clev Clin J Med* 78:619, 2011.

Qaseem A et al: Treatment of low bone density or osteoporosis to prevent fractures in men and women: a clinical practice guideline update from the American College of Physicians, *Ann Int Med* 166:818-839, 2017.

Schilcher J et al: Bisphosphonate use and atypical fractures of the femoral shaft, *N Engl J Med* 364:1728-1737, 2011.

Sellmeyer DE: Atypical fractures as a potential complication of long-term bisphosphonate therapy, *J Am Med Assoc* 304(13):1480-1484, 2010.

South-Paul JE: Osteoporosis: part I. Evaluation and assessment, *Am Fam Physician* 63(5):897-904, 2001.

Yu EW, Finkelstein JS: Bone density screening intervals for osteoporosis: one size does not fit all, *J Am Med Assoc* 307:2591-2592, 2012.

第 21 章 佩吉特骨病
Paget Disease of Bone

Joseph R. Tucci

张黎明 译 卢艳慧 审校

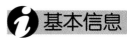 基本信息

定义

佩吉特骨病（Paget disease of bone）是一种局灶性骨重塑紊乱的疾病，其成骨和破骨活性增加，导致一个或多个骨骼部位编织和层状骨紊乱（图 21-1）。最终结果是质量差的骨增加，血管过多，并且容易变形和断裂。

同义词

变形性骨炎

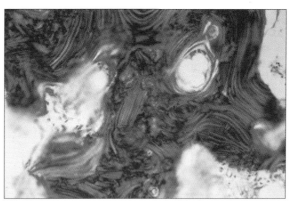

扫本章二维码看彩图

图 21-1 （扫本章二维码看彩图）佩吉特骨病中的"马赛克"特征模式。层状骨与编织骨相互交错。在偏振光下观察到厚度为 8 μm 的未脱钙骨切片。Solochrome Cyanin R 染色。放大倍数 × 200。（Courtesy of Dr. Louis-Georges Ste-Marie and Dr. Natalie Dion, Laboratoire des maladies osseuses métaboliques at Centre de recherche du CHUM, Université de Montréal, Montréal, Canada. In Hochberg MC: Rheumatology, ed 7, Philadelphia, 2019, Elsevier.）

ICD-10CM 编码

M88.9　未指定骨骼的变形性骨炎

M88.0　颅骨变形骨

M88.1　椎骨变形骨

M88.869　小腿未指明的变形性骨炎

M88.89　多个部位的变形性骨炎

M90.60　赘生物中的变形性骨炎，未指定部位

M90.679　变形性骨炎，未指明脚踝和足

M90.68　赘生物中的变形性骨炎，其他部位

M90.69　赘生物中的变形性骨炎，多处

流行病学和人口统计学

　　流行病学数据表明，英国佩吉特骨病于 17 世纪由英国殖民者传播到其他地区。在东欧和西欧以及移民到新西兰的人群中，患病率最高，澳大利亚、南非和北美其次。佩吉特骨病在日本人、中国人、亚洲印第安人、撒哈拉以南非洲人和中东阿拉伯人中也有发生。

- 最常被诊断的年龄多大于 50 岁，40 岁以下罕见
- 估计 50 岁以上人群中的患病率高达 3%，而 90 岁以上人群中的患病率高达 10%

好发性别：男性为优势人群。

好发年龄：中年或者老年。

家族事件：常见，多伴有家族史，在多达 40% 的病例中家族史阳性。

体格检查和临床表现

- 最常见的受累部位：骨盆（70%）、腰椎（53%）、骶骨、股骨（55%）、颅骨（42%）、胫骨（30%）（图 21-2）、肱骨、肩胛骨
- 罕见：手、足、腓骨
- 一骨或多骨病变
- 受累骨的疾病逐渐发展，在新部位很少出现
- 许多患者无症状，但多达 40% 的就医患者出现骨痛
- 症状和体征包括骨骼和关节疼痛，通常与继发性关节炎、骨骼畸形和肿大、病变骨骼的温度增高、颅骨肿大、神经压迫或压迫综合征、脑神经缺损（尤其是耳聋）（图 21-3）、脊髓

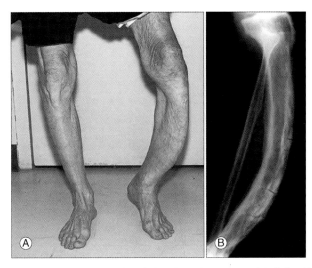

图 21-2 左胫骨佩吉特骨病。（扫本章二维码看彩图）A. 严重畸形，前弓屈曲。**B.** 在胫骨干的前部可见数个骨折。（From Hochberg MC：Rheumatology，ed 7，Philadelphia，2019，Elsevier.）

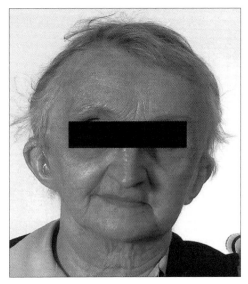

图 21-3 （扫本章二维码看彩图）佩吉特骨病会导致颅骨右侧畸形，耳聋（可见右耳的听力放大器）和因血管盗血综合征而引起的表情淡漠。（From Hochberg MC：Rheumatology，ed 7，Philadelphia，2019，Elsevier.）

压迫和血管的盗血综合征、骨裂、骨折和赘生物变性相关

病因学

图 21-4 说明佩吉特骨病的病理生理学发病过程。大量流行病学研究和实验室数据表明破骨细胞副黏病毒感染在基因易感个体中的潜在作用，无论这些个体有无基因突变。

 诊断

对于无症状而仅有碱性磷酸酶升高的患者，且无肝病迹象，即为可疑诊断。

鉴别诊断

- 骨硬化
- 高磷血症

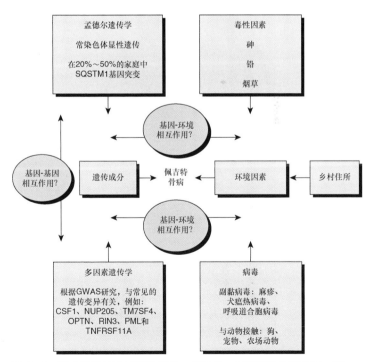

图 21-4　佩吉特骨病的病理生理学。GWAS，全基因组关联研究。（From Hochberg MC：Rheumatology，ed 7，Philadelphia，2019，Elsevier.）

- 家族性扩张性骨溶解
- 纤维异常增生
- 骨骼肿瘤（原发性或转移性）
- 骨软化伴继发性甲状旁腺功能亢进

实验室检查

- 血清碱性磷酸酶或骨特异性碱性磷酸酶增加
- 尿液 1 型胶原 N 端肽（NTx）/Cr 比值或血浆 1 型胶原 C 端肽（CTx）升高
- 很少需要进行骨活检，但在某些情况下可能是必要的，以排除肉瘤变性或转移性疾病

影像学检查

骨荧光显像术（骨扫描）（图 21-5）是描绘佩吉特（Paget）病变范

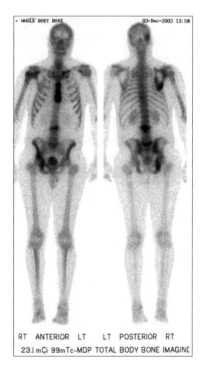

图 21-5 99m MDP(双膦酸二甲酯）骨扫描显示多发性佩吉特骨病，涉及胸骨、右肩胛骨、两个腰椎椎体和右半侧骨盆。早期佩吉特骨病也可能涉及颅骨的右侧。（From Hochberg MC：Rheumatology，ed 7，Philadelphia，2019，Elsevier. ）

围和部位的最灵敏测试，但摄取区域可能与关节炎或转移性病变相比没有特异性。放射学检查（图 21-6）将进一步描绘特征性的 Paget 变化（皮质骨增厚，小梁标记变粗，所涉及骨骼的变形和扩张）。

Rx 治疗

治疗适应证包括广泛或症状性疾病；神经系统并发症；累及承重骨、颅骨、椎体和其他重要区域的骨骼（如关节附近）；预防受累骨骼手术过程中的大量出血；以及血清碱性磷酸酶超过正常上限 4 倍以上时。

非药物治疗

- 优化钙和维生素 D 的摄入量以及有关非卧床等的适当指导
- 假骨折患者可能需要骨科固定

特殊疗法

双膦酸盐是治疗的主体，包括口服阿仑膦酸盐或利塞膦酸盐和静脉应用帕米膦酸盐或唑来膦酸。一次使用唑来膦酸（5 mg 静脉注射）可能有效控制症状超过 3 年。

- 当双膦酸盐不被耐受或禁忌时（如 GFR < 35 ml/min 者），可用鲑鱼降钙素
- 对乙酰氨基酚、阿司匹林和非甾体类药物可缓解疼痛

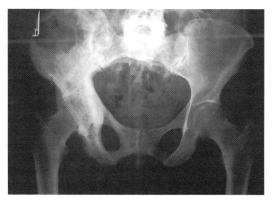

图 21-6　**佩吉特骨病。**骨盆的前位片显示右髂骨、坐骨和耻骨中的小梁显著突出，较小的溶胞区符合佩吉特骨病的晚期表现。（From Specht N［ed］：Practical guide to diagnostic imaging，St Louis，1998，Mosby.）

处理

- 未经治疗，疾病进展很普遍
- 通过治疗，大多数患者的缓解时间各不相同。双膦酸盐可使大部分患者的骨转换正常化，但是目前尚无证据表明长期抑制骨转换可以预防并发症或改善临床结局
- 持续佩吉特骨病活动或复发的患者，应每隔 3～6 个月进行认真、定期的临床和生化随访，并需要进行再次治疗
- 首次静脉注射帕米膦酸或唑来膦酸，患者可能会出现流行性感冒样综合征，而对乙酰氨基酚可以预防这种症状

推荐阅读

Cundy T et al: Durability of response to zoledronate treatment and competing mortality in Paget's disease of bone, *J Bone Miner Res* 32(4):753-756, 2017.

Michou L, Orcel P: The changing countenance of Paget's disease of bone, *Joint Bone Spine* 83:650-655, 2016.

Ralston SH: Paget's disease of bone, *N Engl J Med* 368:644-650, 2013.

Ralston SH et al: Diagnosis and management of Paget's disease of bone in adults: a clinical guideline, *J Bone Miner Res* 34(4):579-604, 2019.

Singer FR: Paget disease of bone-genetic and environmental factors, *Nat Rev Endocrinol* 11:662-671, 2015.

Tucci JR: Preoperative management of Paget disease. In Aaron RK, editor: *Diagnosis and management of hip disease*, Cham, Switzerland, 2015, Springer International Publishing, pp. 159-174.

第 22 章　骨软化症和佝偻病
Osteomalacia and Rickets

Shefali Majmudar

张黎明　译　卢艳慧　审校

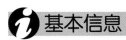 基本信息

定义

　　佝偻病是骨骺闭合前骨基质矿化不足的结果，导致婴儿和儿童骨骼的软化和弱化。矿化障碍可能是继发于钙、磷或维生素 D 代谢异常，导致类骨质在骨骺闭合之前积累，从而损害了骨快速生长部位的骨稳定性。当这种情况在骨骺闭合后的成年期发生时，称为骨软化症。肾性骨营养不良是一个用来描述慢性肾脏病患者与此相似的情况。某些形式的疾病可能仅对高剂量的维生素 D 有反应，被称为维生素 D 抵抗性佝偻病（VDRR）。

> ### ICD-10CM 编码
> E55.0　佝偻病，活动期
> E83.30　未明确的磷代谢紊乱
> M83.9　未明确的成人骨软化症
> N25.0　肾性骨营养不良

风险因素

- 6 ~ 24 个月的儿童
- 早产儿
- 居住于北部纬度地区阳光照射不足的人群
- 纯母乳喂养的婴儿
- 深色的皮肤色素沉着
- 使用抗惊厥药

体格检查和临床表现

　　佝偻病儿童的典型临床表现包括：

- 冷漠，肌肉无力，肌肉抽搐，生长迟缓，身材矮小

- 骨骼疼痛和关节肿胀（图 22-1 和图 22-2）
- 由于肌张力低下导致腹部隆起
- 颅骨缝加宽，囟门闭合延迟，头部额突
- 颅骨炎（颅骨软化）
- 牙齿萌发延迟和牙齿矿化不良
- 下肢弯曲畸形，特别是股骨和胫骨（图 22-3）
- 表 22-1 总结了佝偻病的临床特征
- 串珠肋（肋软骨交界处的肋头增大和突出）
- 哈里森沟（下部肋骨的凹痕）

扫本章二维码看彩图

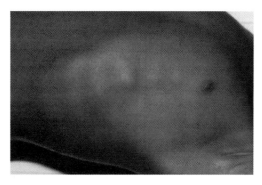

图 22-1 （扫本章二维码看彩图）佝偻病患儿的"串珠肋"。（Courtesy of Dr. Thomas D. Thacher, Rochester, MN. In Kliegman, RM: Nelson textbook of pediatrics, ed 21, Philadelphia, 2020, Elsevier.）

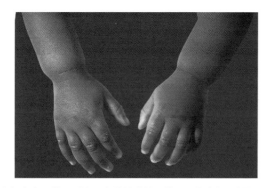

图 22-2 （扫本章二维码看彩图）佝偻病幼儿的手和前臂由于腕骨和尺骨下端向外扩张和矿化不良而在腕部上方呈突出形态。（From Bullough PG: Orthopaedic pathology, ed 5, St Louis, 2010, Mosby, Fig 8-31. In Kliegman, RM: Nelson textbook of pediatrics, ed 21, Philadelphia, 2020, Elsevier.）

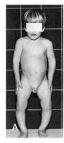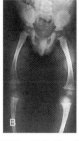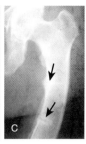

图 22-3 **A**.佝偻病的典型病例。请注意，股骨和胫骨的弯曲可能是由于维生素 D 缺乏症、磷酸盐缺乏症或其他原因引起的。**B**.患有佝偻病儿童的骨骼放射线检查。请注意，下肢的负重骨骼弯曲，并且骨骺开放，呈斑点状且生长过度。**C**.骨软化症或佝偻病特征性的松散区域或假骨折。因为骨骺是闭合的，所以患者是成年人。该 X 线片可诊断为骨软化症。(From Stewart A：Metabolic bone diseases. In Andreoli TE et al［eds］：Cecil essentials of medicine，ed 8，Philadelphia，2010，WB Saunders.）

表 22-1 佝偻病的临床特征

一般
生长停滞（营养不良）
精神委靡
腹部膨出
肌肉无力（尤其是近端）
低钙血症性扩张型心肌病
骨折（病理性，微创伤）
颅内压升高

头
颅骨软化
前额突出
囟门关闭延迟（通常 2 年内关闭）
牙列延迟
　10 月龄前无门牙
　18 个月龄前无磨牙
龋齿
颅骨前突

胸部
串珠肋
哈里森沟
呼吸道感染和肺不张 *

背部

脊柱侧弯

脊柱后凸

脊柱前凸

四肢

手腕和脚踝肿大

外翻或内翻畸形

风吹畸形（一只腿的外翻畸形，另一只腿的内翻畸形）

胫骨和股骨前屈

髋内翻

腿痛

低钙血症症状 [†]

手足抽搐

癫痫发作

喉痉挛引起的喘鸣

---

[*] 这些特征最常见于维生素 D 缺乏症

[†] 这些症状仅在患有导致低钙血症（见表 22-3）疾病的儿童中出现

From Kliegman RM：Nelson textbook of pediatrics，ed 21，Philadelphia，2020，Elsevier.

- 胸骨前突（鸡胸）
- 病理性骨折
- 脊柱侧弯或驼背

成人骨软化症较不典型的临床表现包括：

- 骨骼疼痛和骨骼压痛
- 肌张力低下和近端肌无力
- 病理性骨折和骨密度降低
- 步态障碍

病因学

佝偻病和骨软化症的最常见原因是维生素 D 缺乏症。钙和磷摄入不足也会导致佝偻病。维生素 D 和 PTH 在钙稳态中起重要作用。维生素 D 是胃肠道中足够的钙吸收所必需的。低维生素 D 会导致肠道对钙的吸收减少，从而导致 PTH 的代偿性增加和骨骼吸收，导致碱性磷酸酶水平增加。这可能是由多种情况引起的，包括饮食摄入不足、吸收不良、慢性肠胃外营养以及之前列出的其他风险因素。在诸如囊性纤维化、乳糜泻之类的肠道疾病以及包括严重肝病在内的许多慢性疾病中都观察到了导致矿化效率低下的吸收不良。表 22-2 总结了骨软化

表 22-2　骨软化症和佝偻病的生化表现

	Ca	PO₄	25(OH)D	1,25(OH)D	PTH	其他
缺乏						
维生素 D 缺乏症	≈↓或 N	≈↓或 N	↓↓	↑或 N	↑	
钙缺乏饮食	↓	↓或 N	↓或 N	↑或 N	↑	↑碱性磷酸酶
肾脏疾病	↓	↑	N 或↓	↓或 N	↑或 N	
1α 羟化酶缺乏症，"维生素 D 依赖性佝偻病" I 型	↓	↓	N	↓	↑	↑碱性磷酸酶
维生素 D 抵抗，"维生素 D 依赖性佝偻病 II 型"	↓	↓	N	↑↑	↑	↑碱性磷酸酶
低磷血症						
X 连锁低磷血症性佝偻病	N	↓	N	↓或低于正常	N	↑FGF-23/磷脂酰肌醇 ↑尿磷酸盐
常染色体显性低磷血症性佝偻病	N	↓	N	↓或低于正常	N	↑FGF-23/磷脂酰肌醇 ↑尿磷酸盐
常染色体隐性低磷血症性佝偻病	N	↓	N	↓或低于正常	N	↑FGF-23/磷脂酰肌醇 ↑尿磷酸盐

续表

	Ca	PO₄	25（OH）D	1,25（OH）D	PTH	其他
致癌性骨软化症伴 FGF-23 分泌	N	↓↓	N	↓或低于正常	N	↑FGF-23/磷脂酰肌醇 ↑尿磷酸盐
"遗传性低低血症性佝偻病伴高钙尿症"，NaP12c 突变	N	↓↓	N	↑或 N	N	↑尿钙 ↑尿磷酸盐
肾性磷酸盐丢失（包括范科尼综合征、佐特病、镉中毒、重金属中毒）	N	↓↓	N	N 或低于正常	N	↑尿磷酸盐 ↑尿氨基酸 ↑尿碳酸氢盐 ↑碱性磷酸酶
毒性						
氟化物	N	N	N	N	N	↑骨活检标本中的氟化物
依替膦酸盐	N 或低于正常	N	N	N	N	↑尿磷酸盐
肠外铝	N	N	N	N 或↓	N 或↑↓	铝染色骨活检标本
低磷酸酯酶症	N	N	N	N	N	↑↓碱性磷酸酶
酸中毒	N	N	N	N 或低于正常	低于正常	↓尿碳酸氢盐

FGF-23，成纤维细胞生长因子；N，正常；PTH，甲状旁腺激素

From Hochberg MC: Rheumatology. ed 7, Philadelphia, 2019, Elsevier.

症和佝偻病的生化表现。慢性肾衰竭会由于电解质异常而导致骨矿化缺乏，从而引起血钙过低和肾性骨营养不良（肾性佝偻病）。这会导致磷酸盐排泄减少，从而提高血清磷水平，同时使甲状旁腺激素（PTH）升高和 1,25-OH 维生素 D 含量降低。

其他原因还包括维生素 D 依赖性佝偻病（VDDR-Ⅰ和Ⅱ型）和 VDRR，也称为遗传性低磷血症性佝偻病。

- VDDR-Ⅰ型是由维生素 D1-α 羟化酶的异常导致的，该酶转化为 1,25（OH）2D 的活性代谢产物
- VDDR-Ⅱ型也称为遗传性维生素 D 抵抗性佝偻病（HVDRR），归因于维生素 D 受体缺陷，原因是该维生素 D 受体编码基因突变

 诊断

鉴别诊断

- 骨质疏松症
- 甲状旁腺功能亢进症
- 甲亢
- 低磷血症
- 骨骼发育不良

评估

- 佝偻病是一种临床诊断。确定确切的病因通常具有挑战性。然而，临床、生化和放射学检查可能是有用的
- 对于儿童而言，彻底询问饮食和用药史很重要。通常不进行骨活检，然而其是诊断的金标准

实验室检查

血液检查应包括血清钙、无机磷（Pi）、碱性磷酸盐、PTH、25 羟维生素 D、肌酐和肝酶。表 22-3 总结了导致佝偻病的各种疾病的实验室检查结果。儿童可能仅表现出碱性磷酸酶水平升高和特征性体格检查表现。

影像学检查

- 在疾病中，特征性放射学表现包括不规则的骨骺-骺端连接

表 22-3 引起佝偻病的各种疾病的实验室检查

疾病	Ca	Pi	PTH	25-(OH)D	1,25-(OH)$_2$D	ALP	尿钙	尿磷
维生素 D 缺乏	N, ↓	↓	↑	↓	↓, N, ↑	↑	↓	↑
VDDR- I A 型	N, ↓	↓	↑	N	↓	↑	↓	↑
VDDR- I B 型	N, ↓	↓	↑	↓	N	↑	↓	↑
VDDR- II A 型	N, ↓	↓	↑	N	↑↑	↑	↓	↑
VDDR- II B 型	N, ↓	↓	↑	N	↑↑	↑	↓	↓
慢性肾病	N, ↓	↑	N, ↓	N	↓	↑	N, ↓	↓
饮食磷缺乏	N	↓	N, ↓	N	↑	↑	↓	↓
XLH*	N	↓	N, ↑	N	RD	↑	↓	↑
ADHR*	N	↓	N	N	RD	↑	↓	↑
HHRH	N	↓	N, ↓	N	↑	↑	↑	↑
ARHR, I 型或 II 型 *	N	↓	N	N	RD	↑	↓	↑
肿瘤诱发的佝偻病 †	N	↓	N	N	RD	↑	↓	↑
范科尼综合征	N	↓	N	N	RD 或 ↑	↑	↓ 或 ↑	↑

续表

疾病	Ca	Pi	PTH	25-（OH）D	1,25-（OH）₂D	ALP	尿钙	尿磷
登特（Dent）病	N	↓	N	N	N	↑	↑	↑
饮食钙缺乏	N, ↓	↓	↑	N	↑	↑	↓	↑

1,25-(OH)₂D, 1,25-二羟基维生素 D; 25-(OH) D, 25-羟基维生素 D; ↓, 降低; ↑, 升高; ↑↑, 明显升高; ADHR, 常染色体显性低磷血症性佝偻病; ALP, 碱性磷酸酶; ARHR, 常染色体隐性低磷血症性佝偻病; Ca, 钙; HHRH, 遗传性低磷血症佝偻病伴高钙尿症; N, 正常; Pi, 无机磷; PTH, 甲状旁腺激素; RD, 相对减少（因为考虑到并发的低磷血症，其应该增加）; VDDR, 维生素 D 依赖性佝偻病; XLH, X 连锁低磷血症性佝偻病

* 成纤维细胞生长因子-23 (FGF-23) 升高

† 部分患者检测到 FGF-23

From Kliegman RM: Nelson textbook of pediatrics, ed 21, Philadelphia, 2020, Elsevier.

处，并伴有扩张和长骨的骨骺肿胀，引起弯曲

- 在高应力点或在血管进入骨骼的位置发生微裂痕时，可能会发现假骨折（较松散的区域）和狭窄的射线可透过的线，在严重的佝偻病和骨软化症患者中可观察到

ⓇⓍ 治疗

- 治疗取决于潜在的病因；但是，高剂量的维生素 D 可解决大多数问题。随着牛奶和乳制品中维生素 D 的出现，维生素 D 的营养缺乏很少见；但是，如果发现缺乏症，应先用每日 2000 IU 维生素 D_2 或 D_3 进行治疗。建议每天服用，定期监测维生素 D 水平并根据需要调整剂量以维持于正常水平
- VDDR-Ⅰ型应进行维生素 D 和磷酸盐替代处理。开始治疗后最早的生化变化是磷含量增加，随之钙含量上升。血清钙、磷、碱性磷酸酶、骨化二醇和尿钙磷应在治疗开始后 2 周内进行检测，并在随后进行定期复查。VDDR-Ⅱ型的治疗更为复杂，需要内分泌科医生和（或）肾内科专家诊治
- 用钙三醇和口服磷酸盐治疗家族性低磷血症性佝偻病
- 单用口服磷酸盐是遗传性低磷血症性佝偻病伴高钙尿症的治疗选择

转诊

- 由于其中许多疾病的复杂性，应咨询内分泌和肾内科相应领域专家进行治疗
- 对于某些弓形腿或脊柱畸形，可能需要进行骨科咨询，这可能需要特殊的支撑以使骨骼长期生长。如果畸形非常严重，则可能需要进行矫正手术
- 可能还需要进行手术治疗股骨骨骺滑脱，这在肾性佝偻病中很常见

相关内容

维生素 D 缺乏症（患者信息）

推荐阅读

Allgrove J, Shaw NJ: A practical approach to vitamin D deficiency and rickets, *Endocr Dev* 28:119-133, 2015.

Munns CF et al: Global consensus recommendations on prevention and management of nutritional rickets, *J Clin Endocrinol Metab* 101(2):394-415, 2016.

Vahed LK et al: The frequency of clinical manifestations of hypophosphatemic rickets in patients with therapeutic strategies, *Clin Pract* 8(2):1072, 2018.

第 23 章　肥大性骨关节病
Hypertrophic Osteoarthropathy

Daphne Scaramangas-Plumley

孟浩　译　杨光　审校

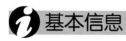 基本信息

定义

肥大性骨关节病（hypertrophic osteoarthropathy，HOA）是一种皮肤和骨组织异常增生的综合征。可见杵状指 / 趾、长骨骨膜炎和滑膜积液。杵状指 / 趾可能没有症状，但骨膜炎患者通常有长骨的剧烈疼痛。HOA 可能是癌症等其他潜在疾病过程的原发性或继发性表现。

同义词

原发性肥大性骨关节病

厚皮性骨膜病

特发性杵状指

Touraine-Solente-Golé 综合征

继发性肥大性骨关节病

HOA

ICD-10CM 编码

M89.3	骨质增生
M89.40	其他肥大性骨关节病，未指定部位
M89.411	其他肥大性骨关节病，右肩
M89.412	其他肥大性骨关节病，左肩
M89.419	其他肥大性骨关节病，未指定的肩部
M89.421	其他肥大性骨关节病，右上臂
M89.422	其他肥大性骨关节病，左上臂
M89.429	其他肥大性骨关节病，未指定的上臂
M89.431	其他肥大性骨关节病，右前臂
M89.432	其他肥大性骨关节病，左前臂
M89.439	其他肥大性骨关节病，未指定的前臂

M89.441　其他肥大性骨关节病，右手

M89.442　其他肥大性骨关节病，左手

M89.449　其他肥大性骨关节病，未指定的手

M89.451　其他肥大性骨关节病，右大腿

M89.452　其他肥大性骨关节病，左大腿

M89.459　其他肥大性骨关节病，未指定的大腿

M89.461　其他肥大性骨关节病，右小腿

M89.462　其他肥大性骨关节病，左小腿

M89.469　其他肥大性骨关节病，未指定的小腿

M89.471　其他肥大性骨关节病，右脚踝和右脚

M89.472　其他肥大性骨关节病，左脚踝和左脚

M89.479　其他肥大性骨关节病，未指定的脚踝和脚

M89.48　其他肥大性骨关节病，其他部位

M89.49　其他肥大性骨关节病，多部位

流行病学和人口统计学

- 图 23-1 提供了 HOA 的分类
- 原发性 HOA 是一种常染色体显性遗传性家族性疾病，发病年龄在 1 ～ 20 岁，非常罕见
- 男女比例为 9：1

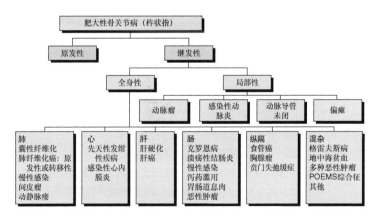

图 23-1　各种形式的肥厚性骨关节病（HOA）。POEMS，多发性神经病、器官肿大、内分泌疾病、单克隆蛋白和皮肤变化。（From Hochberg MC：Rheumatology，ed 7，Philadelphia，2019，Elsevier.）

- 继发性 HOA 更为常见，通常发生在 55 ～ 75 岁的成年人中。80% ～ 90% 的继发性 HOA 与非小细胞肺癌有关，最常见的是腺癌；其他相关疾病包括：

  1. 肺：间皮瘤、支气管肺癌、肺脓肿、脓胸、支气管扩张、囊性纤维化、肺纤维化、结节病、动静脉畸形
  2. 胃肠道：食管癌或结肠癌、胆道闭锁、消化性溃疡、炎性肠病、肝细胞癌、肝硬化、阿米巴病、泻药滥用、贲门失弛缓症
  3. 心脏：感染性心内膜炎、右向左心脏分流、主动脉瘤、主动脉旁路移植术感染
  4. 血液病：地中海贫血、骨髓纤维化、霍奇金淋巴瘤
  5. 内分泌：甲状腺肥大、POEMS 综合征
  6. 结缔组织病
  7. 胸腺瘤
  8. HIV 感染
  9. 骨肉瘤
  10. 鼻咽肉瘤

体格检查和临床表现

- 原发性 HOA 通常表现为手和脚的隐匿性肿大，称为"铁锹状"。杵状指是通过测量手指指数（digital index）来诊断的（图 23-2）。HOA 的其他症状和体征包括：

  1. 关节疼痛和肿胀
  2. 手脚有暖感或灼热感
  3. 面部粗厚，头皮上有凹槽或凹陷，眼睑下垂
  4. 胳膊和腿变粗
  5. 油性皮肤、发汗症、女性乳房发育症和痤疮
  6. 甲床周围皮肤薄而有光泽
  7. 甲床底部触诊可见指甲凸起，伴有软组织内指甲"漂浮"的感觉
  8. 大象腿：可见无凹陷性软组织肿胀并有压痛

- 继发性 HOA 患者可能在检测到原发疾病之前出现临床症状。体征和症状与原发性 HOA 相似，但是可能有与原发疾病（如肺癌、感染性心内膜炎）相关的症状

- 在发展为杵状指之前出现关节疼痛的患者可能被误诊为炎性关节炎

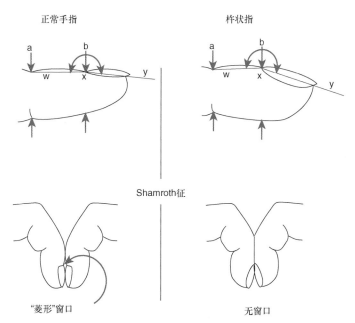

图 23-2　杵状指。正常手指在左边，杵状指在右边。远端指间关节用 a 表示；指甲和皮肤在中线的连接处用 b 表示。指间深度比是指在 b 处测量的深度除以在 a 处的深度之比。wxy 角是甲沟角。在图中，正常指间深度比为 0.9，杵状指的深度比为 1.2（比率＞ 1 表示杵状指），正常手指的甲沟角为 185°，杵状指为 200°（甲沟角＞ 190°表示杵状指）。Shamroth 征是指当相对应手指的末节指骨彼此相对时，通常会出现菱形窗口的缺失。（From McGee S：Evidence-based physical diagnosis，ed 4，Philadelphia，2018，Elsevier.）

病因学

　　HOA（图 23-3）的发病机制尚不完全清楚；目前的认识表明，HOA 是由一种或多种生长因子和炎症介质激活所致的。血管内皮生长因子（vascular endothelial growth factor，VEGF）水平在原发性和继发性 HOA 中均被发现升高。在肺部疾病和从右向左分流的情况下，由巨核细胞分泌的血小板衍生生长因子通常在肺和体循环中失活，这与 HOA 的发病有关。原发性 HOA 可能具有遗传基础。在某些患有这种疾病的患者中，已经鉴定出编码前列腺素合成的 HPGD 基因突变。HOA 和单纯杵状指患者高雌激素血症的发现使人们提出了 HOA 的发病机制的新假说，涉及雌激素、前列腺素 E2、前列腺素 A2 和炎症反射。

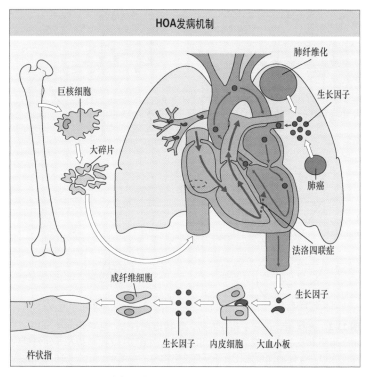

图 23-3 （扫二维码看彩图）HOA 的发病机制。巨核细胞来自骨髓，在正常情况下，肺微血管中的巨核细胞是碎裂的。在发绀型心脏病患者（这种情况为法洛四联症），大碎片不会进入肺循环；相反，它们会直接进入体循环，到达最远端，释放生长因子，激活内皮细胞，从而导致杵状指。在患有肺癌的个体中，源自异常组织的生长因子会进入体循环并诱导杵状指。（From Hochberg MC：Rheumatology，ed 7，Philadelphia，2019，Elsevier.）

扫二维码看彩图

Dx 诊断

诊断主要依据临床；放射线检查和骨骼扫描可以帮助确诊。

鉴别诊断

佩吉特骨病、反应性关节炎、银屑病关节炎、梅毒骨膜炎、骨关节炎、类风湿关节炎、骨髓炎、硬化性水肿和肢端肥大症。

评估

HOA 需要对可能的二级关联人群进行筛查。

实验室检查

- 常规实验室检查，如血细胞计数、电解质和尿液检查，在原发性和继发性 HOA 中通常是正常的
- 继发性 HOA 患者的红细胞沉降率通常较高
- 继发于胃肠道疾病的 HOA 患者中肝功能检查可能异常
- 由于长骨的骨膜炎，碱性磷酸酶可能升高
- 关节积液检查提示白细胞计数低，黏度、颜色和补体水平正常

影像学检查

- 应进行胸部 X 线检查以排除潜在的肺癌
- 长骨 X 线检查显示骨膜新骨形成
- 多普勒超声可能有助于鉴别骨膜炎
- 锝 -99m 骨扫描显示皮质摄取
- 单光子发射计算机断层成像（SPECT）/CT 可以通过排除骨转移增加特异性
- 血管造影显示手指血管增生

图 23-4　肥大性骨关节病。手腕 X 线片显示桡骨和尺骨远端骨膜增生。粗糙、分层的外观在骨干上最为明显。桡骨骨骺相对贫乏是其特征。（From Hochberg MC et al：Rheumatology，ed 5，St Louis，2011，Mosby.）

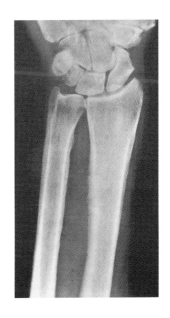

207

Rx 治疗

急性期治疗

- 原发性 HOA 的治疗是对症治疗。可以使用非甾体抗炎药，皮质类固醇，柠檬酸他莫昔芬或类维生素 A
- 秋水仙碱对骨膜下新骨形成引起的疼痛有帮助
- 整形手术适用于严重毁容的情况
- 有病例报道英夫利昔单抗联合关节镜滑膜切除术可改善原发性 HOA 症状
- 继发性 HOA 的治疗是治疗原发疾病。心脏畸形的矫正或潜在肿瘤切除后 HOA 症状可随之消退。关节吸引 / 注射非甾体抗炎药可用于缓解症状

长期管理

对于非甾体抗炎药和阿司匹林反应差的继发性 HOA 患者，奥曲肽（每天 2 次皮下注射 100 μg）和双膦酸盐，包括帕米膦酸盐（1 mg/kg，静脉注射至最大 60 mg）和唑来膦酸（抑制血管内皮生长因子的表达）被发现非常有效。迷走神经切断术已经进行尝试并取得了一定成功。最终的治疗仍然是治疗原发疾病。

转诊

当怀疑 HOA 的诊断，并且病因仍不清楚时，应转诊至风湿免疫科。

重点和注意事项

- 原发性 HOA 患者关节疼痛和肿胀的症状通常会随着时间的推移而改善
- 继发性 HOA 患者的预后和病程取决于原发疾病
- 杵状指的缓慢发展提示感染，而杵状指的快速发展可能表明潜在的恶性肿瘤

专家点评

感染和胸腔内恶性肿瘤是继发性 HOA 的最常见原因。继发于动脉移植感染的 HOA 已有报道。

推荐阅读

Brouwers A et al: Hypertrophic osteoarthropathy: estrogens, prostaglandin E2, prostaglandin A2, and the inflammatory reflex, *Clin Rheumatol*, 2018. Feb https://doi.org/10.1007/s10067-018-4044-z (Epub ahead of print).

Giancane G et al: Primary hypertrophic osteoarthropathy: an update on patient features and treatment, *J Rheumatol* 42:2211-2214, 2015.

Ito T et al: Hypertrophic pulmonary osteoarthropathy as a paraneoplastic manifestation of lung cancer, *J Thorac Oncol* 5:976, 2010.

Meyer HJ et al: Secondary hypertrophic osteoarthropathy caused by non-pleural or pulmonary tumors, *Medicine (Baltim)* 96(36):e7985, 2017.

Pineda C: Hypertropic osteoarthropathy: what a rheumatologist should know about this uncommon condition, *Rheum Dis Clin North Am* 39(2):383-400, 2013.

Uppal S et al: Mutations in 15-hydroxyprostaglandin dehydrogenase cause primary hypertrophic osteoarthropathy, *Nat Genet* 40:789-793, 2008.

第 24 章 碱性磷酸钙晶体沉积病
Basic Calcium Phosphate Crystal Deposition Disease

Zuhal Arzomand

孙宇 译 李楠 审校

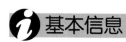 基本信息

定义

　　碱性磷酸钙晶体沉积病，俗称钙化性关节炎，是指关节周围和关节内钙化物质的沉积。碱性磷酸钙（BCP）由部分碳酸盐取代的羟基磷灰石（一种形式的钙磷灰石）、八钙磷酸钙和磷酸三钙（白磷钙石）晶体组成。BCP 晶体沉积通常是无症状的，尽管它们可以间歇性地出现症状，引发炎症反应，并导致急性和慢性关节炎。急性发作可表现为发热、肿胀、关节压痛，临床上类似于痛风、假性痛风、蜂窝织炎和化脓性关节炎。BCP 晶体常见于骨关节炎患者的滑膜液中，与硬皮病和皮肌炎的软组织钙质沉着症有关。

同义词

　　钙化性关节周围炎 / 钙化性肌腱炎
　　羟基磷灰石沉积
　　磷灰石相关破坏性关节炎
　　特发性肩部破坏性关节炎
　　碱性磷酸钙晶体相关破坏性关节病
　　BCPCDD
　　密尔沃基（Milwaukee）肩综合征
　　磷灰石相关性破坏性关节病（AADA）

ICD-10CM 编码

M11.0 　羟基磷灰石沉积病
M11.8 　其他特定的晶体沉积病
M11.9 　晶体沉积病，不确定

流行病学与人口统计学

患病率：通常是无症状的，常被偶然发现；因此，患病率尚不确定。

好发性别：女性＞男性。

好发年龄：发病率随年龄增长而增加（30 ～ 78 岁）。

危险因素：大多数病例为自发性起病。也可能由创伤、感染或过度使用药物引起。

遗传学：尚未完全明确，高加索人为主。

相关临床情况：衰老，骨关节炎，糖尿病，慢性肾脏疾病，甲状旁腺功能亢进症，焦磷酸钙疾病，结缔组织病，如皮肌炎、硬皮病、系统性红斑狼疮。

体格检查和临床表现

- 关节周围钙化沉积通常是无症状的
- 急性发作时会突然出现剧烈疼痛、软组织肿胀、发热、局部压痛以及相关的功能丧失。所有受影响关节的主动活动度降低有时与关节不稳定有关。大多数都是自发性发作，但可能继发于轻度创伤或药物过度使用
- 常累及肩关节（通常为主要病变侧，但 60% 为双侧）。髋部大转子、膝关节、肘关节、腕关节、踝关节和手指也是常见的部位
- 可导致冠齿综合征（CDS）、周围神经和脊髓压迫以及假瘤沉积
- **羟基磷灰石伪足：**为急性钙化性第一跖趾关节周围关节炎，通常发生在年轻女性
- **密尔沃基肩综合征：**指因钙沉积引起的肩关节破坏性病变（通常累及主要关节），常发生在 60 岁以上的女性，导致肩关节功能紊乱和功能丧失（图 24-1 和表 24-1）

病因学

- 特发性的
- 碱性磷酸钙晶体的形成是多因素的，但在很大程度上依赖于胞外无机焦磷酸盐（ePPi）和胞外无机磷酸盐（ePi）调节病理和生理矿物质的形成。ePPi 的降低和较高的 ePi 浓度促进了碱性磷酸钙的形成，而过量的 ePPi 则促进二水焦磷酸

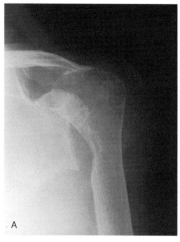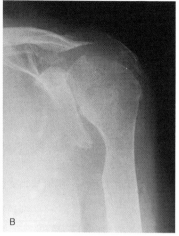

图 24-1   肩关节受碱性磷酸钙晶体相关性破坏性关节炎（Milwaukee 肩综合征）影响的前后位 X 线片。广泛的关节周围组织破坏，包括肩袖，已导致肩膀不稳定。**A.** 肱骨向上半脱位可以通过（**B**）肩部牵引来克服。注意肩峰和肩盂肱关节的广泛萎缩破坏和骨丢失。（From Hochberg MC et al：Rheumatology，ed 5，St Louis，2011，Mosby.）

表 24-1   与碱性磷酸钙晶体在关节内部或其周围沉积有关的临床综合征

皮下沉积物（如硬皮病中手的钙化）	无症状偶然发现
	急慢性炎症
	皮肤溃疡
	继发感染
	周围组织压迫性坏死
	功能干扰
关节周围沉积物（例如，棘上肌腱钙化）	无症状偶然发现
	急性钙化性关节炎
	周围关节疼痛和（或）功能障碍
关节内沉积（如受损关节的滑膜和软骨沉积）	无症状偶然发现
	急性滑膜炎
	严重的骨关节炎
	老年人的破坏性关节病

From Hochberg MC et al：Rheumatology，ed 5，St Louis，2011，Elsevier.

钙（焦磷酸钙沉积病）的形成，抑制了碱性磷酸钙晶体的形成

- 无机焦磷酸盐（PPi）和无机磷酸盐（Pi）的调节受多种蛋白

质的调控，包括 ANKH（人强直蛋白）、TNAP（组织非特
异性碱性磷酸酶）、ENPP-1（胞外核苷酸焦磷酸二酯酶 1）、
PC-1（质膜糖蛋白 1）、PIT-1（钠依赖的磷酸盐运输蛋白 1）、
TGF β-1（转化生长因子 β-1）和 CD73

（Dx）诊断

鉴别诊断

急性钙化性关节炎：

- 痛风性关节炎
- 假性痛风
- 化脓性关节炎

慢性钙化性关节炎：

- 骨关节炎（罕见部位的骨关节炎，如肩、肘、踝关节，需进
  一步研究）
- 血清阴性类风湿关节炎
- 焦磷酸钙沉积病（CPPD）、痛风
- 创伤、肩袖关节病、撞击
- 血色素沉着病、肢端肥大症
- 神经性关节疾病

实验室检查

- 炎症标志物升高
- 根据磷、钙、镁、维生素 D、碱性磷酸酶水平，铁代谢谱和
  肾功能，评估可能的代谢病因
- 滑膜或法氏囊液分析：晶体性关节病的细胞计数低，破坏性
  关节病中呈黏性，有时呈血染性
- 碱性磷酸钙晶体很小，长度小于 0.1 μm（20 ～ 100 nm），呈
  针状，无双折射
- 钙染色：茜素红（高度敏感，缺乏特异性，不适合常规使
  用），von Kossa 染色，或土霉素紫外光染色
- 双膦酸盐结合标记

影像学检查

- 普通 X 线片：首选。接骨点和外侧表面，但肱骨后壁沉积可

能需要内旋或外旋

1. 关节周围惰性钙质沉积致密、均匀，无骨小梁，边界清晰
2. 急性钙化性关节炎发作时 X 线片上看起来毛茸茸的，边缘模糊，晶体脱落到周围组织，软组织肿胀

- 超声检查：高灵敏度；高回声，后伴声影
- X 线衍射、扫描透射电子显微镜、傅立叶变换红外光谱（FTIR）——由于晶体很小（20 ~ 100 nm）
- 病变关节的 CT 或 MRI 检查（图 24-2）

Rx 治疗

无症状沉积：不需要治疗。

非药物治疗

固定、冰敷、限制活动范围。

急性期治疗

- 止痛药（如对乙酰氨基酚）、非甾体抗炎药（如萘普生或布洛芬）或秋水仙素
- 非选择性环氧合酶（COX）抑制剂（碱性磷酸钙晶体可诱导

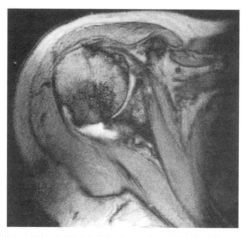

图 24-2 轴向 T2 加权磁共振成像扫描碱性磷酸钙晶体相关性破坏性关节炎（**Milwaukee** 肩综合征）。严重的盂肱关节变性伴关节软骨丧失，前后唇截断，关节间隙狭窄，骨赘形成，肌肉萎缩，关节积液。（From Hochberg MC et al：Rheumatology，ed 5，St Louis，2011，Mosby.）

COX-1 和 COX-2）
- 针吸积液或渗出物，无论有无冲洗
- 口服或局部关节内注射类固醇
- 肩胛上神经阻滞或经皮神经刺激止痛

慢性期治疗

- 理疗
- 脉冲超声检查——增加吸收速度，减轻疼痛
- 手术治疗（关节镜检查，关节成形术、清理术或关节置换术）可能是恢复功能和缓解疼痛的必要手段，视严重程度而定

转诊

- 风湿免疫科
- 整形外科

 # 重点和注意事项

专家点评

在急性多发性关节炎的鉴别诊断中应考虑碱性磷酸钙沉积，特别是在慢性重症骨性关节炎的情况下。用目前临床上可用的方法鉴定特定的晶体是困难的。

预防

尚无。

相关内容

骨关节炎（相关重点专题）
焦磷酸钙沉积病（假性痛风）（相关重点专题）

推荐阅读

Blair-Levy JM: Carbonated apatite-induced arthropathy: a consideration in cases of polyarthritis, *Nat Rev Rheum* 2(5):278-283, 2006.

Ea H-K, Liote F: Calcium pyrophosphate dihydrate and basic calcium phosphate crystal-induced arthropathies, *Curr Rheumatol Rep* 6:221-227, 2004.

Ea H-K, Liote F: Diagnosis and clinical manifestations of calcium pyrophosphate and basic calcium phosphate crystal deposition diseases, *Rheum Dis Clin North Am* 40(2):201-229, 2014.

Hochberg C et al: *Rheumatology*, ed 6, St Louis, 2011, Elsevier.

Mahon OR, Dunne A: Disease-associated particulates and joint inflammation; mechanistic insights and potential therapeutic targets, *Front Immunol* 9:1145, 2018, https://doi.org/10.3389/fimmu.2018.01145.

Pascart T, Richette P, Flipo R-M: Treatment of nongout joint deposition diseases: an update, *Arthritis 2014*, 2014:375202, 2014, https://doi.org/10.1155/2014/375202.

Rosenthal A et al: Basic calcium phosphate crystal-associated musculoskeletal syndromes: as update, *Current Opinion in Rheum* 30(2):168-172, 2018.

第25章　焦磷酸钙沉积病（假性痛风）

Calcium Pyrophosphate Deposition Disease（Pseudogout）

Nicole B. Yang，Anthony M. Reginato

孙宇　译　李楠　审校

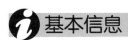 **基本信息**

定义

焦磷酸钙沉积病（CPPD）是指结缔组织中的焦磷酸钙（CPP）沉淀，可能没有症状或可能与几种临床症状有关，包括急性和慢性关节炎。CPP 以前是缩写，通常被称为 "CPPD"，但现在这个缩写被保留为 "CPP 沉积"。代表 CPPD 的特殊临床或放射学特征的其他名称（表 25-1）包括假性痛风、软骨钙质沉着症和焦磷酸盐关节病。

假性痛风 / 急性 CPP 晶体性关节炎用于描述 CPP 晶体性关节炎的急性发作，临床上类似于痛风中常见的关节炎。术语急性 CPP 晶体性关节炎现在用来代替假性痛风。

软骨钙质沉积病（CC）指的是透明软骨和（或）纤维软骨中的影像学钙化，并不能确认 CPP 相关性关节炎的诊断，因为它可以出现在其他类型的晶体沉积疾病中，也可以是无症状的。

焦磷酸盐关节病是一种与 CPP 沉积有关的慢性结构性关节病。

同义词

二水焦磷酸钙晶体沉积病

焦磷酸钙晶体沉积病

CPPD

软骨钙质沉积病（CC）

假性痛风

焦磷酸钙关节病

表 25-1 焦磷酸钙的命名及相关综合征

定义	旧术语	EULAR 的建议	首选术语（缩写）
与射线相关的 CPPD	软骨钙质沉积病，关节软骨钙化症	软骨钙质沉积病	软骨钙质沉积病（CC）
CPP 晶体引起的急性炎症性关节炎	假性痛风	急性 CPP 晶体性关节炎	急性 CPP 晶体性关节炎
二水焦磷酸钙晶体	脱水焦磷酸钙；二水焦磷酸钙	焦磷酸钙晶体	焦磷酸钙晶体（CPP 晶体）
与 CPP 晶体相关的所有临床综合征	二水焦磷酸钙沉积病；	无	焦磷酸钙沉积病（CPPD）
CPP 晶体引起的慢性炎性关节炎 ± 炎症	二水焦磷酸钙沉积病：焦磷酸盐关节病；假性类风湿关节炎；假性骨关节炎	慢性 CPP 晶体性关节炎，OA 伴 CPPD	慢性 CPP 晶体性关节炎，OA 伴 CPPD
有或无临床症状的关节或组织中焦磷酸钙晶体的沉积	二水焦磷酸钙沉积病	CPPD	焦磷酸钙沉积病（CPPD）

CPP，焦磷酸钙；EULAR，欧洲风湿病防治联合会；OA，骨关节炎
From Hochberg MC: Rheumatology, ed 7. Philadelphia, 2019, Elsevier.

ICD-10CM 编码

M11.2　其他软骨钙质沉积病

M11.9　晶体性关节病，非特定性

M11.8　其他特定性晶体关节病

M11.1　家族性软骨钙质沉积病

流行病学和人口统计学

患病率：

- 焦磷酸钙晶体沉积的流行病学如表 25-2 所示
- 与高龄（平均年龄 72 岁）关系最密切

遗传学： 家族性形式

- 与 ANKH（人类强直）基因或骨保护素（TNFRSF11B）基因相关，ANKH 基因的功能是将无机焦磷酸（PPI）运出细胞
- 家族性突变会增加细胞外 PPI 水平，并导致在三四十岁出现 CPPD

体格检查和临床表现

- 急性焦磷酸钙沉积病 / 假性痛风：单关节发作最常累及膝关节和腕关节，但也可以是多关节发作（图 25-1）。患者，特别是老年人，可能会有全身症状，如发热和精神状态改变。框 25-1 中描述了可能引发急性焦磷酸钙晶体性关节炎的情况
- 无症状焦磷酸钙沉积病
- 假性痛风（急性焦磷酸钙晶体性关节炎）
- 假性类风湿关节炎（慢性 CPP 晶体性关节炎）：对称性多发

表 25-2　焦磷酸钙晶体沉积的流行病学研究

年龄相关	随年龄增长
性别分布	（女：男）1 : 1
软骨钙质沉积病患病率	8.1%（年龄 63 ～ 93 岁）
焦磷酸盐关节病患病率	3.4%（年龄 40 ～ 89 岁）
地图征	普遍存在
遗传相关	5p 染色体（CCAL2）上 ANKH 基因和 8q 染色体（CCAL1）上未知基因的突变

From Hochberg MC et al：Rheumatology，ed 5，St Louis，2011，Mosby.

扫本章二维
码看彩图

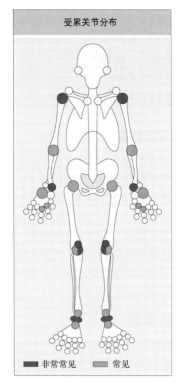

图 25-1 （扫本章二维码看彩图）焦磷酸钙沉积病（**CPPD**）累及关节的分布。
CPPD 常累及骨性关节炎以外的关节。（From Hochberg MC：Rheumatology，ed
7，Philadelphia，2019，Elsevier.）

框 25-1　可能引发急性焦磷酸钙晶体性关节炎的情况

明确的

直接关节创伤

并发疾病（如胸部感染、心肌梗死）

- 外科手术（特别是甲状旁腺切除术）
- 输血、静脉输液
- 关节腔灌洗

可能的

甲状腺素替代治疗

- 关节内注射透明质酸
- 双膦酸盐治疗
- 注意：大多数假性痛风是自发发生的

From Hochberg MC et al：Rheumatology，ed 5，St Louis，2011，Mosby.

性关节炎

- 假性骨关节炎，伴或不伴急性发作（OA 伴 CPPD）
- 假性神经性关节病
- 颈椎黄韧带晶体沉积引起的冠齿综合征，无症状或引起急性颈痛
- 假性风湿性多肌痛：类似风湿性多肌痛（PMR）的颈部和肩带疼痛与僵硬

病因学

- 特发性
- 家族性
- 创伤
- 代谢性和内分泌疾病（表 25-3）：甲状旁腺功能亢进症，低磷酸酶血症，血色素沉着病，低镁血症，Gitelman 综合征，巴特综合征，痛风，褐色病，肢端肥大症，Wilson 病，家族性低钙血症，X 连锁低磷软骨病

表 25-3　与 CPPD 相关的疾病

疾病	与 CPPD 有联系的证据强度	推荐检测
甲状旁腺功能亢进症	强	钙、甲状旁腺激素水平
血色素沉着病	强	铁，TIBC，铁蛋白，C282Y
低磷酸酯酶症	强	碱性磷酸酶
低镁血症	强	镁
痛风	强	滑膜液分析
类风湿关节炎	中等	临床判断
骨质疏松症	中等	骨密度（如有需要）

TIBC，总铁结合力

From Hochberg MC：Rheumatology，ed 7，Philadelphia，2019，Elsevier.

 诊断

鉴别诊断

- 痛风性关节炎（表 25-4）
- 化脓性关节炎

表 25-4　急性痛风性关节炎与急性焦磷酸钙晶体性关节炎的区别

症状或体征	急性痛风	急性焦磷酸钙晶体性关节炎
受累关节模式	第一掌指关节，其他下肢关节	膝盖，手腕，脚踝，脊椎
对秋水仙碱的反应	在早期攻击中反应良好	不确定
关节液中的血液	少见	多见
攻击持续时间	7～10天	数天至数周

From Hochberg MC：Rheumatology，ed 7，Philadelphia，2019，Elsevier.

- 类风湿关节炎
- 脊柱关节炎［反应性关节炎（ReA），银屑病关节炎（PsA）］
- 风湿性多肌痛（PMR）

表 25-5 描述了易致焦磷酸钙沉积病（CPPD）的代谢性疾病。CPPD 的评估与治疗流程如图 25-2 所示。

实验室检查

- 关节穿刺术：补偿偏振光显微镜下弱正双折射菱形晶体（图 25-3）
- 由于急性焦磷酸钙沉积病 / 假性痛风和化脓性关节炎可能并存，因此应对滑膜液行细胞计数、结晶、革兰氏染色和培养

表 25-5　易致 CPPD 的代谢性疾病

	CC	假性痛风	慢性 PA
血色素沉着病	是	是	是
甲状旁腺功能亢进症	是	是	不是
低磷酸酯酶症	是	是	不是
低镁血症	是	是	不是
痛风	可能	可能	不是
肢端肥大症	可能	不是	不是
褐黄病	是	是	不是
家族性低尿钙性高钙血症	可能	不是	不是
X 连锁低磷血症性佝偻病	可能	可能	可能

CC，软骨钙质沉积病；PA，焦磷酸盐关节病

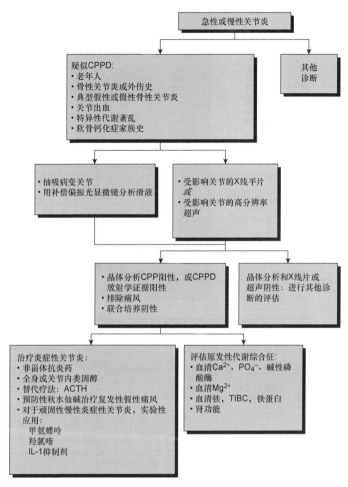

图 25-2　CPPD 的评估与治疗流程。ACTH，促肾上腺皮质激素；CPP，（二水）焦磷酸钙；IL，白细胞介素；TIBC，总铁结合力。（From Firestein GS et al：Kelley and Firestein's textbook of rheumatology, ed 10, Philadelphia, 2017, Elsevier.）

- 评估可能的代谢原因，特别是年龄小于 55 岁的年轻患者或患有多关节疾病的患者。框 25-2 描述了与 CPPD 晶体沉积相关代谢性疾病的血液筛查

影像学检查

- X 线平片（图 25-4 至图 25-6）常显示 CC 与软骨下骨平行。CC

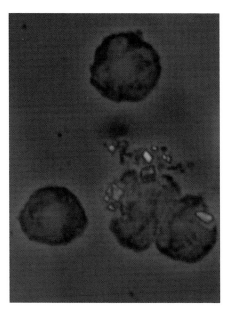

图 25-3 （扫本章二维码看彩图）焦磷酸钙（二水合物）（CPP）晶体。偏光显微镜（40 倍）观察到典型的 CPP 晶体。（From Hochberg MC：Rheumatology, ed 7, Philadelphia, 2019, Elsevier）

框 25-2　与 CPPD 晶体沉积相关代谢性疾病的血液筛查

钙
碱性磷酸酶
镁
铁蛋白、铁、转铁蛋白
肝功能
促甲状腺激素

From Hochberg MC et al：Rheumatology, ed 5, St Louis, 2011, Mosby.

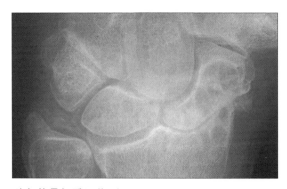

图 25-4　腕部软骨钙质沉着。（From Hochberg MC：Rheumatology, ed 7, Philadelphia, 2019, Elsevier.）

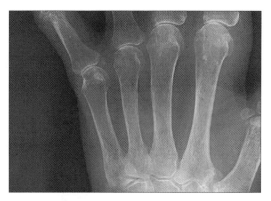

图 25-5 CPPD 指关节周围软骨钙质沉着。（From Hochberg MC：Rheumatology，ed 7，Philadelphia，2019，Elsevier.）

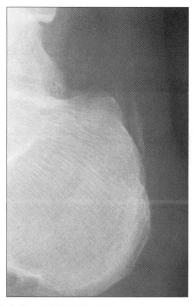

图 25-6 CPPD 患者的跟腱线状钙化。（From Hochberg MC：Rheumatology，ed 7，Philadelphia，2019，Elsevier.）

  的经典位置（图 25-1）包括膝半月板（图 25-7）、腕三角纤维软骨、耻骨联合、关节盂和髋臼唇

- 肌肉骨骼超声可以检测到 CPP 晶体在透明软骨和（或）纤维软骨中沉积。与痛风中的尿酸盐晶体沉积不同，CPP 晶体通常沉

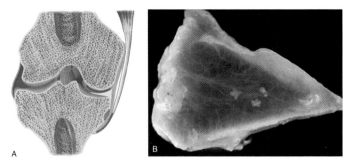

图 25-7 （扫本章二维码看彩图）**A.** 典型的关节内焦磷酸钙沉积分布。图示半月板、透明软骨和附着点沉积。**B.** 通过半月板的剖面证实了线性的表面沉积以及更深的颗粒状病灶。（From Pope TL et al：Musculoskeletal imaging，ed 2，Philadelphia，2014，WB Saunders.）

　　积在透明软骨和纤维软骨的物质中，这提供了一种区分 CPP 和发生在痛风中的透明软骨表面的尿酸盐沉积的方法（图 25-8）

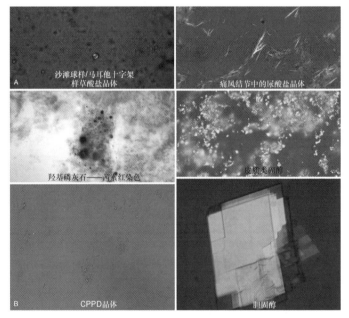

图 25-8 （扫本章二维码看彩图）在晶体实验室看到的晶体示例。**A.** 典型的草酸盐晶体（左）和尿酸盐晶体（右）。**B.**（下四幅）展示羟基磷灰石、胆固醇、关节内皮质类固醇注射材料和焦磷酸钙的样例。（From Pope TL et al：Musculoskeletal imaging，ed 2，Philadelphia，2014，WB Saunders.）

Rx 治疗

非药物治疗

一般措施，如发炎关节制动。

急性期治疗

- 单关节假性痛风：抽吸，然后关节内注射皮质类固醇（在老年人通常优于全身治疗）
- 多关节假性痛风：如无禁忌证，口服皮质类固醇、秋水仙碱或非甾体抗炎药

慢性期治疗

预防：每日小剂量秋水仙碱 0.6 mg，每日两次或一次，根据耐受性

- 假性类风湿关节炎或难治性疾病：羟氯喹或甲氨蝶呤
- Anakinra（白细胞介素 1 受体拮抗剂）：治疗和预防口服皮质类固醇无效的多关节急性 CPP 晶体性关节炎
- 治疗潜在代谢性疾病
- CPPD 相关治疗方案概述于框 25-3 和框 25-4 中

框 25-3　有炎症症状的慢性焦磷酸钙晶体性关节炎的治疗

秋水仙碱
低剂量泼尼松（＜ 10 mg/d）
非甾体抗炎药
羟氯喹
甲氨蝶呤
白介素 -1β 拮抗剂
上述药物的组合

From Hochberg MC：Rheumatology，ed 7，Philadelphia，2019，Elsevier.

框 25-4　无炎症症状的慢性焦磷酸钙晶体性关节炎的治疗选择

秋水仙碱
小剂量泼尼松
非甾体抗炎药
止痛药
上述药物的组合

From Hochberg MC：Rheumatology，ed 7，Philadelphia，2019，Elsevier.

处理

结构性关节损伤偶尔会发生，在极少数情况下需要进行关节置换术。

转诊

风湿免疫科。

 重点和注意事项

专家点评

据报道，急性焦磷酸钙沉积病 / 假性痛风发作发生在外科手术、利尿、双膦酸盐给药和透明质酸关节注射的情况下。

相关内容

痛风（相关重点专题）

推荐阅读

Abhishek A, Doherty M: Update on calcium pyrophosphate deposition, *Clin Exp Rheumatol* 34(4 Suppl 98):32-38, 2016.

Andres M et al: Methotrexate is an option for patients with refractory calcium pyrophosphate crystal arthritis, *J Clin Rheumatol* 18(5):234-236, 2012.

MacMullan P, McCarthy G: Treatment and management of pseudogout: insights for the clinician, *Ther Adv Musculoskelet Dis* 4(2):121-131, 2012.

McCarthy GM, Dunne A: Calcium crystal deposition disease: beyond gout, *Nat Rev Rheumatol* 14(10):592-602, 2018.

Mulay SR, Anders HJ: Crystallopathies, *N Engl J Med* 374:2465-2476, 2016.

Rosenthal AK, Ryan LM: Calcium pyrophosphate deposition disease, *N Engl J Med* 374:2575-2584, 2016.

Tedeschi SK et al: Calcium pyrophosphate crystal inflammatory arthritis (pseudogout) with myelodysplastic syndrome: a new paraneoplastic syndrome? *J Rheumatol* 44(7):1101-1102, 2017.

Zhang W et al: European League Against Rheumatism recommendations for calcium pyrophosphate deposition. Part I: terminology and diagnosis, *Ann Rheum Dis* 70:563-570, 2011.

第26章 钙碱综合征
Calcium-Alkali Syndrome

Jesse Goldman, M. Owais Hanif

孙宇 译 李楠 审校

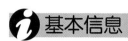 基本信息

定义

钙碱综合征是指高钙血症、代谢性碱中毒和因摄入大量钙和可吸收碱所致的肾功能不全的三联征。对于常规诊断目的，只有适当摄入史的高血钙症患者才被考虑。

同义词

乳碱综合征

临床表现

钙碱综合征表现为以下三种类型：

1. 急性：这一阶段发生在过量摄入钙和碱大约1周后。症状可归因于高钙血症，可能包括恶心、呕吐、虚弱、精神状态改变——抑郁和神志不清。代谢性碱中毒表现为血清磷水平正常或升高。血清肌酐升高反映急性肾损伤。停止外源性钙和碱可以缓解症状和体征。

2. 亚急性或中度（Cope综合征）：患者通常在间歇性摄入牛奶和碱多年后出现。患者表现出急性和慢性高钙血症症状，停药后反应逐渐改善。肾功能通常是轻度和慢性受损。

3. 慢性型（Burnett病）：慢性高钙血症的症状出现在长期高钙、高碱摄入后，临床表现包括多尿、烦渴、肌痛和瘙痒。转移性钙化的体检证据有肾钙质沉着症和带状角膜病变。实验室检查结果与急性综合征相似。随着血浆钙浓度逐渐改善，肌痛和瘙痒症状逐渐改善。由于不可逆转的损害，肾功能只有很小的改善或没有改善。

ICD-10CM 编码

E83.52　钙代谢紊乱

流行病学和人口统计学

在 20 世纪初，钙碱综合征与消化性溃疡疾病的 Sippy 抗酸疗法有关，该疗法需要摄入大量的钙盐，特别是从牛奶和可吸收的碳酸氢盐化合物中摄取钙。肾损伤和碱中毒之后出现高钙血症。随着 2 型组胺受体阻滞剂和质子泵抑制剂的发展，该综合征几乎消失。然而，自 20 世纪 80 年代以来，使用含钙产品预防骨质疏松症而引起的高钙血症再次出现。在慢性肾病患者中，碳酸钙代替氢氧化铝作为磷酸盐结合剂产生了"钙碱"综合征。这个最新的术语取代了"乳碱综合征"，因为牛奶不再是钙的来源。1990—1993 年，钙碱综合征是住院患者高钙血症的第三大原因（12%），仅次于恶性肿瘤高钙血症和原发性甲状旁腺功能亢进症。

体格检查和临床表现

- 无症状性高钙血症：不到一半的病例是在随机实验室检查中偶然发现的高钙血症
- 症状性高钙血症：
  1. 症状：恶心、呕吐、食欲减退、乏力、腹部隐痛、肾结石和胰腺炎相关的疼痛、便秘、肌肉痛、神志不清和精神错乱。在慢性病例中，可能会出现多尿和多饮
  2. 体检和其他检查：精神状态改变（包括焦虑、抑郁和认知功能障碍）；QT 间期缩短

病因学

最常见的病因是每日过量摄入 3 ～ 20 g 的补钙剂，并伴有容量耗竭、肾功能损害或噻嗪类利尿剂的使用。由此产生的高钙血症减少了肾小球钙的滤过，并导致盐的耗费，减少了细胞外液体的量，从而进一步降低了肾小球滤过率，增加了代谢性碱中毒时碳酸氢盐的重吸收。呕吐或利尿剂引起的容量耗竭会加重高钙血症和碱中毒。人口学受累人群已经从 19 世纪患有消化性溃疡疾病的年轻男性转变为绝经后女性、实体器官移植受者、贪食症患者、孕妇、透析患者和老年人，他们经历了更大的骨丢失，在存在过量摄入钙补充剂的情况下容易发生高钙血症。咀嚼槟榔是亚洲和南太平洋地区的一种习惯，与钙碱综合征有关。槟榔是苦的，外面覆盖着一种化合物，这种化合物会转化为重碳酸盐，导致代谢性碱中毒。

发病机制

钙碱综合征的发病有一个发生和维持阶段。高钙血症的发生阶段是由于钙吸收增加，肾排泄减少，骨缓冲钙饱和所致。利尿剂和尿钠排泄引起的高钙血症通过激活髓袢升支粗段的钙敏感受体（CaSR）而导致容量消耗，肾小球滤过率下降，钙的滤过减少，并且容量消耗和代谢性碱中毒导致肾对钙的吸收，从而促进了维持期。

Dx 诊断

鉴别诊断

其他导致高钙血症的原因包括原发性甲状旁腺功能亢进症、某些恶性肿瘤和肉芽肿性疾病，包括肺结核、结节病和矽肺。

实验室检查

- 血清离子钙升高（变异范围很大）
- 急性肾损伤或慢性肾脏疾病引起的 BUN 和血清肌酐升高
- 代谢性碱中毒引起的血清碳酸氢盐和动脉血 pH 升高
- 甲状旁腺激素（通常被钙碱综合征中的高钙血症抑制）可能升高，特别是在治疗开始后
- 血清磷水平是可变的（摄入牛奶时血磷升高，但摄入碳酸钙时，由于碳酸钙与肠道磷酸盐结合，血磷水平降低）
- 偶尔会出现低镁血症

Rx 治疗

非药物治疗

血液透析很少用于严重肾功能不全或明显症状性高钙血症。

急性期治疗

- 停止所有钙和碳酸氢盐补充剂
- 静脉注射生理盐水进行容量补充，然后注射利尿剂，以增加尿钙排泄
- 当患者接受袢利尿剂治疗后，甲状旁腺激素（PTH）反弹上升时，可能会出现一过性低钙血症，这是钙碱综合征的独有现象，因为高钙刺激会突然消失

- 避免使用双膦酸盐，因为它们会导致钙碱综合征患者血清钙长期受到抑制
- 对患者进行教育，以限制未来从非处方钙补充剂（TUMS）和含有碳酸钙的抗酸剂（Calcarb、CitraCal、Caltrate）中补充钙

预后

高钙血症及相关症状可通过停用过量钙补充剂和治疗高钙血症来解决。急性病例通常在 1 ～ 2 天痊愈，而慢性病例则需要更长时间。最初出现肾衰竭的患者可能会引起残余肾损害。

处理

治疗取决于高钙血症的程度和症状。有症状的患者或血清总钙 > 11.5 mg/dl 的患者需要住院治疗，可能需要静脉补液和其他强力的治疗高血钙的方法。

转诊

- 内分泌相关领域专家处
- 肾脏病科

 重点和注意事项

专家点评

膳食补充剂和非处方药的详细历史记录（见表 26-1）可以提供重要线索。许多患者不会将膳食补充剂列为药物。

表 26-1　碱的潜在来源

碱 / 碱前体	来源
碳酸氢	碳酸氢钠： 片剂，静脉输注等， 碳酸氢钠苏打水： 片剂，口服
乳酸	乳酸林格液，腹膜透析液
醋酸、谷氨酸、丙酸	肠外营养
柠檬酸	血液制品，血浆交换，含钾剂，碱化剂
钙化合物（口服碱性作用最小），醋酸盐、柠檬酸盐和碳酸盐	钙补充剂，磷酸盐结合剂

From Johnson RJ, Feehally J: Comprehensive clinical nephrology, ed 2, St Louis, 2000, Mosby.

第 27 章　维生素 D 缺乏症
Vitamin D Deficiency

Daniel K. Asiedu

张黎明　译　卢艳慧　审校

🛈 基本信息

- 从定义上维生素 D 是一种激素和类固醇，并非维生素。维生素 D 有两种形式：维生素 D_2 和维生素 D_3
- 维生素 D_2（麦角钙化醇）主要存在于某些植物性食品中
- 暴露于日光的紫外线（B）照射下的皮肤中会产生维生素 D_3（胆钙化醇）（图 27-1）。Gloson，Whistler 和 DeBoot 在 17 世

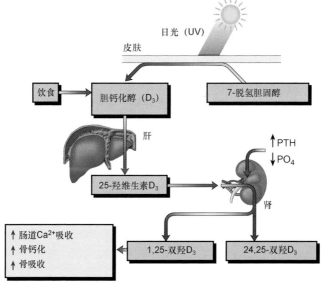

图 27-1　（扫二维码看彩图）维生素 D 的代谢和作用。人体中维生素 D 的主要来源是 7- 脱氢胆固醇在皮肤中光活化为胆钙化醇，然后在肝中首先转化为 25- 羟维生素 D_3，在肾中转化为更多的活性维生素 D，即 1,25- 双羟胆钙化醇 [1,25（OH）$_2D_3$]。后一步的调节是通过甲状旁腺激素（PTH）、磷酸盐和 1,25（OH）$_2D_3$ 抑制反馈完成的。此步骤也可能发生在淋巴瘤和结节组织中，导致高钙血症，使这些疾病复杂化。（From Ballinger A：Kumar & Clark's essentials of clinical medicine, ed 6, Edinburgh, 2012, Saunders.）

扫二维码看彩图

纪中叶分别描述了这个病。Sniadecki 于 1822 年首次报道此病与日照不足有关

- 维生素 D 的主要功能包括：
  1. 增加小肠对钙和磷的吸收
  2. 促进破骨细胞的成熟以吸收骨骼中的钙

定义

维生素 D 缺乏症的特征是低钙血症和（或）低磷血症，导致骨矿化受损。25- 羟基维生素 D［25（OH）D］水平低于 20 ng/ml（50 nmol/L）为维生素 D 缺乏症。最近对维生素 D 缺乏症的标准定义提出了挑战，一些内分泌学家建议采用维生素 D 缺乏 12 mg/ml 的阈值标准[①]。维生素 D 不足定义为 25（OH）D 在 12 ～ 20 ng/ml。维生素 D 缺乏症的后果包括：

- 骨骼疾病（佝偻病、骨质疏松症、低骨量）
- 可能损害生殖功能
- 降低抵抗感染的能力（尤其是结核病、流感、病毒感染）
- 可能诱发或加重自身免疫性疾病
- 可能会增加由于心脏病、炎性肠病（IBD）、骨折以及乳腺癌、结肠癌和前列腺癌导致的死亡率
- 在发达国家，亚临床维生素 D 缺乏症可能与跌倒风险，以及骨折和骨质疏松症相关

同义词

阳光维生素

抗疾病因子

胆钙化醇

ICD–10CM 编码

E55.9 维生素 D 缺乏症，未指明

流行病学和人口统计学

发病率：

- 老年人以及住院和机构治疗的人中维生素 D 缺乏症非常严重

[①] Shah S et al：Serum 25-hydroxyvitamin D insufficiency in search of a bone disease，J Clin Endocrinol Metab 102：2321-2328，2017.

- 世界范围的缺乏和不足影响了大约 10 亿人
- 儿童和青少年：40% ～ 50% 的青春期前白人女孩、西班牙裔和非裔美国青少年缺乏维生素 D

发病高峰：在美国，40% ～ 100% 的老年人缺乏维生素 D。60% 的疗养院居民可能存在维生素 D 不足。

患病率：15 ～ 49 岁的非裔美国女性中，有 42% 的 25（OH）D 水平低于 20 ng/dl。

好发性别和年龄：

- 随着年龄增长皮肤维生素 D 生成减少
- 肤色较黑的人患病率增加

风险因素：

- 年龄（由于产生 D_3 的能力下降）
- 阳光不足的地区（地理位置，居住在较高纬度的地区）
- 皮肤黝黑的人（黑色素与维生素 D_3 前体竞争紫外线光子，因此减少了维生素 D_3 前体的形成）
- 肥胖者
- 办公室工作的个体
- 孕妇和哺乳期妇女
- 使用防晒霜（引起皮肤癌的阳光辐射也会在皮肤中产生维生素 D_3 前体）
- 服用某些拮抗维生素 D 作用的药物（苯巴比妥、苯妥英）的患者
- 肠切除
- 严重的慢性肝病（例如肝硬化）
- 肾脏疾病（例如肾病综合征）
- 结节病和淋巴瘤［增加 25（OH）D 代谢为 1,25（OH）$_2$D］
- 肠吸收不良疾病（由乳糜泻，囊性纤维化，Whipple 病引起）

体格检查和临床表现

- 维生素 D 缺乏症的临床表现取决于缺乏的持续时间和严重程度
- 大多数轻度至中度维生素 D 缺乏症的患者无症状
- 严重缺乏会导致佝偻病（儿童），骨软化症（成人），骨骼脱矿化，低血钾和高磷酸盐尿
- 儿童可见佝偻病；由骨骼矿化不良引起（图 27-2）

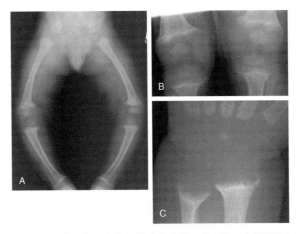

图 27-2 患有维生素 D 缺乏症的佝偻病儿童的 X 线照片，表明股骨和胫骨弯曲（**A**）以及增宽、磨损、脱矿化的骨骺板（**B** 和 **C**）。（From Hochberg MC et al：Rheumatology，ed 5，St Louis，2011，Mosby.）

    1. 双腿弯曲

    2. 腿骨疼痛

    3. 生长延迟

    4. 低钙血症引起的癫痫发作

- 骨软化症——成人可见

    1. 骨膜骨痛（最好通过对胫骨或胸骨施压来检测）

    2. 近端肌无力

    3. 慢性肌肉酸痛 / 疼痛

- 微小创伤引起骨折（脆性和容易折断的骨头）

- 严重低钙血症——特别是会在维生素 D 缺乏后期导致癫痫发作

- 低磷血症

- 感觉异常

- 手足搐搦

- 肌肉痉挛

病因学

- 暴露在阳光下不足，例如：

    1. 冬季

    2. 在养老院和医疗机构的居民

    3. 过度使用防晒霜

- 药物：服用某些药物（例如苯巴比妥、苯妥英钠和利福平）的个体（拮抗维生素 D 的作用 / 增加维生素 D 分解代谢）
- 疾病和疾病状态：
  1. 引起维生素 D 吸收不良的疾病：
     - a. 囊性纤维化
     - b. Whipple 病
     - c. 乳糜泻
  2. 增加维生素 D 分解代谢的疾病：
     - a. 淋巴瘤
     - b. 结节病
  3. 肠切除
  4. 减少 25（OH）D 的产生：
     - a. 肾脏疾病
     - b. 肝硬化

Dx 诊断

鉴别诊断

- 关节炎
- 纤维肌痛

评估

- 不建议对维生素 D 缺乏症进行人群筛查，因为支持这种做法的证据不足
- 对于有风险的人群（骨质疏松症，跌倒史，肥胖者，孕妇和哺乳期妇女，引起维生素 D 吸收不良的疾病，非裔美国人），需要进行筛查。检查包括血液和尿液检查以及 X 线检查，这将在下文详述

实验室检查（表 27-1）

- 血清 25（OH）D：这是确定维生素 D 状态的最佳方法
- 甲状旁腺激素（PTH）：维生素 D 不足时 PTH 水平会升高，它是维生素 D 不足的标志
- （血清或骨骼）碱性磷酸酶升高
- 24 h 尿钙减少（患者应为没有使用噻嗪类药物的状态下）

表 27-1 实验室检查

	血清			尿
	钙	磷	碱性磷酸酶	钙
骨质疏松症	N	N	N	N
甲状旁腺功能亢进症				
原发性	↑		N 或 ↑	N 或 ↑
继发性	N 或 ↑	↑	↑	↓
三发性	↑	N 或 ↓	N 或 ↑	N 或 ↑
甲状旁腺功能减退症	↓	↑	N	↓
假性甲状旁腺功能减退症	↓	↑	N	↓
佝偻病 / 骨软化症				
维生素 D 缺乏	↓	↓	↑	
维生素 D 抵抗	N	↓	↑	↓
低磷	N 或 ↑	N	↓	N 或 ↑

From Grant LA：Grainger & Allison's diagnostic radiology essentials，ed 2，Philadelphia，2019，Elsevier.

- 对于有骨软化症风险的患者［血清 25（OH）D 小于 10 ng/ml］，请检查钙、磷、碱性磷酸酶、PTH、基础代谢率和组织转谷氨酰胺酶抗体

影像学检查

- X 线片可能显示：
  1. 骨盆、股骨、跖骨假性骨折
  2. 非创伤性骨折
- 骨密度：骨矿物质密度降低（骨质减少或骨质疏松症）。请注意，对于仅有维生素 D 水平降低一项危险因素的患者不常规进行骨密度测量

Rx 治疗

非药物治疗

- 维生素 D 的天然来源。这些物质包括：

1. 暴露在阳光下。轻度晒伤相当于 10 000 ～ 25 000 IU 的饮食维生素 D

2. 饮食来源不足以满足日常需求。鲑鱼、鳕鱼和鲭鱼等油性鱼是维生素 D_3 的丰富来源

- 富含维生素 D 的食物

1. 主要是加钙强化制品

2. 加钙橙汁

急性期治疗

- 治疗缺乏症（一般人群）：胆钙化醇（维生素 D_3）（如果有）优选用于补充维生素 D

1. 每周 50 000 IU 维生素 D，持续 8 周，或

2. 每天 6000 IU，以达到至少 30 ng/ml 的 25（OH）D 血清水平

- 治疗后的维护措施（一般人群）：每天 1500 ～ 2000 IU

- 治疗缺乏症（肥胖患者、吸收不良综合征或服用某些药物的患者，如前所述）：每天 6000 ～ 10 000 IU

- 治疗后的维护措施（肥胖的患者、吸收不良综合征或服用某些药物的患者，如前所述）：每天 3000 ～ 6000 IU

- 治疗后，在 12 ～ 16 周内重新检查 25（OH）D

如果几次尝试后维生素 D 缺乏仍然存在，请尝试紫外线（UV）B 光疗法。

转诊

如果对治疗无反应，建议转诊至内分泌相关领域专家处。

预防

- 用维生素 D_2 或维生素 D_3 强化食品

- 充足的日光照射，例如在一天的中午（上午 10:00 到下午 3:00 之间）

- 如果可用，请使用维生素 D_3 进行补充

- 补充维生素 D（根据内分泌学会）：

1. 婴儿（年龄 1 ～ 12 个月）每天至少需要 400 IU 维生素 D

2. 儿童（1 ～ 18 岁）每天需要 600 IU 维生素 D

3. 成人补充剂（成人 19 ～ 70 岁）：每天 600 IU 维生素 D

4. 成人补充（≥ 70 岁的人）：每天 800 IU 维生素 D

5. 例外：孕妇或哺乳期妇女，肥胖者以及服用抗癫痫药、类固醇、抗真菌药和获得性免疫缺陷综合征（AIDS）药物的患者应多加 2 ～ 3 倍的维生素 D

6. 为降低骨折和跌倒的风险，美国老年医学会建议每天摄入至少 1000 IU，美国国家骨质疏松基金会（National Osteoporosis Foundation）建议年龄在 65 岁以上的成年人摄入 800 ～ 1000 IU 维生素 D

筛查：不建议对低危成人进行常规筛查。仅建议对维生素 D 缺乏症高危个体（例如黑人和西班牙裔）、肥胖个体（BMI > 30 kg/m^2）、骨质疏松症患者、老年人以及某些慢性疾病患者进行筛查（请参阅"风险因素"）。根据美国预防服务工作队（USPSTF）的说法，当前证据不足以评估无症状成人中维生素 D 缺乏筛查的危害和获益之间的权衡。

 # 重点和注意事项

- 在美国，维生素 D 补充剂可通过处方购买，形式为维生素 D$_2$（麦角钙化醇），也可通过柜台购买维生素 D$_3$（胆钙化醇，通常为 400 ～ 1000 IU 剂量）。维生素 D$_2$ 和维生素 D$_3$ 都可以作为补充剂。平均而言，口服维生素 D$_3$ 增加血液维生素 D 水平优于口服维生素 D$_2$

- 健康成年人的维持耐受量上限为每天 4000 IU。每天超过 4000 IU 的维生素 D 对于不存在维生素 D 缺乏的个体会增加危害性。高水平补充（每天 > 10 000 IU）与肾脏和组织损伤有关

- 建议补充维生素 D 以防止跌倒。高剂量的维生素 D 补充剂（每天 ≥ 800 IU）已被证明对预防 65 岁以上的人的髋部骨折和任何非椎骨骨折是有利的

- 处方超过每日建议量，以改善生活质量或预防心血管疾病或死亡，是不建议的

- 试验表明，低维生素 D 与抑郁症状有关，尤其是在有抑郁史的人中。这些发现表明，测量维生素 D 水平可能对有抑郁史的患者有价值

- 已证明在老年人中，尤其是基线跌倒风险较高的老年维生素 D 缺乏女性中补充维生素 D 和钙可降低跌倒的风险并增强肌

肉力量

- 对无症状维生素 D 不足者的治疗可能会降低住院老年人的死亡风险和跌倒风险，但不会降低骨折的风险
- 最近的数据表明，维生素 D 缺乏与罹患某些癌症（包括乳腺癌、结肠癌和前列腺癌）的风险有关
- 维生素 D 缺乏症与某些自身免疫性和内分泌疾病（1 型和 2 型糖尿病、代谢综合征、多发硬化）相关

相关内容

佝偻病（相关重点专题）

维生素缺乏症（相关重点专题）

推荐阅读

Bischoff-Ferrari HA et al: A pooled analysis of vitamin D dose requirements for fracture prevention, *N Engl J Med* 367:40-48, 2012.

Burt LA et al: Effect of high-dose vitamin D supplementation on volumetric bone density and bone strength: a randomized clinical trial, *JAMA* 322(8); 736-745, 2019.

Hoang Heaney RP et al: Vitamin D3 is more potent than vitamin D2 in humans, *J Clin Endocrinol Metab* 96:E447, 2011.

Hoang MT et al: Association between low serum 25-hydroxyvitamin D and depression in a large sample of healthy adults: the Cooper Center longitudinal study, *Mayo Clin Proc* 86(11):1050-1055, 2011.

Holick MF et al: Evaluation, treatment, and prevention of vitamin D deficiency: an Endocrine Society clinical practice guideline, *J Clin Endocrinol Metab* 96(7):911-1930, 2011.

Institute of Medicine: Dietary reference intakes for calcium and vitamin D. www.iom.edu/vitamind.

Kennel KA et al: Vitamin D deficiency in adults: when to test and how to treat, *Mayo Clin Proc* 85(8):752, 2010.

La Blanc ES: On behalf of the U.S. Preventive Services Task Force: Screening for vitamin D deficiency: a systemic review for the U.S. Preventive Task Force, *Ann Intern Med* 162:109-122, 2015.

La Blanc ES: On behalf of the U.S. Preventive services Task Force: Screening for vitamin D deficiency in adults: U.S. Preventive Task Force recommendation statement, *Ann Intern Med* 162:133-140, 2015.

Libman H et al: Should we screen for vitamin D deficiency? *Ann Intern Med* 165:800–807, 2016.

McGreevy C, Williams D: New insights about vitamin D and cardiovascular disease, *Ann Intern Med* 155:820, 2011.

Murad MH et al: The effect of vitamin D on falls: a systematic review and meta-analysis, *J Clin Endocrinol Metab* 96:2997, 2011.

Rosen CJ: Vitamin D insufficiency, *N Engl J Med* 364:248, 2011.

Thacher TD et al: Vitamin D insufficiency, *Mayo Clin Proc* 86(1):50, 2011.

第 28 章　维生素缺乏症（低维生素血症）

Vitamin Deficiency（Hypovitaminosis）

Daniel K. Asiedu

张黎明　译　卢艳慧　审校

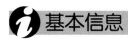 **基本信息**

定义

维生素是人类无法合成的有机化合物，但需要微量的营养才能正常代谢。维生素具有几种不同的功能：它们可能调节细胞的生长和分化，作为催化剂，抗氧化剂和辅酶。维生素分为脂溶性（维生素 A，D，E，K）或水溶性（B 族维生素和维生素 C）。大多数维生素缺乏症在西方国家很少见。某些人群可能容易出现维生素缺乏症，将在下文讨论。维生素 D 缺乏症在上一章中进行讨论。

同义词

维生素缺乏症

维生素 A：视黄醇

维生素 E：α 生育酚

维生素 K：苯二酮或薄荷醇

维生素 B_1：硫胺素

维生素 B_2：核黄素

烟酸：维生素 B_3；烟酸（nicotinic acid）

维生素 B_5：泛酸

维生素 B_6：吡哆醇；磷酸吡哆醛

叶酸：维生素 B_9；叶酸

维生素 B_{12}：氰钴胺

维生素 C：抗坏血酸

ICD-10CM 编码

E50 维生素 A 缺乏症

E51 硫胺素缺乏症

E53 其他 B 族维生素缺乏症

E55 维生素 D 缺乏症

E56 其他维生素缺乏症

E56.0 维生素 E 缺乏

E56.1 维生素 K 缺乏

E53.0 核黄素缺乏症

E52 烟酸缺乏症（糙皮病）

E53.1 吡哆醇缺乏

E53.8 其他指定的 B 族维生素缺乏症

E54 抗坏血酸缺乏症

流行病学和人口统计学

缺乏症可发生在所有年龄段，但最常见于老年人。

- 维生素 A 缺乏症：影响全球 2.5 亿学龄前儿童
- 维生素 K 缺乏症：因地区而异；没有种族倾向；男女无性别差异，婴儿常见
- 维生素 B_1（硫胺素）缺乏症：发病率未知；没有性别、种族或年龄倾向
- 维生素 B_2（核黄素）：比以前认为的更常见。缺乏症被称为核黄素缺乏症
- 维生素 B_5（泛酸）缺乏症：罕见，因为它存在于所有食品中
- 维生素 B_{12}（钴胺素）缺乏症：相对常见。发生在所有年龄段，但在老年人中更常见
- 维生素 B_9（叶酸）缺乏症：强制性补充始于 1998 年。补充前的发生率为 16%，之后为 0.5%

  神经管缺陷与孕妇孕期叶酸水平低有关。孕妇和老年人叶酸缺乏的风险最大。

- 维生素 C（抗坏血酸）缺乏症：吸烟者和低收入人群的风险增加

图 28-1 显示了疾病的环境和营养因素。

维生素	功能	缺乏的结果
A	视网膜功能，上皮生长控制	夜盲症，角膜软化症，干眼症
B_1（硫胺素）	辅酶	脚气病，Wernicke脑病
B_2（核黄素）	辅酶	皮肤炎，舌炎，角膜炎，神经病变，意识模糊
B_6（吡哆醇）	辅酶	神经病
B_{12}（钴胺素）	核酸合成	巨幼细胞性贫血，脊髓亚急性联合变性
烟酸	辅酶NAD，NADP	糙皮病（腹泻、皮炎和痴呆）
叶酸	核酸合成中的辅酶	巨幼细胞性贫血，肠道绒毛萎缩
维生素C	羟基化的辅助因子	坏血病
维生素D	钙和磷酸盐吸收	佝偻病（儿童），骨软化症（成人）
维生素E	抗氧化	脊髓小脑变性
维生素K	凝血因子合成的辅助因子	凝血缺陷引起出血

图 28-1 疾病的环境和营养因素。NAD，烟酰胺腺嘌呤二核苷酸；NADP，烟酰胺腺嘌呤二核苷酸磷酸（From Stevens A：Core pathology，St Louis，2009，Elsevier.）

体格检查和临床表现

- 维生素 A：眼球干燥症，角膜干燥症，角膜软化症，Bitot 斑点（异常鳞状细胞增生和结膜角化），夜视症（对黑暗适应性差）/ 夜盲症，骨骼发育不良，皮肤和头发干燥，毛囊角化过度（由角蛋白阻塞毛囊造成），瘙痒，指甲破裂

- 维生素 K：如果存在低凝血酶原血症，通常会有临床表现，主要症状是轻微创伤后出血。还容易在摔伤后出现鼻出血、血肿或牙龈出血

- 维生素 E：神经功能障碍（共济失调，反射不足，周围神经病变）；骨骼无力

- 维生素 B_1（硫胺素）：脚气病（beriberi），有两种亚型（婴儿和成人）。成人类型如下所述：

   1. 干燥脚气病（影响神经系统）：对称性周围神经病（具有感觉和运动障碍），Wernicke 脑病（眼球震颤，共济失调，眼肌麻痹和神志不清），科萨科夫综合征（短期记忆力减退和虚弱，但认知正常）

   2. 湿性脚气病（影响心血管系统）：心脏肥大，心肌病，心力衰竭，心动过速，低血压，胸痛，外周水肿

   3. 胃肠道（GI）：厌食；便秘

- 维生素 B_2（核黄素）：

1. 唇裂（嘴唇皲裂和裂痕）

2. 舌炎（舌头红肿）

3. 鼻唇沟、眼睑、阴囊或大阴唇上有油性鳞状皮疹

4. 眼睛发红

5. 正细胞或正色素性贫血

6. 周围神经病变

● 维生素 B_3（烟酸）：

1. 糙皮病（4D 症状——腹泻、皮炎、痴呆、最终死亡）

2. 阳光暴晒的皮肤色素沉着

3. "生牛肉"肿痛的舌头

4. 长期使用异烟肼、类癌综合征和 Hartnup 综合征人群可发现该缺乏症

● 维生素 B_5（泛酸）：

1. 缺乏是罕见的

2. 缺乏会导致"烧脚综合征"（远端感觉异常和感觉迟钝）

3. 贫血

4. 胃肠道症状

● 维生素 B_6（吡哆醇）：很少见明显缺乏

1. 轻度缺乏——舌炎，唇干裂，本体感觉受损；感觉性共济失调，意识模糊，抑郁

2. 严重缺乏——脂溢性皮炎，癫痫发作，小细胞

● 维生素 B_{12}（氰钴胺）：

1. 巨幼细胞性贫血（恶性贫血）

2. 神经系统症状，包括周围神经病变，共济失调（步态蹒跚），感觉异常；脊髓亚急性变性（脊髓背柱脱髓鞘），视神经萎缩引起的视觉障碍

3. 舌炎和胃肠道症状（如恶心、呕吐和厌食症）也很常见

4. 患者也可能患有痴呆 / 精神迟钝，抑郁和虚弱

● 维生素 B_9（叶酸）：

1. 皮肤（尤其是手指和脚趾之间）和黏膜的斑块状色素过度沉着

2. 尽管没有感染也会出现中度发热（温度 $< 102°F$，$38.9℃$）

3. 神经管缺损

4. 口角炎

5. 舌头红润，光滑，有光泽

6. 巨幼细胞性贫血

- 维生素 C：坏血病（瘀伤、瘀斑、滤泡性角化病、滤泡周围出血），伤口愈合不良，疲劳，牙龈炎 / 牙龈出血，体重减轻，骨骼异常（图 28-2）

病因学

- 脂溶性维生素（维生素 A、D、E、K）缺乏：

1. 摄入减少，营养不良，饮食失调

2. 影响脂肪吸收的疾病会降低脂溶性维生素的吸收，例如，囊性纤维化、乳糜泻、炎性肠病、胆汁淤积症、肝胆疾病、小肠手术

3. 维生素代谢的变化：

   a. 酗酒

   b. 药物如考来烯胺（消胆胺）、华法林、抗惊厥药、抗生素（例如头孢菌素）

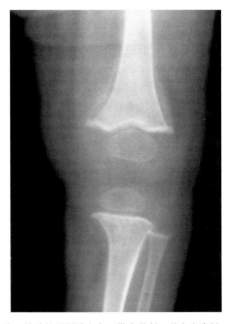

图 28-2 坏血病。膝盖的干骺端变宽，带有骨刺，骨密度降低。骨化中心具有典型的"白铅笔"轮廓。继发于骨膜出血的股骨远端可见微弱的骨膜反应。终板仍然界限清晰，并且骨骺没有扩大（与佝偻病相比）。骨折很少见。（From Pope TL et al：Musculoskeletal imaging，ed 2，Philadelphia，2014，WB Saunders.）

　　　　c. 慢性肾病
- 以下方面增加风险：
　　1. 素食主义者
　　2. 最近的移民
　　3. 难民
　　4. 生活在贫困线以下的幼儿 / 学龄前儿童
- 水溶性维生素（B 族维生素和维生素 C）缺乏有多种病因，包括：
　　1. 摄入不足
　　2. 吸收减少
　　3. 酗酒
　　4. 怀孕 / 哺乳
　　5. 腹膜透析
　　6. 药物〔例如异烟肼、吩噻嗪、三环类抗抑郁药、二甲双胍（促使维生素 B_{12} 缺乏）〕
　　7. 吸收不良
　　8. 低收入
　　9. 高龄
- 维生素 B_{12} 缺乏症由以下原因引起：
　　1. 严格的素食主义者，饮食摄入不足
　　2. 继发于内在因素缺乏的吸收减少，内因子分泌减少，胃萎缩，胃切除术 / 胃旁路术
　　3. 末端回肠疾病，如腹腔疾病、肠炎、热带口炎性腹泻
- 叶酸缺乏症：
　　1. 需求增加会导致缺乏症（例如怀孕、哺乳、恶性肿瘤）
　　2. 通过以下方式使叶酸代谢紊乱：
　　　（1）药物（例如甲氨蝶呤）
　　　（2）疾病（例如甲状腺功能减退症）
　　　（3）排泄物增加：如酗酒者中所见

Ⅾx 诊断

评估 / 实验室检查

　　一般初始实验室检查包括：
- 全血细胞计数（CBC）

- 肝功能检查（LFT）
- 基础代谢率（BMP）
- 白蛋白
- 可以测量特定维生素的血清水平

特定检查包括：

- 维生素 A：
  1. 血清视黄醇水平（最佳测试，直接测量，价格昂贵）
  2. 视黄醇结合蛋白（易于执行，价格便宜）
  3. 暗适应阈值测试
- 维生素 K：
  1. 凝血酶原时间 / 部分凝血活酶时间（PT/PTT）
  2. 凝血酶原
  3. Des-γ-羧基凝血酶原（最敏感的测试）
  4. 烟酸：尿液中的 N-甲基烟酰胺（<0.8 mg/d 表明烟酸缺乏）
- 维生素 B_1（硫胺素）：
  1. 血硫胺素水平
  2. 血液中硫胺焦磷酸盐的水平
  3. 红细胞硫胺素转酮酶活性（ETKA）
  4. 尿硫胺素排泄
- 维生素 B_3（烟酸）：检查尿中 N-甲基烟酰胺或红细胞尼克酰胺腺嘌呤二核苷酸（NAD）/ 尼克酰胺腺嘌呤二核苷酸磷酸（NADP）的比例（测试尚不可用）
- 维生素 B_2：检查血浆核黄素浓度
- 维生素 B_{12}：
  1. 血清维生素 B_{12} < 190 pg/ml 可诊断为维生素 B_{12} 缺乏症
  2. 血清甲基丙二酸，在维生素 B_{12} 缺乏症中升高
  3. 抗壁抗体
  4. 内因子抗体降低
  5. 血液涂片显示巨红细胞症和巨幼细胞的核分叶过多
  6. 全血细胞计数（CBC）显示平均红细胞体积（MCV）增加
  7. 巨幼细胞性贫血
- 叶酸：
  1. 检查血清叶酸水平
  2. 其他测试包括检查血清同型半胱氨酸水平——会升高。
  3. 红细胞叶酸水平提示慢性叶酸状态

℞ 治疗

大多数维生素可于柜台购买或以不同的多种维生素制剂形式获得。

- 维生素 A 缺乏症：每天口服 10 000 IU 进行治疗
  1. 食用富含维生素 A 的食物，例如肝、牛肉、胡萝卜、橘子、芒果
  2. 一天五份水果和蔬菜可提供足够的类胡萝卜素
- 维生素 K 缺乏症：治疗方法取决于出血的严重程度，可通过皮下（SQ）或肌内（IM）给药
- 维生素 B_1（硫胺素）缺乏症：连续几天给予肌内注射硫胺素 50 mg

  如果怀疑 B_1 缺乏并且患者需要静脉注射葡萄糖，则在静脉注射葡萄糖之前先给予硫胺素，可以防止发生 Korsakoff 精神病
- 维生素 B_{12} 缺乏症：每天 1000 μg IM，连续 7 天，然后每周 1 次连续 1 个月，然后每月一次无限循环

  潜在的选择是口服补充剂
- 叶酸缺乏症：每日需求量为 400 ～ 1000 μg（1 mg）

  （美国）疾病控制与预防中心（CDC）建议育龄妇女每天服用 400 μg 叶酸

相关内容

贫血，恶性（相关重点专题）

骨软化症和佝偻病（相关重点专题）

维生素 D 缺乏症（相关重点专题）

韦尼克综合征（相关重点专题）

推荐阅读

Jan A, Chow RD: Management of vitamin B_{12} deficiency: what is the role of oral therapy? *Clin Geriatr* 19(3):37-40, 2011.

第 29 章 先天性肾上腺增生
Congenital Adrenal Hyperplasia

Fred F. Ferri

张黎明 译 杨光 审校

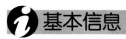 基本信息

定义

先天性肾上腺增生（congenital adrenal hyperplasia，CAH）是由于皮质醇合成途径中一种酶的缺乏或完全缺失而导致的一系列疾病，是一种常染色体隐性遗传疾病，通常以皮质醇缺乏和男性化为特征，伴或不伴有盐的缺失。

同义词

CAH

21- 羟化酶缺乏症（相当于 CYP21A2 缺乏症）

11β- 羟化酶缺乏症

3β- 羟基类固醇脱氢酶缺乏症

17- 羟化酶缺乏症

脂质肾上腺增生

肾上腺男性化

肾上腺生殖器综合征

男性化肾上腺增生

ICD-10CM 编码
E25.0 与酶缺乏有关的先天性肾上腺疾病

流行病学和人口统计学

- 大约 95% 的 CAH 病例是由 21- 羟化酶缺乏症引起的，其中 2/3 是失盐型。表 29-1 总结了由于 21- 羟化酶缺乏症导致的先天性肾上腺增生的基因型与表型的相关性
- 常染色体隐性遗传
- "经典"形式出现在儿童时期

表 29-1　由于 21- 羟化酶缺乏症的先天性肾上腺增生中的基因型与表型的相关性

突变基因组	A	B	C
酶活性，% 正常	Nil	1% ～ 2%	20% ～ 50%
CYP21 突变（表型通常对应于受影响最小的等位基因）	Gene deletion Exon 3 del 8 bp Exon 6 cluster Q318X R356W Intron 2 splice*	1172N	P30 L V281 L P453S
严重性	盐流失	简单杀菌	非经典
醛固酮合成	低	正常	正常
诊断年龄（无新生儿筛查）	婴儿期	婴儿期（女性） 儿童期（男性）	儿童到成人，或无症状
男性化	严重	中到重度	无到轻度
概率	1/20 000	1/50 000	1/500

* 该突变与盐消耗和单纯的男性化疾病有关

From Kliegman，RM：Nelson textbook of pediatrics，ed 21，Philadelphia，2020，Elsevier.

"非经典"形式是轻度、迟发性形式

- 据估计，活产的发生率约为 1：20 000 至 1：10 000（西班牙裔＞美洲印第安人＞白人＞黑人＞亚洲人）
- 是 46，XX 女性中生殖器男女界限不明显最常见的原因

临床表现

"经典"失盐形式（皮质醇和醛固酮合成受损）：

- 生命的最初几周出现肾上腺疾病，包括呕吐、体重增加不佳、嗜睡、脱水、低钠血症、高钾血症和血浆肾素升高
- 女性出生时生殖器男女界限不明显（图 29-1），常常在肾上腺危象发生之前得到诊断
- 男性可能比儿童时期预期的有更大的阴茎和较小的睾丸。男性也可能会出现肾上腺"休憩"，或儿童时期睾丸中肾上腺皮质组织的异位岛，成年后可能会不育
- 如果患者在婴儿期还可以生存，则他们的总体预期寿命不会受到影响
- 由于骨骺闭合较早，因此男性和女性在儿童期都可能表现出

扫二维码看
彩图

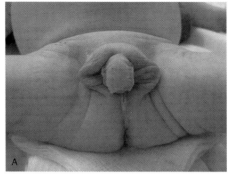

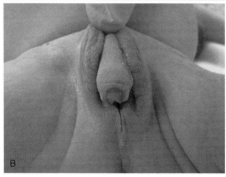

图 29-1 （扫二维码看彩图）**先天性肾上腺增生。**这个新生儿生殖器男女界限不明显，注意明显的阴蒂增大（类似于阴茎），皱纹和部分融合的大阴唇（**A**）以及阴道和尿道（泌尿生殖窦）之间的共同开口（**B**）。（Courtesy Marleta Reynolds，MD. From Paller AS，Mancini AJ：Hurwitz clinical pediatric dermatology，a textbook of skin disorders of childhood and adolescence，ed 5，Philadelphia，2016，Elsevier.）

　　快速的成长，这会导致成年后的身材矮小
- 早熟在男性和女性中都很常见

"经典"无失盐或单纯男性化表型（仅损害皮质醇合成）：

- 女性在出生时表现出生殖器男女界限不明显

- 在单纯的男性化表型中，男性生殖器的外观正常，使其在男婴中很难诊断

- 特征为性早熟，身材矮小和睾丸肾上腺"休憩"，如失盐形式

"非经典"或轻度、迟发性形式（雄激素过多程度不同）：

- 通常出现在青春期或成年期，新生儿筛查时未发现

- 常无症状，但可伴有轻度男性化
- 女性出现多囊卵巢综合征（PCOS）样症状（多毛症、少经、痤疮、不育、胰岛素抵抗和月经异常）
- 与男性不育有关

病因学

在 21- 羟化酶缺乏症中，cP450 酶 21- 羟化酶的醛固酮生成（从孕酮转化为脱氧皮质酮）和皮质醇生成（从 17- 羟孕酮转化为 11- 脱氧皮质醇）的途径被中断。因此，通过负反馈机制刺激促肾上腺皮质激素（ACTH）的产生，导致肾上腺增生和盐皮质激素缺乏，伴随醛固酮和皮质醇合成的中间物被分流至雄激素的生物合成途径。染色体 6p21.3 上的活性 CYP21A2 基因与 CYP21A1 假基因之间的重组事件被认为是造成 21- 羟化酶缺乏的原因。

 诊断

鉴别诊断

- 性早熟
- 多囊卵巢综合征（PCOS）
- 雄激素抵抗综合征
- 假性雌雄同体
- 混合性腺发育不良
- 睾丸癌
- 睾丸间质细胞瘤
- 肾上腺皮质癌
- 艾迪生病
- 垂体腺瘤

实验室检查

- 产前：绒毛膜绒毛取样（CVS）。如果有家族史，则进行 17- 羟基孕酮的基因检测或测量
- 在美国所有州的新生儿筛查中都包含血清 17- 羟孕酮水平，这是可疑 CAH 的一线检测
- 促肾上腺皮质激素（ACTH）刺激试验是确认诊断和识别 CAH 类型的下一步检查

- 可能有用的其他测定包括血浆肾素活性、醛固酮水平和电解质

影像学检查

- 腹部超声检查（图 29-2）可加快肾上腺的评估和诊断
- 在生殖器分化未明的情况下进行超声检查以识别子宫
- 首选超声检查以排除睾丸肾上腺意外肿瘤（以经典和非经典形式发现），并应在青春期开始启动

Rx 治疗

非药物治疗

- 可能需要外科矫正畸形的生殖器
- 监测：血清 17- 羟孕酮和雄烯二酮，肾素，电解质，血压，骨龄和密度，Tanner 分期，生长速度，体重
- 进行腹腔镜下双肾上腺切除术，术后需终身糖皮质激素和盐皮质激素替代治疗（有争议）
- 基因治疗（设想）
- 心理咨询

长期管理

- 糖皮质激素可部分抑制肾上腺雄激素分泌。在生理压力期间，它们可能需要加倍或增加 2 倍的剂量

  1. 对于儿童，首选氢化可的松，因为它的半衰期短，可将医

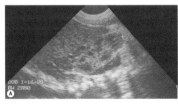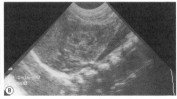

图 29-2　男性假两性患者的先天性肾上腺增生。（**A**）右肾上腺和（**B**）左肾上腺矢状位表现为块状肿大。（From Grant LA：Grainger & Allison's diagnostic radiology essentials，ed 2，2019，Elsevier.）

254

源性矮小身材的风险降到最低。患者完全成长后，可以使用长效糖皮质激素

2. 青少年和成人：地塞米松 0.25 ～ 0.75 mg 每天睡前口服（也用于治疗肾上腺"休憩"）或泼尼松 5 ～ 7.5 mg/d，分两次服用

- 盐皮质激素（例如氟氢可的松）使电解质和血浆肾素活性正常化

    在婴儿中，治疗的同时还需要补充盐分

- 单纯男性化表型的治疗：类似于失盐的形式，但无需盐皮质激素替代

- "非经典"形式的处理：

1. 在青春期和成年女性中：口服避孕药、糖皮质激素和（或）抗雄激素药

2. 对于儿童和成年男性，通常无需治疗

3. 产前糖皮质激素治疗尚有争议，但可能会降低女性胎儿的男性化程度

 重点和注意事项

专家点评

- 对难以生长的婴儿，需考虑经典的失盐型 CAH 的诊断

- 据统计，在肾上腺"意外瘤"的患者中 CAH 的患病率增加（通常通过 MRI 或 CT 扫描意外发现肾上腺病变）

- 库欣综合征可能是由于用糖皮质激素过度治疗 CAH 引起的

- CAH 患者可能性别不明和患有性功能障碍

- 表 29-2 总结了 CAH 的诊断和治疗

预防

- 产前：早期绒毛膜绒毛取样。妊娠 5 ～ 8 周开始每天使用地塞米松 20 ～ 25 mg/kg，仅针对女性胚胎，但存在争议，因为无长期研究证据

- 新生儿筛查

- 遗传咨询

表 29-2　先天性肾上腺增生的诊断和治疗

异常	受影响的基因和染色体	症状和体征	实验室检查	治疗措施
21- 羟化酶缺乏症，"经典"形式	CYP21 6p21.3	糖皮质激素缺乏症	↓皮质醇，↑ ACTH	糖皮质激素（氢化可的松）替代
		盐皮质激素缺乏症（失盐危象）	↑↑基线和 ACTH 刺激 17- 羟基孕酮 低钠血症，高钾血症	盐皮质激素（氟可的松）替代；氯化钠补充
		女性生殖器模棱两可	↑血浆肾素	阴道成形术和阴蒂切除
		男性女性产生雄性化	↑雄激素	糖皮质激素抑制
			↑雄激素	
21- 羟化酶缺乏症，"非经典"形式	CYP21 6p21.3	可能无症状；性早熟，痤疮，月经不调，不孕	↑基线和促肾上腺皮质激素刺激的 17- 羟孕酮 ↑血清雄激素	糖皮质激素抑制
11β- 羟化酶缺乏症	CYP11B1 8q24.3	糖皮质激素缺乏症	↓皮质醇，↑ ACTH ↑↑基线和 ACTH 刺激的 11- 脱氧皮质醇和脱氧皮质酮	糖皮质激素（氢化可的松）替代
		女性生殖器模棱两可	↑雄激素	阴道成形术和阴蒂切除
		男性女性产后雄性化	↑雄激素	糖皮质激素抑制
		高血压	↓血浆肾素，低血钾	糖皮质激素抑制

续表

异常	受影响的基因和染色体	症状和体征	实验室检查	治疗措施
3β-羟基类固醇脱氢酶缺乏症 "经典" 形式	HSD3B2, 1p13.1	糖皮质激素缺乏症	↓皮质醇, ↑ACTH; ↑↑基线和ACTH刺激的 Δ5 类固醇(孕烯醇酮, 17-羟基孕烯醇酮, DHEA)	糖皮质激素(氢化可的松)替代
		盐皮质激素缺乏症(失盐危象)	低钠血症, 高钾血症; ↑血浆肾素	盐皮质激素(氟可的松)替代; 氯化钠补充
		男性和女性的生殖器界限模糊	↑DHEA, ↓雄烯二酮, 睾丸激素和雌二醇	生殖器的手术矫正和必要的性激素替代, 与抚养性别有关
		性早熟, 青春期混乱	↑DHEA, ↓雄烯二酮, 睾丸激素和雌二醇	糖皮质激素抑制
17α-羟化酶/17,20-裂合酶缺乏	CYP17, 10q24.3	皮质醇缺乏(皮质酮是充足的糖皮质激素)	↓皮质醇, ↑ACTH; ↑DOC, 皮质酮; 低 17α-羟基类固醇; 对 ACTH 的反应较差	糖皮质激素(氢化可的松)给药
		男性生殖器模棱两可	↓血清雄激素; 对hCG反应差	睾丸切除术或切除腹内睾丸; 性激素替代, 与抚养性别有关
		性幼稚	↓血清雄激素或雌激素	性激素替代, 与抚养性别有关
		高血压	↓血浆肾素; 低钾血症	糖皮质激素抑制

异常	受影响的基因和染色体	症状和体征	实验室检查	治疗措施
先天性类脂肾上腺增生	STAR 8p11.2	糖皮质激素缺乏症	↑ACTH；所有类固醇激素水平低，对ACTH的反应降低或缺乏	糖皮质激素（氢化可的松）替代
		盐皮质激素缺乏症（失盐危象）	低钠血症，高钾血症；↓醛固酮，↑血浆肾素	盐皮质激素（氟可的松）替代；氯化钠补充
		男性生殖器模棱两可	男性对hCG的反应降低或缺失	睾丸切除术或切除腹内睾丸；性激素替代，与抚养性别有关
		女性青春期发育不良或卵巢早衰	↑FSH，↑LH，↓雌二醇（青春期后）	雌激素替代
P450氧化还原酶缺乏症	POR 7q11.3	糖皮质激素缺乏症	↑ACTH；↓皮质醇，↑孕烯醇酮，↑黄体酮	糖皮质激素（氢化可的松）替代
		男性和女性的生殖器模棱两可	↑产前血清雄激素，↓青春期雄激素和雌激素；雌激素与雄激素的比例降低	生殖器的手术矫正和必要的性激素替代，与抚养性别有关
		孕产妇男性化 Antley-Bixler综合征		

↓，下降；↑，升高；↑↑，显著升高；ACTH，促肾上腺皮质激素；DHEA，脱氢表雄酮；DOC，11-脱氧皮质酮；FSH，卵泡刺激素；hCG，人绒毛膜促性腺激素；LH，黄体生成素，RM：
From Kliegman, RM: Nelson textbook of pediatrics, ed 21, Philadelphia, 2020, Elsevier.

推荐阅读

Falhammar H et al: Clinical outcomes in the management of congenital adrenal hyperplasia, *Endocrine* 41(3):355-373, 2012.

Pezzuti IL et al: A three-year follow-up of congenital adrenal hyperplasia newborn screening, *J Pediatr (Rio J)* 90(3):300-307, 2014.

Speiser PW et al: Congenital adrenal hyperplasia due to steroid 21-hydroxylase deficiency: an Endocrine Society clinical practice guideline, *J Clin Endocrinol Metab* 95:4133-4160, 2010.

第30章 库欣病和库欣综合征
Cushing Disease and Syndrome

Fred F. Ferri

张小芳 译 杨光 审校

 基本信息

定义

- 库欣综合征是由于糖皮质激素过量所致的临床症候群，通常是由肾上腺皮质醇分泌过多或长期接受糖皮质激素治疗而引起的
- 库欣病是指由垂体促肾上腺皮质激素（adrenocorticotropic hormone，ACTH）过多引起的库欣综合征

ICD-10CM 编码

E24 库欣综合征

E24.2 药物诱发库欣综合征

E24.3 异位 ACTH 综合征

E24.8 其他库欣综合征

E24.9 库欣综合征，未指明

E24.9 垂体依赖性库欣病

体格检查和临床表现

- 高血压
- 向心性肥胖伴面部圆润（满月脸）；四肢纤细。图 30-1 所示为脂肪组织在库欣综合征患者中的分布情况
- 多毛，月经不调，低血压
- 皮肤脆弱，瘀斑，紫红色腹纹（图 30-2），痤疮，伤口不易愈合，脱发，面部水肿，色素沉着（ACTH 过量）。表 30-1 总结了库欣综合征患者临床表现出现的频率
- 精神病，情绪不稳定，偏执
- 肌萎缩伴近端肌病

注：以上表现不常见于异位 ACTH 引起的库欣综合征。很多肿

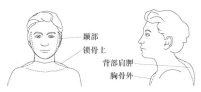

颞部
锁骨上
背部肩胛
胸骨外

图 30-1 库欣综合征的脂肪组织分布。双侧面颊圆润突出，双颞部脂肪充填，形成特征性满月脸。脂肪也可能积聚在两侧锁骨上方（锁骨上窝），前方胸骨（胸骨外区，或形成垂肉），并超过颈后部（颈背部脂肪垫，或水牛背）。在上图中，虚线描绘了没有库欣综合征患者的正常轮廓。（From McGee S：Evidence-based physical diagnosis，ed 4，Philadelphia，2018，Elsevier.）

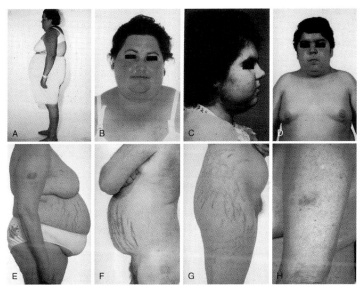

图 30-2 （扫二维码看彩图）库欣综合征的临床特征。A. 一位患有库欣病的 30 岁女性，可见向心性肥胖和全身性肥胖，背侧性肥胖形成的后凸畸形。**B.** 同一个患者的满月脸，多血质，多毛，锁骨上脂肪垫增大。**C.** 14 岁库欣病女孩，面部变圆、多毛和痤疮。**D.** 一名患有库欣病的 14 岁男孩的向心性和全身性肥胖与满月脸。**E** 和 **F.** 典型向心性肥胖伴青紫色腹纹，见于 41 岁女性（**E**）和 40 岁男性（**F**）的库欣综合征患者。**G.** 一例 24 岁先天性肾上腺增生症患者用大剂量地塞米松替代治疗后出现妊娠纹。**H.** 库欣综合征患者典型的瘀伤和皮肤变薄。本例中，瘀伤出现于并无明显外伤情况下。（From Melmed S et al：Williams textbook of endocrinology，ed 12，Philadelphia，2011，Saunders.）

扫二维码看彩图

表 30-1　库欣综合征患者临床表现出现的频率

体格检查 [†]	频率（%）[‡]
生命体征	
高血压	64～88
身体特征	
满月脸	67～92
向心性肥胖	44～97
水牛背	34～75
皮肤表现	
皮肤变薄	27
多血质	28～94
女性多毛症	48～81
瘀斑	23～75
红色或紫色条纹	46～68
痤疮	21～52
肢体表现	
近端肌无力	39～68
水肿	15～66
其他	
严重抑郁	12～40

[†] 诊断标准：对于库欣综合征，每日皮质醇或皮质类固醇代谢物升高，或两者兼而有之，昼夜节律丧失和地塞米松抑制试验异常

[‡] 结果是发生频率的总的平均数，或者如果统计数据不均匀，则取其数值范围

From McGee S：Evidence-based physical diagnosis, ed 4, Philadelphia, 2018, Elsevier.

瘤能分泌一种没有生物活性的 ACTH，它不能激活肾上腺皮质激素的合成。这些患者可能只有体重减轻和虚弱。

病因学

- 长期糖皮质激素治疗引起的医源性损害（常见）
- 垂体 ACTH 过量（库欣病；60%）
- 肾上腺肿瘤（30%）
- 异位 ACTH 产生（肺、胰腺、肾、甲状腺、胸腺肿瘤；占 10%）
- 表 30-2 总结了与异位 ACTH 综合征相关肿瘤的发生率
- 库欣综合征的病因分类见表 30-3

表 30-2　与异位 ACTH 综合征相关肿瘤发生率

肿瘤类型	大约发病率（%）
小细胞肺癌	50
非小细胞肺癌	5
胰腺肿瘤（包括类癌）	10
胸腺肿瘤（包括类癌）	5
肺癌	10
其他类癌	2
甲状腺髓样癌	5
嗜铬细胞瘤及相关肿瘤	3
罕见的前列腺、乳腺、卵巢、胆囊、结肠癌	10

From Melmed S et al：Williams textbook of endocrinology，ed 12，Philadelphia，2011，Saunders.

表 30-3　库欣综合征病因分类

ACTH 依赖性病因

库欣病（垂体依赖性）

异位 ACTH 综合征

异位 CRH 综合征

肾上腺大结节性增生

医源性（用 1-24 ACTH 治疗）

ACTH 非依赖性病因

肾上腺腺瘤与癌

原发性色素沉着结节性肾上腺增生与卡尼综合征

McCune-Albright 综合征

异常蛋白表达（胃抑制肽，白细胞介素 -1 β）

医源性（例如，药物剂量的泼尼龙、地塞米松）

假库欣综合征

酗酒

抑郁

肥胖

ACTH，促肾上腺皮质激素；CRH，促肾上腺皮质激素释放激素

From Melmed S et al：Williams textbook of endocrinology，ed 12，Philadelphia，2011，Saunders.

Dx 诊断

鉴别诊断

- 酒精性假库欣综合征（内源性皮质醇分泌过多）
- 与糖尿病相关的肥胖
- 肾上腺生殖综合征

评估

- 初步测试包括隔夜低剂量地塞米松抑制试验（LDST）、24 h 尿游离皮质醇（UFC）和深夜唾液皮质醇（LN）。LN 和 UFC 更方便监测

- 深夜唾液皮质醇：已有研究报道，单次午夜血清皮质醇水平（正常的昼夜变化会导致午夜前后达到最低点）> 7.5 μg/dl，诊断库欣综合征的敏感度达 96%，特异度达 100%。该试验评估皮质醇的正常昼夜节律（库欣综合征这种节律变化消失），对于睡眠模式不一致或做轮班工作的患者不起作用。吸烟和局部使用皮质类固醇激素也会对其产生影响

- 在临床诊断为库欣综合征的患者中，经典的初步筛查试验是隔夜地塞米松抑制试验：

  1. 地塞米松 1 mg，晚上 11 点给药

  2. 9 h 后测量血浆皮质醇水平（上午 8 点）

  3. 血浆皮质醇水平 < 5 μg/100 ml 排除库欣综合征

- 如果隔夜地塞米松抑制试验提示库欣综合征，则应进行 24 h 尿游离皮质醇和肌酐（以确保收集的充分性）连续测量（2 次或 3 次连续测量）。皮质醇排泄持续升高（> 300 μg/24 h），支持库欣综合征的诊断

- 如果先前的结果存在争议，低剂量（2 mg）地塞米松抑制试验有助于排除假性库欣综合征。低剂量地塞米松给药后（地塞米松 -CRH 试验）刺激促肾上腺皮质激素释放激素（CRH）的分泌，也被用来区分可疑库欣综合征与尿游离皮质醇水平轻度升高且表现不明确的患者

- 大剂量（8 mg）地塞米松抑制试验和放射免疫法测定 ACTH 水平有助于确定库欣综合征的病因

  1. ACTH 不能被检测到或减少且缺乏抑制表明肾上腺因素导

致的库欣综合征

2. ACTH 正常或增加且缺乏抑制表明异位 ACTH 产生

3. ACTH 正常或增加且部分抑制提示垂体过度分泌（库欣病）

- 双侧下岩鼻窦采样（BIPSS）可用于鉴别垂体库欣病和异位 ACTH 综合征

实验室检查

- 低钾血症，低氯血症，代谢性碱中毒，高血糖，高胆固醇血症
- 24 h 尿游离皮质醇增加（$> 100\ \mu g/24\ h$）
- 表 30-4 描述了库欣综合征中激素值的鉴别诊断

表 30-4 库欣综合征激素值的鉴别诊断

病因	血浆促肾上腺皮质激素	血浆皮质醇（下午）	高剂量或隔夜地塞米松抑制
垂体依赖性	N- 轻度↑	↑	是
肾上腺疾病	↓ - 无法检测	↑	不是
异位库欣综合征 *	↑↑↑	↑↑	通常不是
假库欣综合征	N- 轻微↑	N- ↑	通常是

ACTH，促肾上腺皮质激素；N，正常。* ACTH 水平可能与垂体依赖性疾病的值重叠
From McPherson RA，Pincus MR（eds）：Henry's clinical diagnosis and management by laboratory methods，ed 23，St Louis，2017，Elsevier.

- 图 30-3 描述了库欣综合征的评估流程

影像学检查

- 怀疑肾上腺库欣综合征患者行肾上腺的 CT 或 MRI 检查（图 30-4）
- 对于可疑垂体库欣综合征患者，应用钆造影剂的垂体磁共振成像是发现垂体实质性水肿的首选方法
- 对于异位 ACTH 产生的患者，进行其他影像学检查以定位肺、胰腺、肾、甲状腺或胸腺的肿瘤

®Rx 治疗

一般处理

库欣综合征的明确治疗是手术切除导致皮质醇过度产生的肿瘤：

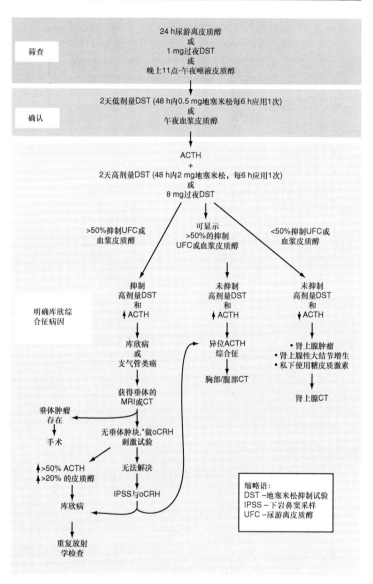

图30-3 库欣综合征的评估流程。所有筛查试验后必须进行确认试验。如果没有垂体占位，在进行 IPSS 之前，先做胸片和胸部 CT，排除支气管类癌。ACTH，促肾上腺皮质激素；CT，计算机断层成像；oCRH，绵羊促肾上腺皮质激素释放激素；MRI，磁共振成像。（From McPherson RA，Pincus MR：Henry's clinical diagnosis and management by laboratory methods，ed 23，Philadelphia，2017，Elsevier.）

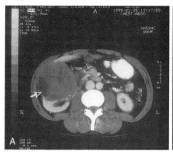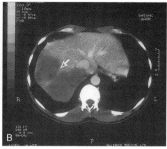

图 30-4　肾上腺癌引起的快速进展性库欣综合征患者的计算机断层成像。图像显示一个不规则的右肾上腺肿块（**A**）和一个大面积的肝转移（**B**）。（From Melmed S et al：Williams textbook of endocrinology，ed 12，Philadelphia，2011，Saunders.）

- 垂体腺瘤：经蝶窦微腺瘤切除术是成人首选的治疗方法。经蝶窦手术未治愈的患者采取垂体放疗。在儿童中，垂体放疗可能被认为是首选治疗，因为 85% 的儿童可经这一方法治愈。立体定向放射治疗（光子刀或伽马刀）是有效的，并且与常规放射治疗相比，其对周围神经元组织的辐射更少。双侧肾上腺全切除术适用于经蝶窦手术或垂体照射未治愈的患者
- 肾上腺肿瘤：
  1. 手术切除患侧肾上腺
  2. 术后大约 9 ~ 12 个月给予糖皮质激素替代，给对侧肾上腺恢复留出时间，使其腺体功能能够从长时间的压迫造成的长期抑制中恢复
  3. 在非手术的候选者中，可以用酮康唑来抑制肾上腺类固醇的产生。米非司酮是一种抗孕激素，也可用于成年人控制内源性库欣综合征引起的皮质醇增多症所继发的高血糖。在怀孕或可能怀孕的妇女中应避免使用
- 双侧微结节或大结节肾上腺增生：双侧肾上腺全切除术
- 异位 ACTH：
  1. 外科切除 ACTH 分泌的肿瘤
  2. 用甲吡酮、氨基戊二酰亚胺、米非司酮或酮康唑控制皮质醇过量
  3. 用螺内酯控制皮质醇和 11- 脱氧皮质酮的盐皮质激素效应
  4. 双侧肾上腺切除术：一种治疗惰性、不可切除肿瘤的合理方法

处理

通过手术治疗预后良好。

 重点和注意事项

专家点评

库欣病患者应考虑筛查多发性内分泌肿瘤Ⅰ型。

推荐阅读

Loriaux DL: Diagnosis and differential diagnosis of Cushing's syndrome, *N Engl J Med* 376:1451-1459, 2017.

第31章 醛固酮增多症（原发性醛固酮增多症）
Aldosteronism (Hyperaldosteronism, Primary)

Kevin Fay, Debbie L. Cohen

孙宇 译 杨光 审校

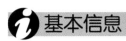 基本信息

定义

原发性醛固酮增多症是一组以不适当的自主产生醛固酮而导致肾钠潴留、血浆肾素抑制和继发性高血压的疾病，典型的特征是低钾血症和代谢性碱中毒。

同义词

醛固酮增多症

科恩（Conn）综合征

CD-10CM 编码
E26.01　科恩综合征
E26.02　糖皮质激素可治疗的醛固酮增多症
E26.1　继发性醛固酮增多症
E26.9　醛固酮增多症，未指明

流行病学和人口统计学

患病率

5% ～ 13% 的患者伴有高血压；11% ～ 23% 的患者伴有顽固性高血压。

遗传学

家族性醛固酮增多症是一种遗传性的醛固酮增多症。

有下列情况之一的患者应怀疑有此诊断：

- 21 岁以前起病的高血压和有高血压家族史

- 原发性醛固酮增多症家族史
- 40 岁前的卒中家族史

病因学

- 双侧特发性肾上腺增生症（60%～70%）
- 单侧醛固酮腺瘤（Conn 综合征）（30%～40%）
- 单侧肾上腺增生症（约 2%）
- 家族性醛固酮增多症（＜1%）
- 产醛固酮的癌（＜0.1%）
- 异位生产醛固酮（＜0.1%）

体格检查和临床表现

- 一般无症状
- 高血压：经常是难以控制的高血压
- 自发性低钾血症
- 早发性高血压家族史或＜40 岁脑血管意外

Dx 诊断

鉴别诊断

- 使用利尿剂
- 呕吐和（或）腹泻所致的低钾血症
- 肾血管性高血压
- 其他内分泌肿瘤（嗜铬细胞瘤、产生脱氧皮质酮的肿瘤、肾素分泌肿瘤）

评估

原发性醛固酮增多症的特征是血浆肾素活性（PRA）抑制和血清醛固酮水平升高，通常超过 15 ng/d。图 31-1 为何时考虑检测原发性醛固酮增多症提供指导。图 31-2 描述了对疑似原发性醛固酮增多症患者的诊断方法。CT、MRI 和肾上腺静脉取样（AVS）用于鉴别单侧和双侧醛固酮分泌增加。这种区别将决定治疗方案，因为单侧原发性醛固酮增多症是通过手术切除而不是内科治疗的。

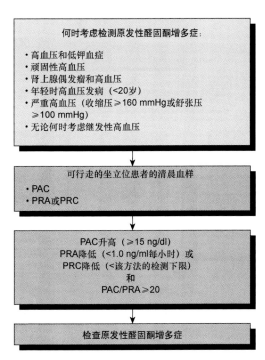

图 31-1　该方法为何时考虑检测原发性醛固酮增多症提供了指导，并使用血浆醛固酮浓度（PAC）与血浆肾素活性（PRA）的比值作为检测工具。PRC，血浆肾素浓度。（Melmed S et al（eds）：Williams textbook of endocrinology，ed 13，Philadelphia，2016，Elsevier.）

实验室检查

常规实验室检查可提示，但不能诊断原发性醛固酮增多症。常见的异常有：

- 自发性低钾血症（9% ～ 37% 的病例）或接受常规剂量利尿剂治疗时的严重低钾血症
- 可能出现碱中毒和高钠血症

影像学检查

- 肾上腺 CT（图 31-3）为首选，因为肾上腺腺瘤脂肪含量高，CT 成像效果较好
- 磁共振可作为替代

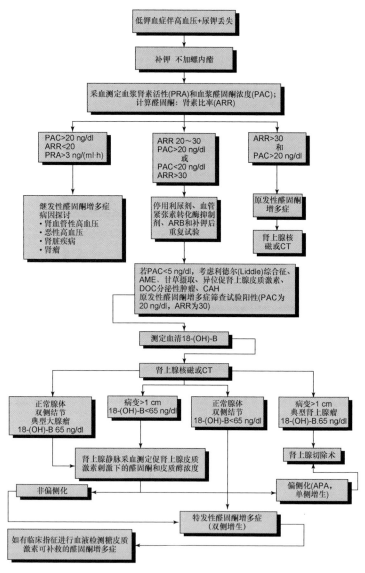

图 31-2　疑似原发性醛固酮增多症患者的诊断方法。肾上腺静脉中的皮质醇浓度比另一侧肾上腺静脉中的皮质醇浓度高 4 倍，和（或）未受影响的肾上腺静脉中的醛固酮 / 皮质醇浓度比小于下腔静脉中的比例。尿钾丢失可以通过测量 24 h 尿液中的钾排泄量来证实；在存在低钾血症的情况下，每天超过 30 mEq 的排泄量表明钾丢失过多。另一种更简单的方法是随机抽取尿样来计算钾的排泄分数。当出现低钾血症时，排泄分数超过 10% 表明钾丢失过多。AME，明显的

盐皮质激素过多综合征；APA，醛固酮腺瘤；CAH，先天性肾上腺增生；CT，计算机断层扫描；DOC，脱氧皮质酮；异位 ACTH，垂体外肿瘤分泌皮质激素；血清 18-（OH）-B，血清 18- 羟基皮质酮浓度。（From Runge MS，Greganti MA：Netter's internal medicine，Philadelphia，2008，Saunders.）

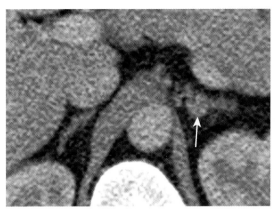

图 31-3　醛固酮分泌腺瘤。 CT 示一个微小的左肾上腺结节（箭头），经肾上腺静脉取样及手术切除后被确认为良性醛固酮分泌腺瘤。（From Webb WR，Brant WE，Major NM：Fundamentals of body CT，ed 4，Philadelphia，2015，Saunders.）

℞ 治疗

非药物治疗

定期监测血压，低钠饮食，戒烟，保持理想体重，规律锻炼。

急性期治疗

- 螺内酯、依普利酮或阿米洛利控制血压和低血钾
- 醛固酮腺瘤（APA）或单侧肾上腺增生症（UAH）：手术（单侧肾上腺切除术）

长期管理

盐皮质激素受体拮抗剂螺内酯（起始量，每天 25 mg）或依普利酮（起始量，25 mg 每日 2 次）并逐渐加量，直到在不补钾的情况下达到血钾目标浓度的正常值中高限。剂量每隔 2 周增加一次。依普

利酮对男性女性乳房发育和女性月经不规律的影响较小，这是因为依普利酮对肾上腺盐皮质激素受体有更高的选择性。阿米洛利（起始量，每日 2 次，每次 5 mg）可用于对螺内酯和依普利酮均不耐受的患者。

处理

用盐皮质激素受体拮抗剂或单侧肾上腺切除术治疗原发性醛固酮增多症可以缓解低血钾，降低血压，改善心肾功能受损。40% ～ 65% 的患者在单侧肾上腺切除术后仍有高血压。较年轻、术前服用 2 种或更少的降压药、高血压病程短、无高血压家族史和（或）有较高的血浆醛固酮浓度（PAC）与血浆肾素活性（PRA）比值的患者，更有可能获得高血压的完全缓解。

转诊

推荐由有经验的介入放射科医生进行动静脉采样。如果发生偏侧优势，应在确认单侧 APA、UAH 或癌变后进行外科单侧肾上腺切除术。

 ## 重点和注意事项

- 原发性醛固酮增多症比之前认为的更为普遍，所有明显顽固性高血压患者均应考虑到该疾病可能
- 与年龄、性别和血压相匹配的原发性高血压患者相比，原发性醛固酮增多症患者 eGFR 下降更快，左心室重量增加，卒中、心肌梗死和心房颤动的相对风险增加。增加的风险会逐渐减弱但持续，即使用盐皮质激素拮抗剂治疗。肾上腺切除术可将这些风险降低到低于相匹配的原发性高血压队列的风险
- 肾上腺切除术后经常监测血压和电解质是必要的，因为单侧肾上腺切除术后血压恢复正常可能需要长达 4 个月的时间
- 在解释直接肾素浓度（DRC）和 PRA 检测结果时必须谨慎，因为每个检测使用的单位不同。血浆醛固酮浓度与 DRC 之比尚未像血浆醛固酮浓度与 PRA 比值一样得到广泛验证

相关内容

高血压（相关重点专题）

推荐阅读

Brown JM et al: The spectrum of subclinical primary aldosteronism and incident hypertension, *Ann Int Med* 167:630-641, 2017.

Funder JW et al: The management of primary aldosteronism: case detection, diagnosis, and treatment: and Endocrine Society clinical practice guideline, *J Clin Endocrinol Metab* 101(5):1889-1916, 2016.

Vilela LAP, Almeida MQ: Diagnosis and management of primary aldosteronism, *Arch Endocrinol Metab* 61(3):305-312, 2017.

第 32 章　醛固酮减少症
Hypoaldosteronism

Fred F. Ferri

孙宇　译　杨光　审校

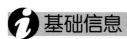 基础信息

定义

醛固酮减少症被定义为醛固酮缺乏或醛固酮功能受损。

ICD-10CM 编码

E27.40　不明原因肾上腺皮质功能不全

E27.3　药物诱导肾上腺皮质功能不全

E27.9　肾上腺疾病，不明原因

E27.1　原发性肾上腺皮质功能不全

E27.40　不明原因肾上腺皮质功能不全

E27.49　其他肾上腺皮质功能不全

流行病学和人口学

原因不明的高钾血症中，选择性低醛固酮血症的比例高达 10%。

体格检查和临床表现

- 体格检查可能完全在正常范围内
- 有些患者可能会出现高血压
- 可能会出现严重的肌肉无力和心律失常

病因学

- 低肾素性醛固酮较少症（肾素血管紧张素依赖性）：由于肾素生成减少导致醛固酮生成减少；典型的患者可归因于各种因素（如糖尿病、间质性肾炎、多发性骨髓瘤、HIV 感染、尿路梗阻、衰老）和药物［非甾体抗炎药（NSAID）、环氧合酶-2 抑制剂、血管紧张素转化酶抑制剂 / 血管紧张素受体阻滞剂（ACEI/ARB）］引起的肾脏疾病

- 高肾素性醛固酮较少症（非肾素血管紧张素依赖性）：肾脏的肾素生成是完整的；缺陷在于醛固酮的生物合成或血管紧张素 II 的作用。这种形式的醛固酮缺乏症的常见原因是药物（酮康唑、肝素）、铅中毒、醛固酮酶缺陷和严重疾病

 诊断

鉴别诊断

假性醛固酮减少症：肾脏对醛固酮无反应。在这种情况下，肾素和醛固酮水平都会升高。假性醛固酮减少症可由药物（螺内酯）、慢性间质性肾炎、全身性疾病（系统性红斑狼疮、淀粉样变性）或原发性盐皮质激素抵抗引起。

评估

直立 4 h 后测定血浆肾素活性可区分低肾素血症和高肾素血症。肾素水平在正常或较低范围内可确定为肾素血管紧张素依赖的病例，而肾素水平高的病例可确定为肾素血管紧张素非依赖性病例。通过肾素–醛固酮刺激试验可以确认醛固酮减少症的诊断和病因：

- 低肾素性醛固酮减少症：低刺激性肾素和醛固酮水平
- 终末器官对醛固酮作用无效：高刺激性肾素和醛固酮水平
- 肾上腺异常：高刺激性肾素和低醛固酮水平

实验室检查

- 血钾升高、血钠正常或降低
- 高氯性代谢性酸中毒（由于醛固酮缺乏氢分泌作用引起）
- 尿素氮和肌酐升高（继发于肾脏疾病）
- 高血糖（糖尿病在这些患者中很常见）

治疗

非药物治疗

- 低钾饮食，钠摄入量自由（每天至少 4 g 氯化钠）
- 避免使用 ACEI 和保钾利尿剂

急性期治疗

- 在伴有肾上腺糖皮质激素缺乏的醛固酮减少症患者中，可使用氟氢可的松（每天早上 0.05 ～ 0.1 mg 口服）
- 呋塞米（速尿）20 ～ 40 mg，每日一次，纠正低肾素性醛固酮减少症的高钾血症

处理

预后随醛固酮减少症的病因和相关疾病的存在而不同。

转诊

肾素–醛固酮刺激试验阳性患者，转诊至内分泌相关领域专家处。

 重点和注意事项

专家点评

假性醛固酮减少症的治疗与醛固酮减少症相同，但由于肾敏感性受损，疗效有限。

相关内容

高钾血症（相关重点专题）。

第 33 章　嗜铬细胞瘤
Pheochromocytoma

Brett Patrick，Mark F. Brady，Fred F. Ferri

朱旖　译　杨光　审校

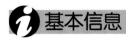
基本信息

定义

嗜铬细胞瘤是分泌儿茶酚胺的肿瘤，原发于肾上腺素系统的嗜铬细胞。嗜铬细胞可以分泌肾上腺素和去甲肾上腺素，其中以去甲肾上腺素为主。

同义词

副神经节瘤

ICD-10CM 编码

C 74.9　未特指的肾上腺恶性肿瘤

C 75.9　未特指的内分泌腺恶性肿瘤

E 27.5　肾上腺髓质功能亢进

流行病学和人口统计学

- 发病率：占人群的 0.05%，30 ～ 40 岁人群高发
- 嗜铬细胞瘤散发病例中大约 25% 为突变基因携带者
- 大约 25% 的嗜铬细胞瘤是家族性的，并与基因异常有关（表 33-1）。嗜铬细胞瘤是两种常染色体显性遗传疾病的特征性合并症：
  1. 多发性内分泌肿瘤（MEN）Ⅱ型
  2. Von Hippel-Lindau 疾病（希佩尔-林道综合征）：视网膜血管母细胞瘤、中枢神经系统母细胞瘤、肾脏肿瘤、胰腺囊肿和附睾囊腺瘤
- 神经纤维瘤病 1 型患者中 5% 发现嗜铬细胞瘤

体格检查和临床表现

- 高血压：持续性升高（55%），阵发性升高（45%）

表 33-1 嗜铬细胞瘤和副神经节瘤相关的常染色体显性综合征

综合征	基因	基因位点	合成蛋白质	蛋白质功能	基因机制	肿瘤好发部位
SDHD（副神经节瘤 I 型）*	SDHD	11q23	SDH D 亚基	产 ATP	肿瘤抑制基因	颅底和颈部，偶尔肾上腺髓质，纵隔，腹部，骨盆
家族性副神经节瘤 2 型*	SDHAF2	11q13.1	共价结合辅助因子	产 ATP	肿瘤抑制基因	颅底和颈部；偶尔腹部和骨盆
SDHC（家族性副神经节瘤 3 型）	SDHC	1q21	SDH C 亚基	产 ATP	肿瘤抑制基因	颅底和颈部
SDHB（家族性副神经节瘤 4 型）	SDHB	1p36.1～35	SDH B 亚基	产 ATP	肿瘤抑制基因	腹部，骨盆和纵隔；罕见肾上腺髓质，颅底和颈部
MEN I	MEN1	11q13	Menin	转录调控	肿瘤抑制基因	肾上腺髓质
MEN II A 和 MEN II B	RET	10q11.2	RET	酪氨酸激酶受体	原癌基因	肾上腺髓质，双侧
神经纤维瘤病 1 型	NF1	17q11.2	神经纤维蛋白	水解 GTP	肿瘤抑制基因	肾上腺髓质及其周围
希佩尔-林道综合征	VHL	3p25～26	VHL	转录延伸抑制	肿瘤抑制基因	双侧肾上腺髓质；偶尔副神经节瘤
家族性嗜铬细胞瘤	FPTMEMI27	2q11	跨膜蛋白	mTORC1 调节信号复合物	肿瘤抑制基因	肾上腺髓质

* 与母系印迹相关

ATP，三磷酸腺苷；GTP，三磷酸鸟苷；MEN，多发性内分泌肿瘤；mTORC1，哺乳动物靶基因雷帕霉素复合体 1；RET，"转染过程中重新排列"原癌基因蛋白；SDH，琥珀酸脱氢酶；VHL，希佩尔-林道综合征。

From Melmed S: Williams textbook of endocrinology, ed 12, Philadelphia, 2011, WB Saunders, Elsevier.

- 头痛（80%）：通常表现为阵发性，被描述为"敲打样的"和剧烈的
- 心悸（70%）：伴或不伴心动过速
- 多汗（60%）：在高血压的阵发性发作期间最明显
- 在无症状期间，体格检查可以完全正常；在阵发性发作期间，患者可以出现收缩压和舒张压显著升高，大汗淋漓，视物模糊（高血压视网膜病变导致），瞳孔散大（儿茶酚胺大量分泌导致），下肢感觉异常（血管剧烈收缩导致），震颤和心动过速
- 嗜铬细胞瘤患者常常出现直立性低血压，其原因一是血容量不足，二是长期儿茶酚胺分泌过多引起肾上腺素能受体脱敏化
- 表 33-2 总结了嗜铬细胞瘤的特征

病因学

- 位于肾上腺髓质分泌儿茶酚胺的肿瘤

表 33-2　嗜铬细胞瘤的特征

高血压，持续性或阵发性

显著的血压变化（± 直立性低血压）

突然阵发性（± 后续血压升高）与下列相关：

　　应激：麻醉，造影，分娩

　　药物诱发：组胺，尼古丁，咖啡因，β 受体阻滞剂，糖皮质激素，三环类抗抑郁药

　　肿瘤受到刺激：腹部触诊，排尿

少数患者血压正常

特殊情况

儿童，孕妇，家族史

多发性内分泌肿瘤：甲状腺髓样癌（MEN Ⅱ 型），皮肤黏膜神经瘤（MEN Ⅱ B 型）

希佩尔-林道综合征

神经皮肤病变：神经纤维瘤

相关症状

突发头痛，出汗，心悸，神经紧张，恶心，呕吐

胸痛或腹痛

相关体征

出汗，心动过速，心律失常，脸色苍白，体重减轻

From Zipes DP: Braunwald's heart disease, a textbook of cardiovascular medicine, ed 11, Philadelphia, 2019, Elsevier.

- RET 原癌基因突变导致 MEN II 型嗜铬细胞瘤的家族遗传性
- 抑癌基因 von Hippel-Lindau（VHL 基因）突变导致 von Hippel-Lindau 疾病（希佩尔–林道综合征）嗜铬细胞瘤的家族遗传性
- 近期发现琥珀酸脱氢酶亚基 D（SDHD）和琥珀酸脱氢酶亚基 B（SDHB）是嗜铬细胞瘤的易感致病基因

 诊断

鉴别诊断

- 焦虑症
- 甲状腺毒症
- 滥用安非他明和可卡因
- 类癌
- 原发性高血压

评估

实验室评估和影像学检查定位肿瘤（图 33-1）。表 33-3 总结了

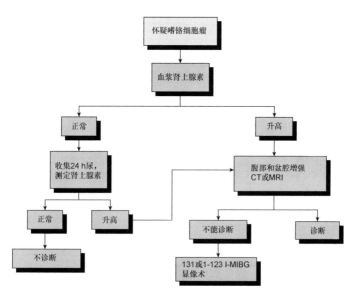

图 33-1　嗜铬细胞瘤。CT，计算机断层成像；I-MIBG，碘–间碘苄胍；MRI，磁共振成像

表33-3 可用于嗜铬细胞瘤和副神经节瘤定位的解剖和功能影像学检查

影像模式	MRI	CT	^{18}F-FDG	^{68}Ga-DOTA 肽	^{18}F-FDA	^{18}F-DOPA	MIBG
优点	解剖结构清晰	解剖结构清晰	功能测定影像学检查，首选，广泛应用	对于所有部位的病变，都是最敏感的功能影像学检查，且可以治疗显像阳性的病灶	敏感的功能影像学检查，可用于（除了颅底和头颈部）的原发性肿瘤	最敏感的功能影像像学检查，用于颅底和颈部的副神经节瘤	可以治疗显像阳性不能切除的肿瘤
缺点	特异度低	特异度低	与其他的功能影像学检查相比，敏感度低和侵袭阳性率高	应用不广	应用不广	应用不广	与其他的功能影像学检查比较，敏感度低
临床首选适应证	肿瘤初步定位	肿瘤初步定位	排除转移性或多发原发灶	排除转移性或多发病灶；SDH$_X$突变携带者；计划用肽受体放射性核素治疗时	排除转移性或多发原发灶	原发颅底和头颈部副神经节瘤；多发和转移性肿瘤	计划用^{131}I-MIBG治疗时

CT, 计算机断层成像；DOPA, 二羟基苯丙氨酸；DOTA, 1,4,7,10-四氮杂环十二烷-1,4,7,10-四乙酸；FDA, 氟多巴胺；FDG, 氟-脱氧葡萄糖；MIBG, 间碘苄胍；MRI, 磁共振成像；SDH, 琥珀酸脱氢酶

From Cameron JL, Cameron AM: Current surgical therapy, ed 12, Philadelphia, 2017, Elsevier.

用于嗜铬细胞瘤定位的解剖和功能影像学检查。常常会出现对于嗜铬细胞瘤的误诊。正确解读生化检查和影像学检查对于精确诊断至关重要。

实验室检查

- 目前对嗜铬细胞瘤诊断流程并无共识，推荐测定血浆游离肾上腺素水平，作为排除嗜铬细胞瘤的首选检查方法。血浆游离肾上腺素和去甲肾上腺素水平升高敏感度高达 100%，特异度偏低，只有 85%
- 24 h 尿液中的肾上腺素水平升高（敏感度 90%，特异度 95%）；通过尿肌酐水平校正尿肾上腺素水平，则可提高 24 h 尿肾上腺素水平准确性

影像学检查

- 腹部 CT 平扫（图 33-2）或增强（敏感度 88%）可以定位嗜铬细胞瘤，对于直径 > 0.5 inch（1.27 cm）的肿瘤准确度为 90% ～ 95%
- MRI 增强：磁共振成像中嗜铬细胞瘤具有特异性影像表现（敏感度 100%），磁共振扫描是诊断嗜铬细胞瘤的首选方法
- 131 或 1-123I-MIBG 闪烁成像（敏感度 100%）（图 33-2）：去甲肾上腺素样物质分布于肾上腺组织；I-MIBG 成像尤其适用于定位肾上腺外的嗜铬细胞瘤
- 6-［18F］氟-脱氧葡萄糖正电子发射断层成像（18F-FDG-PET/CT）：用于临床症状和体征提示嗜铬细胞瘤，同时生化检查有阳性发现，而传统的影像学检查无法定位肿瘤病灶的患者。该检查还可用于确诊转移性肿瘤

℞ 治疗

一般治疗

腹腔镜下肾上腺切除术（手术切除良性和恶性肿瘤）：

- 术前准备，术前 10 ～ 14 天联合使用 α - 肾上腺素能阻滞剂（酚苄明、哌唑嗪、多沙唑嗪、特拉唑嗪），β 受体阻滞剂，不限制水盐摄入。患者最初几天避免服用 β 受体阻滞剂，首先服用足量的 α - 肾上腺素能阻滞剂，然后再服用 β 受体阻

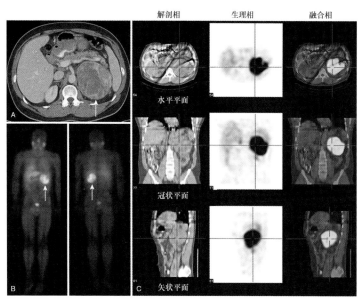

解剖相　生理相　融合相

水平平面

冠状平面

矢状平面

图 33-2 （扫二维码看彩图）一名 44 岁男性患者计算机断层成像（CT）和 123I- 间碘苄胍（123I-MIBG）影像结果，该患者有 9 年高血压病史，近期发作头部跳痛、胸痛和腹痛。24 h 尿检查异常：去甲肾上腺素，900 μg（正常，＜ 170 μg）；肾上腺素，28 μg（正常，＜ 35 μg）；多巴胺，468 μg（正常，＜ 700 μg）；总肾上腺素，17 958 μg（正常，＜ 1000 μg）。**A**. 增强 CT 轴位图像显示了一个巨大的、部分血管化和部分坏死的左肾上腺肿瘤（箭头）。**B**. 123I-MIBG 全身扫描显示一个巨大的位于左上腹部的放射示踪剂摄取增加的聚焦部位（箭头），与 CT 看到的病灶相对应，除此之外没有看到其他异常摄取病灶。**C**. 123I-MIBG 和单光子发射计算机断层成像（SPECT）融合 CT 成像以及相应 CT（解剖相）和 123I-MIBG（生理相）在水平、冠状和矢状平面的影像。使用 α- 和 β- 肾上腺素能阻滞剂后，一个 13.5 cm×12 cm×9 cm，680 g 的嗜铬细胞瘤病灶消失。（From Melmed S：Williams textbook of endocrinology，ed 12，Philadelphia，2011，WB Saunders，Elsevier.）

扫二维码看彩图

滞剂，以避免 α- 应激导致的高血压危象。如果血压控制不佳，除 β 受体阻滞剂外可以加用氨氯地平或维拉帕米。表 33-4 描述了用了治疗嗜铬细胞瘤的口服药物

- 硝普钠控制术前和术中的高血压危象。表 33-5 总结了治疗嗜铬细胞瘤的静脉使用药物

表 33-4 治疗嗜铬细胞瘤的口服药物

药物	初始剂量 mg/d*（最大剂量）	副作用
α - 肾上腺素能阻滞剂		
苯氧苄胺	10[†]（100）[†]	直立（体位）性低血压，心动过速，瞳孔缩小，鼻塞，抑制射精，乏力
派拉唑嗪	1（20）[‡]	首剂效应，头晕，嗜睡，头痛，乏力，心悸，恶心
特拉唑嗪	1（20）[†]	首剂效应，乏力，视物模糊，鼻塞，恶心，外周性水肿，心悸，嗜睡
多沙唑嗪	1（20）	首剂效应，立位性晕厥，外周性水肿，乏力，嗜睡
α - 及 β - 肾上腺素能阻滞剂		
拉贝洛尔	200[†]（1200）[†]	头晕，乏力，恶心，鼻塞，阳痿
钙通道阻滞剂		
尼卡地平缓释片	30[†]（120）[†]	水肿，头晕，头痛，脸红，恶心，消化不良
儿茶酚胺合成抑制剂		
α - 甲基 - ρ -l 酪氨酸（甲硫氨酸）	1000[‡]（4000）[‡]	镇静，腹泻，焦虑，噩梦，结晶尿，泌乳，锥体外系症状

* 除非有其他说明，一天一次给药。
[†] 一天 2 次给药。
[‡] 一天 3 ～ 4 次给药。
From Melmed S：Williams textbook of endocrinology, ed 12, Philadelphia, 2011, WB Saunders, Elsevier.

表 33-5 治疗嗜铬细胞瘤的静脉使用药物

药物	剂量范围
治疗高血压	
酚妥拉明	1 mg IV 初始试用剂量，后续根据需要 2 ～ 5 mg IV 弹丸式注射或持续输注
硝普钠	2 μg/（kg·min）IV 是安全的，> 4 μg/（kg·min）可能在 3 h 内出现氰化物中毒
	罕见用量 > 10 μg/（kg·min），最大剂量不超过 800 μg/min
尼卡地平	初始剂量 5 mg/h；每 15 min 以 2.5 mg/h 递增，最大剂量 15 mg/h

续表

药物	剂量范围
治疗心律失常	
利多卡因	首剂 1 ～ 1.5 mg/kg（75 ～ 100 mg）弹丸式静脉注射；根据需要后续以 0.5 ～ 0.75 mg/kg（25 ～ 50 mg）追加，最大负荷量 3 mg/kg。维持剂量 2 ～ 4 mg/min［30 ～ 50 μg/（kg·min）］监测血压水平，根据患者具体情况（例如，心力衰竭、肝脏淤血）调整剂量
艾司洛尔	首剂负荷量 0.5 mg/kg IV 1 min 内注射完成，后续 0.05 mg/（kg·min）于 4 min 维持，根据目标心室率，维持剂量 0.05 mg/（kg·min）或逐步增加剂量［例如，0.1 mg/（kg·min）增加到 0.2 mg/（kg·min）］，每增加一次剂量应维持≥ 4 min

IV，静脉注射

From Melmed S：Williams textbook of endocrinology，ed 12，Philadelphia，2011，WB Saunders，Elsevier.

 ## 重点和注意事项

专家点评

- 非常有必要进行详细的家族史调查，因为 25% 嗜铬细胞瘤是家族遗传性的
- 当患者出现以下任何一种情况，都需要筛查嗜铬细胞瘤：
  1. 恶性高血压
  2. 降血压治疗效果差
  3. 异常血压急剧升高
  4. 麻醉、分娩、手术或促甲状腺激素测定过程中出现血压升高
  5. 丙咪嗪或者地昔帕明服用后出现高血压
  6. 神经纤维瘤（增加嗜铬细胞瘤发生率）
- 所有的嗜铬细胞瘤患者都要进行五肽胃泌素试验，测定血清甲状旁腺激素，进行眼底检查，头颅磁共振成像，肾和胰腺 CT 和睾丸超声检查，以筛查 MEN Ⅱ 型和 von Hippel-Lindau 疾病
- 嗜铬细胞瘤患者，要进行基因检查，包括 *RET*、*VHL*、*SDHD* 和 *SDHB* 突变，用以鉴别嗜铬细胞瘤相关综合征

相关内容

高血压（相关重点专题）

推荐阅读

Lenders JW et al: Pheochromocytoma and paraganglioma: an endocrine society clinical practice guideline, *J Clin Endocrinol Metab* 99:1915-1942, 2014.

National Cancer Institute: Pheochromocytoma and paraganglioma treatment (PDQ®): health professional version. PDQ Adult Treatment Editorial Board, *PDQ Cancer Information Summaries*, Epub Jul 10, 2015.

Neumann HPH et al: Pheochromocytoma and paraganglioma, *N Engl J Med* 381 (6): 552–565, 2019.

第 34 章　肾上腺偶发瘤
Adrenal Incidentaloma

Brett L. Tooley，Ray Walther

孙宇　译　杨光　审校

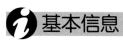 基本信息

定义

胸部或腹部影像（包括 CT、MRI 和超声）检查无意中发现的肾上腺肿块。

同义词

未知肾上腺肿块

CD-10CM 编码
D44.1　肾上腺性质不确定的肿瘤

流行病学和人口统计学

患病率： 肾上腺偶发瘤在人群中的患病率大约 5%（在高级别影像学检查中为 4% ～ 7%，在尸检中高达 10%）。

好发性别和年龄

患病率随着年龄的增长而增加。

遗传学

因偶发瘤的病因而异。

危险因素

在高加索人、肥胖症、糖尿病和高血压患者中更为常见。

体格检查和临床表现

在高级别影像学检查、病史和体格检查中发现偶发肿瘤后，应着重识别与几种功能性肿瘤相关的体征和症状（表 34-1）。

病因学

高达 80% 的肾上腺偶发瘤是良性、无功能的腺瘤。

表 34-1　不同类型肾上腺肿瘤的症状和体征

肿瘤类型	症状	体征
皮质醇产生型	肌肉无力，容易擦伤/出血，伤口愈合不良，性欲下降，精神障碍，失眠，脸红，心悸	满月脸，水牛背，多毛，腹部紫纹，中央型肥胖伴周围消瘦，皮肤变薄，高血压，高血糖
醛固酮瘤	肌肉抽筋，肌肉无力，疲劳，头痛，多饮，多尿	难治性高血压、低钾血症
嗜铬细胞瘤	阵发性头痛，出汗，心悸，脸色苍白，焦虑，厄运临头感，潮红/潮热	高血压，心动过速，心律失常，急性心肌梗死，充血性心力衰竭，震颤
肾上腺皮质癌（ACC）	增大：局部压迫 分泌：库欣综合征，男性化	增大：无体征，可以触诊到 分泌：与激素的产生有关
肾上腺继发转移	一般与肾上腺瘤无关	表现与原发肿瘤来源一致，如果肾上腺组织受损，肾上腺功能不全
无功能占位	小：无症状 大：不明原因腹部症状/占位效应/疼痛	小：无体征 大：无体征，可能可触诊到

From Jason DS, Oltmann SC: Evaluation of an adrenal incidentaloma, Surg Clin North Am, 99（4），721-729.

 诊断

鉴别诊断

- 良性腺瘤
- 功能性腺瘤（产生皮质醇的醛固酮瘤）
- 嗜铬细胞瘤
- 肾上腺皮质癌（ACC）
- 转移癌
- 淋巴瘤

评估

主要是评估偶发瘤的恶性概率及功能（框 34-1，图 34-1）。

对于所有大于 1 cm 的肾上腺偶发瘤，应评估其功能。

框 34-1　肾上腺偶发瘤的鉴别诊断

功能性肿瘤

嗜铬细胞瘤

皮质激素分泌腺瘤 / 亚临床

　库欣综合征

醛固酮瘤

原发性肾上腺皮质增生

非功能性病变

无功能皮质腺瘤

骨髓脂肪瘤

肾上腺出血

肾上腺囊肿

神经节瘤

恶性的

肾上腺皮质癌

肾上腺转移瘤

From Cameron JL，Cameron AM：Surgical therapy，ed 12，Philadelphia，2017，Elsevier.

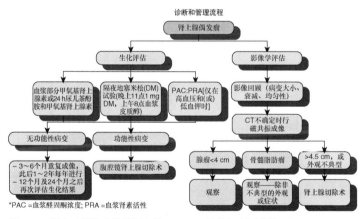

*PAC = 血浆醛固酮浓度; PRA = 血浆肾素活性

图 34-1　肾上腺偶发瘤的诊断和管理。 CT，计算机断层成像。（From Cameron JL，Cameron AM：Surgical therapy，ed 12，Philadelphia，2017，Elsevier.）

实验室检查

- 小剂量地塞米松抑制试验、24 h 尿游离皮质醇、血清 ACTH 和血清脱氢表雄酮（DHEAS）
- 24 h 尿液中的肾上腺素，分段儿茶酚胺测定
- 基础代谢谱

● 高血压患者血浆醛固酮、肾素活性水平的变化

影像学检查

● 如果尚未进行 CT 检查（图 34-2 和图 34-3），则是首选的成

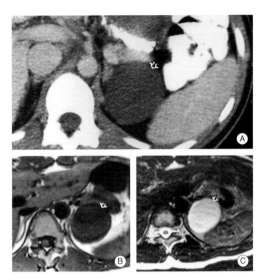

图 34-2　肾上腺囊肿。A. 增强 CT 显示左侧肾上腺内典型的囊肿（箭头）。**B**. T1 加权像（WI）显示单纯性囊肿的低强度信号（箭头）。**C**. T2WI 显示充盈液体病灶均匀高强度信号（箭头）。（From Grant LA：Grainger & Allison's diagnostic radiology essentials，ed 2，Philadelphia，2019，Elsevier.）

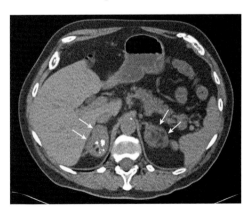

图 34-3　双侧肾上腺髓样脂肪瘤的 CT 影像（箭头）。肉眼可见的脂肪（低密度区域）是该病变的典型特征。（From Cameron JL，Cameron AM：Surgical therapy，ed 12，Philadelphia，2017，Elsevier.）

像方式

- 有恶性肿瘤病史或其他与转移性疾病有关的病史和（或）体检结果的患者可以从 PET 中受益

 治疗

非药物治疗

- 具有分泌激素功能的偶发瘤和疑似 ACC 的肿块，需要进行外科干预
- 无功能的偶发瘤可以动态监测瘤体生长，但仍可能需要手术切除，这取决于病变的大小，生长速度，患者的年龄以及临床上是否存在显著的肿块效应
- 细针穿刺（FNA）不应在所有偶发瘤患者中常规进行；然而，如果患者有已知的原发病灶，肿块无功能，并且担心转移，均有细针穿刺指征

一般治疗

- 功能性肿块、疑似 ACC 的肿块以及大于 4 cm 的无功能肿块，应转诊至普通外科（或内分泌外科）
- 无功能肿块，＜ 4 cm：
  - 6 ～ 12 个月影像学随诊
  - 增大 1 cm 以上，请外科会诊

转诊

- 普通外科 / 内分泌外科
- 内分泌相关领域专家处

 重点和注意事项

专家点评

大多数的肿块是无功能的，而且不需要外科手术。

相关内容

醛固酮增多症（原发性醛固酮增多症）（相关重点专题）
库欣病和库欣综合征（相关重点专题）

高血压（相关重点专题）

嗜铬细胞瘤（相关重点专题）

推荐阅读

Elhassan YS et al: Natural history of adrenal incidentaloma with or without mild autonomous cortisol excess, *Ann Intern Med* 171:107-116, 2019.

Jason DS, Oltmann SC: Evaluation of an Adrenal Incidentaloma, *Surgical Clinics of North America* 99(4):721-729, 2019, http://dx.doi.org/10.1016/j.suc.2019.04.009.

第 35 章　巴特综合征
Bartter Syndrome

Jian Li，Bilal Shahzad Khan

张黎明　译　李楠　审校

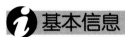 基本信息

定义

巴特综合征（Bartter syndrome，BS）是一种罕见的常染色体隐性遗传疾病，其特征是在髓袢升支粗段盐分重吸收受损，从而引起某些患者的代谢性碱中毒，低钾血症，高肾素血症，近肾小管旁器（肾素来源）的增生和低镁血症。

同义词

低钾性碱中毒伴高钙尿症

血压正常的醛固酮增多症

醛固酮增多症伴低钾性碱中毒

不伴高血压的醛固酮增多症

ICD-10CM 编码
E26.81　巴特综合征

流行病学和人口统计学

发病年龄、严重程度和特定症状可能因人而异。这些疾病最常见的分类系统是基于五种类型的潜在基因突变。经典巴特综合征（3型）可在 2 岁或更小时出现症状。新生儿巴特综合征（1、2 和 4 型）可以在出生时甚至产前进行诊断。巴特综合征确切患病率是未知的，但据估计为每百万人中有 1 例。患病率研究表明，在近亲人群中的患病率更高。

体格检查和临床表现

- 新生儿巴特综合征多见于羊水过少妊娠妇女的孕 24 ～ 30 周。频繁早产，胎儿多尿和死产常见

- 经典巴特综合征还可能包括母体羊水过多和早产的病史。具有以下特征：
  1. 尿液浓缩能力下降导致容量减少而引起的多尿和烦渴
  2. 低钾血症
  3. 呕吐
  4. 代谢性碱中毒
  5. 高钙尿症伴肾结石发展
  6. 血浆镁正常或轻度降低
  7. 血压正常或偏低
  8. 肾素和醛固酮水平升高
  9. 肾前列腺素 E2 水平升高
  10. 成长迟缓和智力低下是主要并发症
- 其他并发症可能包括听力下降，肾脏疾病，心律不齐和猝死

病因学

- 主要缺陷是髓袢升支粗段中钠、钾和氯的重吸收受损
- 至少五种基因突变可以产生相似的表型（表 35-1）

Dx 诊断

鉴别诊断

- 滥用利尿剂或泻药
- 未明原因的呕吐，这可能是人为因素或进食障碍导致
- Gitelman 综合征（Gitelman syndrome，GS）（见表 35-1）
- 常染色体显性低钙血症
- 高前列腺素 E 综合征
- 类似于 Bartter 的综合征：EAST 综合征（癫痫，共济失调，感音神经性耳聋和肾小管病变）或应用氨基糖苷类药物

评估

- 经典巴特综合征通常是排除性诊断
- 鉴别诊断中的呕吐与尿液中氯离子浓度低有关，这与以尿液中氯离子浓度高为特征的巴特综合征有所区别。手背瘢痕和牙齿腐蚀可能提示神经性贪食症
- 利尿剂筛查可以排除利尿剂滥用

表 35-1 巴特和 Gitelman 综合征及相关情况

疾病	OMIM, 基因	基因产物	遗传	特征
BS 类型				
BS I (ABS, HPES)	601678, *SLC12A1*	NKCC2	AR	羊水过多、早产，低钾性低氯性碱中毒，肾钙化，有或无浓缩缺陷
BS II (具有暂时性高钾血症和酸中毒的 ABS, HPES)	241200, *KCNJ1*	ROMK1	AR	羊水过多、早产，短暂性高钾血症和酸中毒，然后低钾性低氯性碱中毒，肾钙化，有或无浓缩缺陷
BS III (CBS)	607364, *CLCNKB*	ClC-Kb	AR; 散发多见	发病时年龄可变，严重程度与基因突变类型相对应；低钾性低氯性碱中毒
BS IV a 和 BS IV b (ABS 或 HPES 感音神经性耳聋)	602522, *BSND CLCNKA, CLCNKB*	Bartter ClC-Ka 和 ClC-Kb	AR	羊水过多、早产，低钾性低氯性碱中毒，感觉神经性耳聋，有或无浓缩缺陷
BS V (一过性 ABS)	300971, *MAGED2*	MAGED2	XR	严重羊水过多，低钾性低氯性碱中毒，在生命的最初几个月内症状缓解
AD 低钙血症高钙尿症	601199, *L125P*	CaSR	AD	低血钙性低钙尿症，低血钾性低氯性碱中毒，抑制 PTH
GS 变异型				
GS	263800, *SLC12A3*	NCC	AR	存在于儿童或成年后期，无力，嗜睡，手足痉挛，低钾性碱中毒，低镁血症，高镁尿症和低钙尿症

续表

疾病	OMIM，基因	基因产物	遗传	特征
EAST 综合征（SeSAME）	612780, *Kir4.1*	KCNJ10	AR	癫痫，共济失调，感音神经性耳聋，低钾性低氯性碱中毒
其他变异				
CLDN10 突变	617579, *CLDN10*	Claudin-10	AR	低钙代谢性碱中毒伴低钙尿症，但镁含量正常至升高

ABS，产前巴特综合征；AD，常染色体显性遗传；AR，常染色体隐性遗传；BS，巴特综合征；CaSR，钙敏感受体；CBS，经典的巴特综合征；ClC-Ka，氯离子通道 Ka；ClC-Kb，氯离子通道 -Kb；EAST，癫痫，共济失调，感音神经性耳聋和肾小管病变；GS，Gitelman 综合征；KCNJ10，内向整流型钾离子通道亚家族 J 成员 10；MAGED2，黑素瘤相关抗原 -D2；NCC，对噻嗪敏感的 NaCl 共转运蛋白；NKCC2，呋塞米（速尿）敏感的 Na-K-2Cl 共转运蛋白；OMIM，在线人类孟德尔遗传；PTH，甲状旁腺激素；ROMK，肾外髓质钾通道；SeSAME，癫痫发作，共济失调，感觉神经性耳聋，智力低下和电解质紊乱；XR，X 连锁隐性遗传

From Fulchiero R et al: Bartter syndrome and Gitelman syndrome. Pediatr Clin North Am 66: 121-134, 2019 Box 1, Elsevier.

实验室检查

- 血清钠、钾、氯、碳酸氢盐、钙、镁、磷，血浆肾素和血浆醛固酮
- 尿钙、氯，前列腺素 E 和利尿药筛查
- 只能通过进行动脉血气分析来评估血清 pH 值
- 遗传诊断可能有用，但尚未广泛应用

影像学检查

- 新生儿巴特综合征患者行肾脏超声检查可显示肾钙化、肾积水和输尿管积水
- 心电图或产前超声扫描和羊膜穿刺术可能显示低血钾迹象

 治疗

急性期治疗

新生儿巴特综合征需要紧急纠正电解质紊乱和容量不足。

长期管理

- 遗传性突变导致的巴特综合征目前无法治愈
- 肾小管缺陷无法矫正，需终身治疗
- 一般通过口服钾和镁补充剂治疗患者，但达到正常钾和镁的正常水平通常很困难
- 非甾体抗炎药（NSAID）和保钾利尿剂（例如螺内酯）已被有效用于治疗。质子泵抑制剂和 H2 拮抗剂与胃炎和胃肠道出血的相关性低于长期使用 NSAID
- 有希望的新治疗方法包括阿利吉仑（一种直接肾素抑制剂）和选择性环加氧酶 2 抑制剂（如罗非考昔），这些药物可能有助于避免一线治疗（高剂量口服钾和吲哚美辛）产生的胃肠道毒性
- 血管紧张素转化酶抑制剂或血管紧张素 Ⅱ 受体阻滞剂可降低血管紧张素 Ⅱ 和醛固酮水平，并可能有益
- 身材矮小患者可以使用生长激素治疗
- 可能需要补充钙或镁
- 肾脏移植可纠正巴特综合征的转运缺陷。尚未有移植后复发的报道。仅在个别情况下才执行这种激进的方法

转诊

肾脏病或内分泌相关领域专家有助于这种情况的诊断和治疗。

 重点和注意事项

- 从统计学上讲，Gitelman 综合征比巴特综合征更为常见，而且临床上疑似巴特综合征的病例大多是 Gitelman 综合征，尤其是在成年人中
- 巴特综合征（表 35-2）的表现不同，预后也会不同。产前和新生儿巴特综合征的预后较其他类型差。成人起病的巴特综合征通常不会致命

表 35-2　巴特综合征和 **Gitelman** 综合征不同类型的特征 *

分型	发病年龄	血钾	血氯	血镁	血清肾素，醛固酮	尿钙/肌酐	其他特征
BS I	AN	低	低	正常	高，高	高	—
BS II	AN	高，然后低	低	正常	高，高	高	短暂性高钾血症
BS III	N, C, A	低	非常低	正常	高，高	低，正常或高	—
BS IVa, IVb	AN	低	低	正常	高，高	正常或高	感音神经性耳聋
BS V	AN	低	低	正常	高，高	—	短暂性
低钙血症，高钙尿症	—	低	低	正常	高，高	高	家族史，低钙血症，PTH 抑制
GS	C, A	低	低	低	高，高	低	—
EAST 综合征	—	低	低	低	高，高	低	癫痫，共济失调，感音神经性耳聋

A，成人；AN，产前；C，儿童；GS，Gitelman 综合征；N，新生儿；PTH，甲状旁腺激素。
* 常见特征是失盐性低钾代谢性碱中毒，血压正常的醛固酮增多症，血清前列腺素 E2 升高和常染色体隐性遗传。
巴特综合征和 Gitelman 综合征之间有血清镁的差异，但是低镁血症不能用于绝对区分这两种疾病。
From Fulchiero R et al：Bartter syndrome and Gitelman syndrome. Pediatr Clin North Am 66：121-134，2019. Box 3. Elsevier.

- 应排除与氨基糖苷类相关的类巴特综合征

患者和家庭教育

- 在饮食教育中应强调进食含钾量高的食物
- 由于钾的紊乱，患者在运动和暴露于环境期间更容易出现容量消耗
- 在某些情况下可能需要进行遗传咨询

推荐阅读

Bhat YR et al: Antenatal Bartter syndrome: a review, *Int J Pediatr* 857:136, 2012.

Chadha V et al: Hereditary renal tubular disorders, *Semin Nephrol* 29(4):399-411, 2009.

Fulchiero et al: Bartter syndrome and Gitelman syndrome, *Pediatr Clin North Am* 66:121-134, 2019.

Schlingmann KP et al: Salt wasting and deafness resulting from mutations in two chloride channels, *N Engl J Med* 350(13):1314-1319, 2004.

第 36 章　垂体腺瘤
Pituitary Adenoma

Ghamar Bitar

孙宇　译　李楠　审校

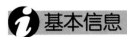 **基本信息**

定义

垂体腺瘤是一种位于垂体前叶的良性肿瘤，由于激素分泌过多或肿瘤侵犯附近的其他临近结构（如视交叉、下丘脑、垂体柄）而产生局部肿块效应，从而引起症状。垂体腺瘤根据其大小、功能和外观特征进行分类。微腺瘤 < 10 mm，大腺瘤 ≥ 10 mm，巨大腺瘤 ≥ 40 mm。

- 非分泌性垂体腺瘤是指肿瘤是一种占位性病变，其分泌产物不会导致特定的疾病状态
- 分泌性垂体腺瘤可引起与其分泌相关的内分泌表现

分泌性腺瘤的内分泌表现包括：

肢端肥大症，以分泌生长激素（GH）的垂体腺瘤为特征的疾病状态。

溢乳，由分泌催乳素（PRL）的催乳素瘤引起。

库欣病，由分泌促肾上腺皮质激素（ACTH）导致的疾病状态。

甲状腺功能亢进症，由分泌促甲状腺激素（TSH）的垂体腺瘤引起。

ICD-10CM 编码
D35.2　垂体腺良性肿瘤。

流行病学和人口统计学

分类（按激素分泌）：

- 仅 PRL：35%
- 非激素：30%
- 仅 GH：20%
- PRL 和 GH 混合：7%

- ACTH：7%
- 黄体生成素（LH）、卵泡刺激素（FSH）、TSH：1%

患病率/发病率：

- 垂体腺瘤：占所有颅内肿瘤的 10%～15%；尸检：3%～27%。真正的患病率可能被低估，因为无功能垂体腺瘤直到很大才被诊断出来
- 催乳素瘤：在原因不明的原发或继发性闭经的女性中，高达 20%
- 分泌生长激素的垂体腺瘤：每 100 万人中有 50～60 例。它们占垂体肿瘤的 8%～16%，最常见于 50 岁以上的男性
- 促甲状腺激素腺瘤：1% 的垂体腺瘤，轻度的女性/男性优势比，为 1.7：1
- 促肾上腺皮质激素腺瘤：女性/男性比例为 8：1，但总体不常见，占腺瘤的 2%～6%

体格检查和临床表现

所有鞍区肿块都可通过压迫视交叉（双颞侧偏盲）或头痛而导致视力缺陷。

催乳素瘤

- 女性：
  1. 溢乳
  2. 闭经
  3. 月经过少伴无排卵
  4. 不育症
  5. 雌激素缺乏和相关的骨量减少
  6. 阴道润滑性降低
- 男性：
  1. 大肿瘤更常见，由于诊断延误
  2. 可能的阳痿，性欲下降或性腺功能减退
  3. 因为男性缺乏依赖雌激素的乳房生长和分化，所以溢乳罕见

分泌生长激素的垂体腺瘤

肢端肥大症

- 面部粗糙
- 油性皮肤
- 下颌前突

- 腕管综合征
- 骨关节炎
- 帽子、手套或鞋码增加的病史
- 运动能力下降
- 视野缺陷
- 糖尿病

促肾上腺皮质激素腺瘤：库欣病

- 通常在肿瘤较小（1～2 mm）时出现症状
- 50% 的肿瘤小于 5 mm
- 其他症状：
  1. 向心性肥胖
  2. 脸变圆（满月面）
  3. 颈背部脂肪堆积（水牛背）
  4. 多毛症
  5. 痤疮
  6. 月经失调
  7. 高血压
  8. 皮肤紫纹
  9. 瘀斑
  10. 皮肤菲薄
  11. 高血糖

促甲状腺激素分泌性垂体腺瘤

- 男性，肿瘤体积更大、侵袭性更强、生长速度更快，于晚年出现
- 其他症状：甲状腺功能亢进、甲状腺肿、视力损害

非分泌性垂体腺瘤（内分泌不活跃的垂体腺瘤）

- 诊断时通常较大
- 症状
  1. 视交叉受压所致的双颞侧偏盲
  2. 脑垂体腺受压所致的垂体功能减退
  3. 男性和绝经前女性性腺功能减退
  4. 侵犯海绵窦引起的脑神经损伤
  5. 脑积水延伸到第三脑室，压迫 Monro 孔
  6. 由下丘脑或垂体柄压迫引起的尿崩症（一种罕见的并发症）

病因学

与 *MEN1*、*Gs-Alpha* 和 *AIP* 基因突变相关的上皮来源良性肿瘤

 诊断

鉴别诊断

催乳素瘤：

- 妊娠
- 产褥期
- 原发性甲状腺功能减退症
- 乳房疾病
- 乳房刺激
- 药物摄入（特别是吩噻嗪、抗抑郁药、氟哌啶醇、甲基多巴、利血平、鸦片、苯丙胺和西咪替丁）
- 慢性肾衰竭
- 肝脏疾病
- 多囊卵巢疾病
- 胸壁疾病
- 脊髓损害
- 既往颅骨照射

肢端肥大症： 类癌或其他神经内分泌肿瘤异位产生生长激素释放激素

库欣病：

- 导致 ACTH 异位分泌的疾病（包括肺小细胞癌、支气管类癌、肠类癌、胰岛细胞瘤、甲状腺髓样癌或嗜铬细胞瘤）
- 肾上腺瘤、肾上腺癌
- Nelson 综合征

分泌促甲状腺激素垂体腺瘤： 原发性甲状腺功能减退症

非分泌性垂体腺瘤： 各种病因（如感染性、肉芽肿性）的非肿瘤性肿块病变

评估

应及早发现垂体腺瘤，以便进行有效的治疗。

功能性垂体腺瘤的筛查试验如表 36-1 所示。

表 36-1 功能性垂体腺瘤的筛查试验

类型	试验	评论
肢端肥大症	IGF-1，OGTT，0、30、60 min 时的 GH	通过与年龄和性别相匹配的对照来解读 IGF-1。正常人应将 GH 抑制到 < 1 μg/L
催乳素瘤	血清 PRL 水平	> 500 μg/L 水平为巨催乳素瘤的特异性指标。如果 > 200 μg/L，则很可能是催乳素瘤 *
库欣病	24 h UFC 夜间唾液皮质醇，夜间 11 点服用地塞米松（1 mg）后，测定次晨 8 点的空腹血清皮质醇及 ACTH	通过测量尿肌酐，确保尿液收集的总量和准确性。唾液游离皮质醇反映昼夜节律，皮质醇水平升高可能表明库欣病。正常人抑制至 < 1.8 μg/dl。应注意肾上腺腺瘤与异位 ACTH 或库欣病的鉴别
分泌促甲状腺激素肿瘤	TSH 测定，游离及总 T4、T3	如果 T4 或 T3 升高，同时 TSH 正常或升高，则可能存在分泌 TSH 的肿瘤

* 利培酮可导致催乳素水平 > 200 μg/L

ACTH，促肾上腺皮质激素；GH，生长激素；IGF-1，胰岛素样生长因子-1；OGTT，口服葡萄糖耐量试验；PRL，催乳素；T3，血清三碘甲状腺原氨酸；T4，甲状腺素；TSH，促甲状腺激素；UFC，尿游离皮质醇。

From Melmed S et al：Williams textbook of endocrinology，ed 12，Philadelphia，2011，WB Saunders.

催乳素瘤：第一步：测量基础催乳素水平（从业者应了解所在机构的参考区间）。

- PRL 水平升高与肿瘤大小相关
- 水平 > 200 ng/ml 表示可能是催乳素瘤，水平在 100 ～ 200 ng/ml 是可疑的，可能与药物或其他来源有关
- 基础催乳素水平在 20 ～ 100 ng/ml 提示微腺瘤，但也可能是由常用药物（雌激素、抗抑郁药、胃复安、甲基多巴、其他药物）或近期乳房刺激引起的
- 基础水平低于 20 ng/ml 通常被认为是正常的
      每个实验室都应该建立自己的正常值，而从业者应参考这些数值。
- 进行磁共振（MRI）等影像学检查的阈值应根据个人所需的特异度和敏感度水平而制定

肢端肥大症：

- 首次筛查试验是测量血清胰岛素样生长因子 1 水平、餐后血清

生长激素（GH）和促甲状腺激素释放激素（TRH）刺激试验

- 之后进行口服葡萄糖耐量试验
- 口服 100 g 葡萄糖负荷时，未能将血清 GH 抑制到 < 2 ng/ml 被认为是决定性的
- 生长激素释放激素水平 > 300 ng/ml 提示异位来源的生长激素

库欣病：

- 午夜唾液皮质醇水平的测量是最好的筛查试验
- 促肾上腺皮质激素水平正常或轻微升高，范围为 20 ~ 200 pg/ml；正常范围为 10 ~ 50 pg/ml（每个机构应制定人群相关的正常范围）
- 促肾上腺皮质激素水平 < 10 pg/ml 通常提示为一种自主分泌的肾上腺肿瘤
- 促肾上腺皮质激素水平 > 200 pg/ml 提示为异位分泌促肾上腺皮质激素的肿瘤
- 可以通过小剂量地塞米松抑制试验中皮质醇没有被抑制，但在大剂量地塞米松抑制试验中皮质醇被抑制来评估库欣病。作为区分库欣病和异位 ACTH 来源的一种方法，这项检测是可靠的
- 24 h 尿液采集显示皮质醇排泄量增加

分泌促甲状腺激素垂体腺瘤：

- 高灵敏度促甲状腺激素检测是检测分泌促甲状腺激素肿瘤的一种方法，可评估甲状腺功能亢进症的存在
- 80% 以上的肿瘤分泌游离 α - 亚基，α - 亚基 / 促甲状腺激素比值 < 1
- 甲状腺激素中枢抵抗，比值 < 1，鞍区正常
- 实验室检测显示血清 T3 和 T4 水平均升高

非分泌性垂体腺瘤：

- 视野测试
- 评估垂体和器官功能，以确定是否存在垂体功能低下或激素分泌过多（即使高分泌的影响是亚临床的）
- TRH 刺激 FSH、LH 和 LH-β 亚单位的分泌；在正常人中不会引起反应
- 长期原发性性腺功能低下、促性腺激素水平升高和鞍区增大的患者应排除 Klinefelter 综合征

影像学检查

首选：脑垂体、下丘脑磁共振成像（图 36-1）。如果磁共振成像显示肿瘤侵犯视交叉，则需要进行正式的视野检查。

- 在评估库欣病时，注意开始出现症状时体积较小
- 在这种情况下，MRI 充其量只有 60% 的灵敏度，可能会产生假阳性结果
- 仅当 MRI 不可用或有其他禁忌证时才进行 CT 检查

 治疗

非药物治疗

手术：

- 选择性经蝶窦切除腺瘤（表 36-2）是治疗肢端肥大症、库欣病和分泌促甲状腺激素垂体腺瘤的首选方法，所有这些腺瘤在症状出现时往往都是微腺瘤
- 大腺瘤，如非分泌性垂体腺瘤，也可以通过手术切除，但这

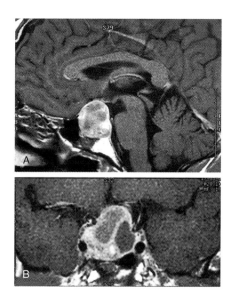

图 36-1　垂体腺瘤磁共振 T1 加权增强图像。A. 矢状面图像。**B.** 冠状面图像。（Courtesy D. Thomas. From Kanski JJ, Bowling B: Clinical ophthalmology, a systematic approach, ed 7, Philadelphia, 2010, WB Saunders.）

表 36-2　经蝶垂体手术

主要适应证

一般情况

来自蝶鞍内的视觉束或中枢神经系统压迫

缓解肿瘤组织出现、残留或复发带来的压迫性垂体功能低下

术后肿瘤复发或放射治疗

垂体出血

脑脊液漏

药物治疗抗性

药物治疗不耐受

个人选择

大腺瘤患者有立即怀孕的愿望

诊断组织学的要求

特异性的

肢端肥大症

库欣病

临床上无功能的垂体大腺瘤

催乳素瘤

纳尔逊综合征

分泌促甲状腺激素腺瘤

副作用

一过性

糖尿病性尿崩症

脑脊液漏和鼻漏

不适当 ADH 分泌

蛛网膜炎

脑膜炎

术后精神疾病

局部血肿

动脉壁损伤

鼻出血

局部脓肿

肺栓塞

嗜睡症

终身（最多 10%）

糖尿病性尿崩症

全部或部分垂体功能减退

视觉丧失

抗利尿激素分泌不当

副作用

血管闭塞

中枢神经系统损伤：动眼神经麻痹、偏瘫、脑病

鼻中隔穿孔

手术相关死亡率（高达 1%）

大脑、下丘脑

血管损伤

术后脑膜炎

脑脊液漏

颅腔积气

急性心肺疾病

麻醉死亡

癫痫发作

ADH，抗利尿激素

From Melmed S et al：Williams textbook of endocrinology，ed 12，Philadelphia，2011，WB Saunders.

些肿瘤复发的风险更大，也可能需要放射等辅助治疗

- 库欣病患者在其他治疗失败后进行了双侧肾上腺切除术；可能会出现需要终身激素替代的并发症或纳尔逊（Nelson）综合征（肾上腺切除导致脑垂体瘤迅速增大）

放射治疗：

- 放射治疗主要用作辅助治疗。它是为那些对手术治疗没有反应并且仍然有腺瘤症状的患者而保留的
- 在所有不同的垂体腺瘤中使用，效果各不相同
- 放疗并发症包括长期垂体功能减退（40% 的患者）和继发性肿瘤（1.5% 的患者）

急性期治疗

催乳素瘤：

- 对于催乳素瘤，最初的治疗通常是多巴胺激动剂。溴隐亭是一种多巴胺类似物，通常 1.5 ～ 10 mg 分次口服。卡麦角林每周服用 1 ～ 2 次。与溴隐亭相比，它的耐受性更好，对肿瘤缩小更有效，但价格更高
- 副作用包括直立性低血压、恶心和头晕；可以通过小剂量治疗来避免

- 其他化合物包括甲磺酸培高利特（Pergolide Mesylate），一种具有多巴胺能特性的长效麦角衍生品，以及其他非麦角衍生品

肢端肥大症：

- 生长抑素类似物：每月注射奥曲肽、兰瑞肽
- 卡麦角林或溴隐亭也可以使用。它们活性不太高，但可以口服，而且比生长抑素类似物便宜
- Pegvisomant 也可用于使 IGF-1 水平正常化

库欣病：

- 酮康唑可抑制参与类固醇生物合成的细胞色素 P-450 酶，每日口服 600 ～ 1200 mg 可有效治疗轻、中度疾病
- 甲吡酮和氨鲁米特可用于控制皮质醇的过度分泌，但通常用于为患者做手术准备或等待放射治疗的反应

分泌促甲状腺激素垂体腺瘤：

- 使用放射性碘或手术进行消融治疗
- 仅针对甲状腺的治疗可能会加速垂体腺瘤的生长
- 已证明与用于肢端肥大症相似剂量的奥曲肽有效

非分泌性垂体腺瘤：

- 目前还没有药物治疗的作用
- 可以选择手术和放射治疗。图 36-2 描述了无功能垂体腺瘤的管理流程

长期管理

所有垂体腺瘤：

- 仔细随访很重要。接受经蝶窦显微手术的患者应在 4 ～ 6 周内就诊，以确保腺瘤已完全切除，高分泌状态得到解决
- 如果临床反应良好，应每年监测患者的复发情况，并跟踪高分泌激素水平
- 接受放射治疗的患者应密切随访跟进辅助药物治疗，因为放射治疗的反应可能会延迟；垂体功能减退的发生率也会随着时间的推移而增加
- 属于微腺瘤的垂体意外瘤不需要手术切除，因为只有 10% 的人会经历肿瘤生长

相关内容

顶端肥大症（相关重点专题）

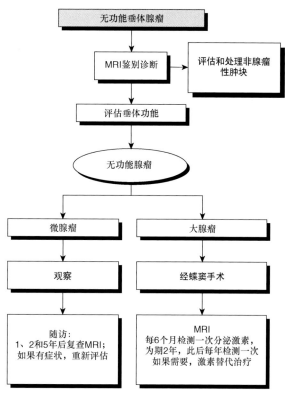

图 36-2   无功能垂体腺瘤的管理。对磁共振图像的精确解读对于诊断非腺瘤性肿块（如脑膜瘤、动脉瘤或其他鞍区病变）至关重要。MRI，磁共振成像。（From Melmed S et al：Williams textbook of endocrinology，ed 12，Philadelphia，2011，WB Saunders.）

闭经（相关重点专题）

库欣病和库欣综合征（相关重点专题）

溢乳（相关重点专题）

催乳素瘤（相关重点专题）

推荐阅读

Molitch ME: Diagnosis and treatment of pituitary adenomas: a review, *JAMA* 317(5):516-524, 2016.

Trouillas J: In search of a prognostic classification of endocrine pituitary tumors, *Endocr Pathol* 25(2):124-132, 2014.

第37章　垂体功能减退症
Hypopituitarism

Fred F. Ferri

王润生　译　卢艳慧　审校

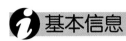 **基本信息**

定义

垂体功能减退症是由于下丘脑或垂体疾病引起的垂体前叶或后叶的一种或多种激素的缺乏。全垂体激素减退症指所有垂体激素的丧失，但常用于临床描述生长激素（GH）、促性腺激素、促肾上腺皮质激素或促甲状腺激素缺乏的患者，其后垂体功能保持完整。

同义词

全垂体功能减退症

垂体功能不全

ICD-10CM 编码

垂体功能减退症

药物引起垂体功能减退症

手术后垂体功能减退症

流行病学和统计学

发病率为每 100 000 人 4.2 例。

体格检查和临床表现

症状取决于发病类型、激素缺乏的数量和严重程度、相关靶器官和发病年龄。

- 垂体肿瘤的肿块效应可导致头痛和视力障碍（典型为双侧偏盲）
- 鼻漏
- 促肾上腺皮质激素不足：乏力、食欲不振、腹痛、恶心、呕吐、儿童发育不良、低钠血症。如发病突然，则有低血压和休克

- 促甲状腺激素不足：
  1. 乏力和虚弱、体重增加、怕冷、贫血、便秘
  2. 心动过缓、反射迟钝、胫骨前水肿、声音变化和脱发
- 促性腺激素不足：
  1. 性欲减退、勃起功能障碍、闭经、潮热、性交困难、不育、男性乳房发育、肌肉减少、贫血
- GH 缺乏：
  1. 儿童生长迟缓
  2. 容易疲劳，低血糖
  3. 瘦肉量减少，脂肪量增加，导致肥胖
  4. 骨密度降低，低密度脂蛋白胆固醇升高，肥胖，心血管炎症标志物（白介素 -6 和 C 反应蛋白）升高
- 高催乳素血症：
  1. 溢乳，性腺功能减退，分娩后不能分泌乳汁
  2. 脑垂体后叶加压素［抗利尿激素（ADH）缺乏］：尿崩症伴多尿、多饮、夜尿、低血压和脱水

病因学

它可以是先天性的，也可以是获得性的：

- 先天性的：转录因子的突变会导致多种激素的缺乏。基因突变导致单一激素缺乏
- 获得性（表 37-1）：垂体细胞破坏导致
  1. 垂体卒中：垂体出血或梗死。诱发因素包括糖尿病、抗凝治疗、头部创伤和放射治疗。席汗综合征：产后坏死，妊娠后罕见的并发症
  2. 浸润性疾病，包括结节病、血色素沉着病、组织细胞增多症、韦格纳肉芽肿病、淋巴细胞性垂体炎和垂体感染（结核、真菌病、梅毒）
  3. 原发性空蝶鞍综合征：由于蛛网膜下腔扩张和脑脊液充满蝶鞍而导致垂体变平
  4. 垂体肿瘤：按大小分类（微腺瘤，< 10 mm；大腺瘤，> 10 mm）和功能分类。催乳素瘤和无功能瘤占垂体腺瘤的绝大多数
  5. 鞍上肿瘤：最常见的是颅咽管瘤

表 37-1　获得性垂体功能减退症的原因

创伤性
- 外科切除
- 放射损伤
- 创伤性脑损伤

浸润性 / 炎症性的
- 原发性垂体炎
- 淋巴细胞性
- 肉芽肿性
- 黄色瘤性
- 继发性垂体炎
- 结节病
- 朗格汉斯细胞组织细胞增多症
- 感染
- 肉芽肿病伴多血管炎
- Takayasu 病
- 血色素沉着病

感染
- 肺结核
- 耶氏肺孢子虫感染
- 真菌（组织胞浆菌病，曲霉菌病）
- 寄生虫（弓形体病）
- 病毒（巨细胞病毒）

血管
- 妊娠相关
- 动脉瘤
- 卒中
- 糖尿病
- 低血压
- 动脉炎
- 镰状细胞病

肿瘤
- 垂体腺瘤

- 旁腺肿块
- Rathke 囊肿
- 皮样囊肿
- 脑膜瘤
- 生殖细胞瘤
- 室管膜瘤
- 神经胶质瘤
- 颅咽管瘤
- 下丘脑错构瘤、神经节细胞瘤
- 垂体转移性沉积物
- 血液学恶性肿瘤
- 白血病
- 淋巴瘤

功能性
- 营养
- 热量限制
- 营养不良
- 过度运动
- 危重症
- 急性疾病
- 慢性肾衰竭
- 慢性肝衰竭
- 激素
- 高催乳素血症
- 甲状腺功能减退症
- 药物
- 合成代谢类固醇
- 糖皮质激素过量
- GnRH 激动剂
- 雌激素
- 多巴胺
- 生长抑素类似物
- 甲状腺激素过量

GnRH，促性腺激素释放激素

Modified from Kaiser U，Ho KKY：Pituitary physiology and diagnostic evaluation. In Melmed S，et al eds：Williams textbook of endocrinology，ed 13，Philadelphia，2016，Elsevier. Table 8.5，p. 193，in Kliegman RM：Nelson Textbook of Pediatrics，ed 21，Philadelphia，2020，Elsevier.

Dx 诊断

垂体功能减退症的诊断可根据临床病史和体格检查结果加以怀疑，并可通过验血证实激素缺乏的存在。

鉴别诊断

详见"病因学"。

评估

包括每个垂体前叶激素的基线测定，随后进行动态刺激试验、X线片和视野检查。表 37-2 总结垂体前叶功能评估的相关试验。

表 37-2 　垂体前叶功能评估

检测	剂量	正常的反应	副作用
ACTH			
胰岛素耐受性	0.1 ～ 0.15 U/kg 静脉	皮质醇反应峰值＞ 18 μg/dl，或≥ 5 μg/dl	出汗、心悸、震颤
甲吡酮	30 mg/kg 于晚 11 时口服	11-DOC 峰值≥ 7 μg/dl 皮质醇峰值≤ 7 μg/dl ACTH 峰值＞ 75 pg/ml	恶心，失眠，肾上腺危象
CRH 刺激	100 μg 静脉	ACTH 峰值≥ 2 ～ 4 倍 皮质醇峰值≥ 20 μg/dl 或 ↑ ≥ 7 μg/dl	面红
ACTH 刺激	250 μg 静脉或 IM，或 1 μg 静脉	皮质醇峰值≥ 20 μg/dl	罕见
TSH			
血清 T4（游离 T4）	200 ～ 500 μg 静脉	TSH 峰值≥ 2.5 倍，或 ↑ ≥ 5 ～ 6 mU/L（女性）或 ≥ 2 ～ 3 mU/L（男性）	脸红，恶心，想排尿
总 T3			
TSH 3 代			
TRH 刺激			
PRL			
血清 PRL	200 ～ 500 μg 静脉	PRL ↑ ≥ 2.5 倍	脸红，恶心，想排尿

续表

检测	剂量	正常的反应	副作用
TRH 刺激			
LH/FSH			
血清 LH 和 FSH	100 μg 静脉	绝经期和原发性睾丸衰竭（其他正常）男性中升高 300 ～ 900 ng/ml	罕见
血清睾酮 GnRH 刺激		LH ≥ 2 ～ 3 倍，或升高 10 IU/L	
		FSH ≥ 1.5 ～ 2 倍，或↑≥ 2 IU/L	
GH			
胰岛素耐受性	0.1 ～ 0.15 U/kg	GH 峰值＞ 5 μg/L	出汗、心悸、震颤
L- 精氨酸	精氨酸 0.5 g/kg（最大 30 g）静置 30 ～ 120 min	GH 峰值＞ 0.4 μg/L	恶心
另外			
GHRH	GHRH 1 ～ 5 μg/kg	GH 峰值＞ 4 μg/L	面红

ACTH，促肾上腺皮质激素；CRH，促肾上腺皮质激素释放激素；11-DOC 11- 脱氧皮质酮；FSH，卵泡刺激素；GH，生长激素；GHRH，生长激素释放激素；GnRH，促性腺激素释放激素；IM，肌内注射；LH，黄体生成素；PRL，催乳素；T3，三碘甲状腺原氨酸；T4，甲状腺素；TRH，促甲状腺素释放激素；TSH，促甲状腺激素

From Melmed S et al: Williams textbook of endocrinology, ed 12, Philadelphia, 2011, WB Saunders, Elsevier Inc.

实验室检查

- 促肾上腺皮质激素缺乏：
  1. 上午 9 点出现的皮质醇水平＞ 20 μg/dl 或＜ 4 μg/dl 分别表示充分或不足
  2. 促肾上腺皮质激素刺激试验：在 250 μg 促肾上腺皮质激素给药前和给药后 30 min 和 60 min 测定血清皮质醇。正常的反应是血清皮质醇水平增加＞ 20 μg/dl
  3. 对于垂体疾病，这些测试结果可能不确定，动态试验如胰岛素耐受性或甲替拉酮测试可能是必要的
- 促甲状腺激素缺乏症：

1. 促甲状腺激素（TSH）和游离 T4 测定
2. 原发性甲状腺功能减退表现为 TSH 升高，游离 T4 降低。继发性甲状腺功能减退表现为正常或低 TSH，游离 T4 低和 T3 低。

- 促性腺激素不足：
1. 卵泡刺激素（FSH）、黄体生成素（LH）、雌激素和睾酮测定
2. 在男性，低促性腺激素性性腺功能减退症表现为睾酮水平低，FSH 和 LH 水平正常或低（由于昼夜节律，最好在上午 9 点测量）。如果患者肥胖，检查游离睾酮
3. 在绝经前闭经的女性，表现为低雌激素与正常或低 FSH 和 LH 水平

- GH 缺乏：
1. 胰岛素诱导的低血糖刺激试验，使用 0.1 ~ 0.15 U/kg 的普通胰岛素静脉注射，测量给药后 30 min、60 min 和 120 min 后生长激素水平。正常的反应是 GH 水平＞ 3 µg/dl。该试验禁忌用于癫痫或缺血性心脏病患者
2. 精氨酸 GH 释放激素试验可以作为替代试验，诊断阈值为 9 µg/L
3. 由于血清胰岛素样生长因子（IGF）-1 和 GH 水平之间的关系随着年龄的增长而模糊，正常的血清 IGF-1 并不排除老年人的诊断

- 高催乳素血症：垂体催乳素瘤患者催乳素水平会升高
- 抗利尿激素缺乏症：
1. 尿液分析显示低比重
2. 尿液渗透压低
3. 血清渗透压高
4. 禁水测试，18 h 以上无法浓缩尿液
5. 血清加压素水平低
6. 电解质检测显示低钠血症，且排除高血糖

影像学检查

- 影像学检查是确定潜在病因的第一步
- MRI（图 37-1）在垂体窝、蝶鞍、视交叉、垂体柄和海绵窦的显示方面比 CT 更敏感。它对垂体微腺瘤的检测也更敏感。如果没有 MRI，可以使用 CT 增强扫描

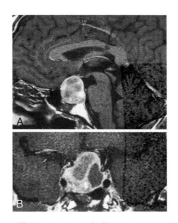

图 37-1 垂体腺瘤 T1 增强 MR。（**A**）矢状面和（**B**）冠状面图像。（Courtesy of D. Thomas. From Bowling B：Kanski's clinical ophthalmology，ed 8，Philadelphia，2016，Elsevier.）

- 根据方案和临床症状，在基线和 12 个月后进行随访扫描

Rx 治疗

包括三方面：消除潜在的病因（手术或放疗），治疗激素缺乏，解决激素缺乏引起的任何其他后果。表 37-3 总结了成人垂体功能减退症的替代治疗。

表 37-3 成人垂体功能减退症的替代治疗 *

激素不足
治疗

促肾上腺皮质激素（ACTH）
氢化可的松：10 ～ 20 mg/d，分次给药
醋酸可的松：15 ～ 25 mg/d，分次给药

促甲状腺激素（TSH）
左甲状腺素：0.05 ～ 0.2 mg/d，根据 T4 水平

FSH/LH（男性）
睾酮：每周 2 ～ 3 次，200 mg IM
睾酮皮肤贴片：2.5 ～ 5.0 mg/d（或最高剂量 7.5 mg/d）
睾酮凝胶：3 ～ 6 g/d
生育：hCG 每周 3 次，或 hCG ＋ FSH 或绝经期促性腺激素或 GnRH

FSH/LH（女性）

共轭雌激素：0.3 ～ 0.625 mg/d

微缩雌二醇：1 mg/d

戊酸雌二醇：2 mg

哌嗪硫酸雌酮：1.25 mg

雌二醇皮肤贴片：4 ～ 8 mg，每周 2 次

如果保留子宫，所有的雌激素均依次与黄体酮或黄体酮联合使用或合并使用

生育：绝经期促性腺激素和 hCG 或 GnRH

生长激素

生长激素（成人）：0.2 ～ 1.0 mg/d SC

生长激素（儿童）：0.02 ～ 0.05 mg/（kg·d）

后叶加压素

鼻内去氨加压素：10 ～ 20 μg bid

口腔去氨加压素：300 ～ 600 μg/d，通常分次服用

---

bid，每天 2 次；FSH，卵泡刺激素；GnRH，促性腺激素释放激素；hCG，人绒毛膜促性腺激素；IM，肌内注射；LH，黄体生成素；SC，皮下注射；T4，甲状腺素

From Melmed S，Polonsky KS，Larsen PR，Kronenberg HM：Williams textbook of endocrinology，ed 12，Philadelphia，2011，WB Saunders，Elsevier Inc.

非药物疗法

- 静脉液体复苏，用碳酸氢钾纠正电解质和代谢异常，以及氧疗
- 经蝶窦手术治疗引起特定症状的肿瘤
- 放射或立体定向放射外科（"伽玛刀"）用于治疗医学上无反应、手术不能切除的肿瘤和其他治疗方式禁忌的肿瘤。对复发或残留垂体腺瘤安全有效

急性期治疗

急性情况，如肾上腺危象或黏液性水肿昏迷，在未经治疗的垂体功能减退症中可能发生，应相应地使用静脉注射皮质类固醇（例如，氢化可的松 100 ～ 250 mg，静脉滴注，之后 24 h 内每 6 h 给予 100 mg）和左甲状腺素（例如 5 ～ 8 μg/kg 静脉注射，持续 15 min，然后 100 μg 静脉注射，每 24 h 一次）。

长期管理

终身治疗：

- 促肾上腺皮质激素（ACTH）缺乏：氢化可的松 10 mg 每天早

上口服和 5 mg 每天晚上口服或泼尼松 5 mg 每天早上口服和 2.5 mg 每天晚上口服。地塞米松或泼尼松通常是首选，因为作用时间较长

- LH 和 FSH 不足：
  1. 对于男性，可以尝试使用庚酸睾酮 200 ～ 300 mg，每 2 ～ 3 周肌内注射一次或尝试丙睾酮阴囊贴片
  2. 对生育不感兴趣的妇女，结合雌激素 0.3 ～ 1.25 mg/d 每月最后 5 ～ 7 天，在正常月经周期的第 15 ～ 25 天加服甲羟孕酮 10 mg/d。对于那些继发性性腺功能减退并希望怀孕的人，给予脉冲性促性腺激素释放激素可能是有益的

- TSH 不足：左甲状腺素 0.05 ～ 0.2 mg/d。仅使用游离甲状腺素调整合适剂量，使甲状腺素水平维持在正常范围的中上半部

- 生长激素缺乏
  1. 儿童使用生长激素替代疗法是普遍接受的
  2. 一般不建议成人使用生长激素替代疗法，需要仔细考虑个体情况。它可能会对生活质量、身体成分、骨密度和心血管危险因素产生影响
  3. 替代治疗的副作用包括周围水肿、关节痛和头痛
  4. 通常生长激素的剂量为 0.2 ～ 0.4 mg，由患者的年龄和性别决定，每隔 2 ～ 4 周增加 0.1 mg，直到血清 IGF-1 处于正常范围的上部。年轻的成年人和服用雌激素的妇女需要更高的剂量

- 抗利尿激素缺乏症：
  1. 去氨加压素（DDAVP）10 ～ 20 μg 鼻喷或 0.05 ～ 0.1 mg 2 次 / 日口服用于糖尿病尿崩症患者
  2. 加压素：5 ～ 10 U，肌内注射或皮下每 6 h

处理

- 根据血清激素监测调整激素替代治疗方案
- 如果不治疗会导致肾上腺危象、严重低钠血症和甲状腺功能减退、代谢异常和死亡
- 并发症：视力缺陷、肾上腺危象、易感染和对其他应激易感
- 预后：稳定的患者采用替代激素治疗预后良好。急性失代偿患者病情危重，死亡率高

转诊

咨询内分泌专家和神经外科医生进行外科治疗。

 重点和注意事项

- 所有持续中度至重度头部损伤的患者应在急性期和 6 个月时进行垂体前叶功能评估
- IGF-1 可作为生长激素缺乏的标志
- 所有 GH 分泌测试都更有可能在肥胖患者中得出假阳性结果
- GH 轴最易受放疗影响；儿童体内低至 18 Gy 的剂量就会导致生长激素缺乏
- 激素紊乱顺序：先是生长激素分泌，然后是促性腺激素分泌；促甲状腺激素和促肾上腺皮质激素分泌紊乱出现较晚
- 补充甲状腺素会增加皮质醇的代谢率，导致肾上腺危象，因此应首先使用糖皮质激素替代
- 所有接受糖皮质激素替代疗法的患者都应该佩戴说明该疗法必要性的标识符

评论

- 继发性肾上腺功能不全不需要盐皮质激素替代，因为肾素-血管紧张素-醛固酮系统不受垂体功能减退的影响
- 成人获得性生长激素缺乏症患者在接受替代治疗前必须满足至少两个标准：对至少两种标准刺激试验的生长激素反应不良，以及垂体或下丘脑损伤引起的垂体功能减退。对于正常生长需要生长激素的儿童，标准是不同的
- 预防急性失代偿可以通过提醒患者应激时增加氢化可的松的剂量来实现
- 内科治疗应该先于外科治疗

第 38 章　肢端肥大症
Acromegaly

Yaneve Fonge，Rachel Wright Heinle

张黎明　译　杨光　审校

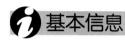 基本信息

定义

肢端肥大症多由于生长激素（GH）分泌过多或者产生过多类胰岛素样生长因子（IGF-1）而引起。这是一种发病隐匿、可导致慢性衰弱的疾病。

同义词

Marie 病

ICD-10CM 编码
肢端肥大症和垂体巨人症

流行病学和人口统计学

- **发病率**：每年每 100 万人中新增 3 ～ 4 例病例
- **患病率**：（50 ～ 60）例 /100 万人，部分甚至可高达 90 例 /100 万人
- **好发性别**：无性别优势
- **平均诊断年龄**：男性：40 岁；女性：45 岁

危险因素：
- 死亡风险的增加，主要来自于心血管和呼吸系统因素
- 50% 未治疗的患者多在 50 岁之前死亡
- 结肠癌和其他恶性（食管、胃、黑色素瘤、甲状腺）肿瘤患病率上升

体格检查和临床表现

- 软组织增生导致粗糙的外观
- 粗糙，油性皮肤
- 大头畸形
- 手脚肉质、潮湿，呈铲状（图 38-1）

扫本章二维码看彩图

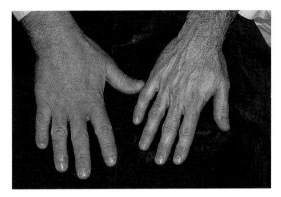

图 38-1 （扫本章二维码看彩图）肢端肥大症。左边为肢端肥大症患者的手，右边为正常大小的手。（James WD et al：Andrews' diseases of the skin，ed 12，Philadelphia，2016，Elsevier.）

- 下颌前突，可导致反颌
- 腕管综合征
- 多汗
- 关节痛和严重的骨关节炎
- 有帽子、手套和（或）鞋码增加的历史。骨骺生长板需要性激素来闭合；因此，在青春期之前，这些患者会出现过度纵向生长和巨人症
- 鼻、眉和颌增大（图 38-2）

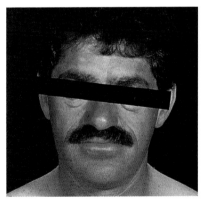

图 38-2 （扫本章二维码看彩图）肢端肥大症的面部特征，眉、鼻、颌增大。（Floege J，Johnson RJ，Feehally J［eds］：Comprehensive clinical nephrology，ed 4，2010，Saunders.）

- 高血压
- 肌肉无力，运动能力下降
- 头痛，经常加重
- 糖尿病
- 视野缺损
- 软组织水肿、大舌症导致严重的阻塞性睡眠呼吸暂停
- 心脏异常（心肌病，左心室肥厚，心脏瓣膜疾病，舒张性心力衰竭，心律不齐）
- 高个体型
- 轻至中度肥胖
- 良性肿瘤（子宫肌瘤，皮垂，前列腺肥大，结肠息肉）

病因学

原因通常是垂体腺瘤影响前叶功能。在极少数情况下，垂体外产生 GH 或 GH 释放激素（GHRH）也可能导致这些临床表现。

Dx 诊断

鉴别诊断

从类癌或其他神经内分泌肿瘤异位产生的 GHRH，比如：

- McCune-Albright 综合征
- 厚皮性骨膜病

评估

- 首次筛查实验：测量血清 IGF-1 水平
  1. 不直接测量 GH 水平，因为 GH 在体内以脉冲的方式分泌，分泌水平是随机的，从而导致假性结果
  2. IGF-1 水平的正常上限，取决于测定方式：> 380 ng/ml 或 2.5 U/ml
- 口服 100 g 葡萄糖后未能将血清 GH 水平抑制至 2 ng/ml 以下，被认为可得到确定性的结论
  1. 患者可能表现出 GH 抑制（自相矛盾的反应）
  2. GH 不会抑制至 ≤ 2 ng/ml（肢端肥大症患者的典型反应）
  3. GHRH 水平 > 300 ng/ml 表示 GHRH 的异位来源，例如来自胰腺或肺类癌肿瘤

实验室检查

- IGF-I 水平升高
- 血清磷酸盐升高
- 尿钙升高

影像学检查

- 首选影像学检查：垂体和下丘脑的 MRI
- 可以行垂体和下丘脑 CT 以初排

 治疗

手术

- 治疗选择：经蝶窦显微外科腺瘤切除术
- 手术失败率：微腺瘤（肿瘤 < 10 mm）约 13.3%，巨大腺瘤（局限于蝶鞍内肿瘤 ≥ 10 mm）为 11.1%
- 术前 IGF-1 水平：指标一直偏高预示着手术失败

放射治疗

- 立体定向放射外科手术（伽玛刀）有利于促进缓解或治愈
- 对于对药物耐药或不耐受的肿瘤复发或肿瘤持续存在的患者，手术后通常会维持放射疗法
- 主要并发症：垂体功能减退，可能发生在多达 50% 的患者中；术后放疗的患者更容易发生这种并发症

药物治疗

- 对手术治疗无反应（IGF-1 持续升高，葡萄糖耐量试验异常），禁忌手术以及等待放疗的患者
- 生长抑素、受体配体：奥曲肽、兰瑞肽
  1. 对于垂体瘤的术前缩小和腺瘤组织的软化很重要
  2. 培维索孟是一种 GH 受体拮抗剂，在肢端肥大症的治疗中显示出积极的效果。它通常用于对生长抑素类似物有抵抗或不耐受的患者。它可用于没有中枢神经系统压迫症状或糖尿病的患者
  3. 生长抑素激动剂疗法已被证明是有效的减少肿瘤体积的一线药物疗法。除生长抑素受体配体外，还可使用多巴胺受

体激动剂（溴隐亭、卡麦角林）

长期管理

溴隐亭和奥曲肽的组合可能具有协同作用，与单独使用相比，组合用药剂量更低。

处理

- 接受放射治疗的患者需要长期随访，以监测可能出现的垂体功能低下
- 如 IGF-1 水平正常，可继续药物治疗

相关内容

垂体腺瘤（相关重点专题）

第 39 章 希恩综合征
Sheehan Syndrome

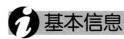

Emelia Argyropoulos Bachman

张黎明 译 杨光 审校

基本信息

定义

希恩（Sheehan）综合征是一种因产后出血或休克继发的垂体梗死，从而导致的产后垂体功能低下状态。妊娠期垂体腺增大，出血和严重低血压后更易发生局部缺血，导致垂体前叶激素 [促肾上腺皮质激素（ACTH）、卵泡刺激素（FSH）、黄体生成素（LH）、生长激素（GH）、催乳素（PRL）、促甲状腺激素（TSH）] 及其靶器官功能部分或全部丧失的一类疾病。

ICD-10CM 编码
E23.0 垂体功能减退
E23.6 垂体的其他疾病
E23.7 未明确的垂体疾病

流行病学和人口统计学

发病率： 大约 10 000 人中有 1 例。实际发病率未知，但在发展中国家被认为更高。

好发性别： 仅影响女性。

风险因素：

- 低血容量性休克
- 1 型（胰岛素依赖性）糖尿病（继发于微血管疾病）
- 镰状细胞性贫血（继发于垂体小血管的阻塞）
- 小蝶鞍的存在

发作时症状： 症状可能是急性或慢性的。疾病的严重程度取决于对特定的垂体细胞类型的损害程度。在急性病变中，严重症状会在产后立即出现，尽管这种情况很少见。最初发病后数月至数年，可能会出现慢性症状。

体格检查与临床表现

- 哺乳失败或哺乳困难
- 分娩后未恢复月经
- 腋毛或阴毛生长不良
- 性欲减退
- 不孕症
- 皮肤色素沉着（包括乳晕）
- 乳房萎缩
- 阴道萎缩导致性交疼痛
- 子宫超融合
- 甲状腺功能减退（不耐冷，皮肤干燥，疲劳，体重增加，便秘）
- ACTH 功能不全（疲劳，慢性低血压）
- 尿崩症（罕见）

病因学

- 产后出血或休克可能会导致垂体窦状系统低血压、血液供应减少，导致垂体梗死和（或）坏死
- 对垂体的损害程度决定了激素功能障碍的严重程度
- 已经报道了针对下丘脑和（或）垂体细胞的抗体，提示自身免疫性病因
- 产后出血的严重程度并不总是与希恩综合征的存在相关。尽管罕见，但有报道希恩综合征伴发于产后出血量正常的病例

Dx 诊断

鉴别诊断

- 产后自身免疫性垂体炎
- 慢性感染
- 艾滋病病毒感染（HIV）
- 结节病
- 淀粉样变性
- 类风湿病
- 血色素沉着病
- 转移性癌

- 淋巴细胞性垂体炎
- 垂体瘤

评估

- 应通过测量 ACTH、FSH、LH、TSH（可能正常或较低）和 T4 的水平来研究目标腺体缺乏症。皮质醇和雌二醇（可能较低）也应进行测量
- 垂体激素储备的刺激性试验（例如，甲吡酮试验、胰岛素耐受性试验和促肾上腺皮质激素试验）：正常，低于正常水平或反应延迟可能表明存在不具有下丘脑-门脉系统支持的垂体细胞岛
- 测量胰岛素样生长因子-1 以筛查 GH 缺乏：低于正常水平提示 GH 降低
- 经常发现催乳素对 TRH 或多巴胺拮抗剂刺激的反应受损
- 在怀孕期间，由于正常的生理变化，在解释激素水平和对各种刺激的反应时必须做出相应调整

影像学检查

- 垂体 MRI：
  1. 早期发现：垂体增强
  2. 后期发现：空蝶鞍
  3. 排除占位性病变
- 无法进行 MRI 检查或存在禁忌时应行垂体的 CT 检查

℞ 治疗

急性期治疗

- 早期识别和治疗至关重要。对于产后出血和（或）休克后出现任何相关症状的女性，临床医生应高度怀疑
- 急性起病可能致命，并伴有低血压、心动过速、乳酸缺乏和血糖过低
- 应首先给予静脉注射糖皮质激素和补液
- 通过全面的内分泌检查确诊
- 治疗涉及补充以弥补垂体激素不足，例如皮质类固醇、左甲状腺素、雌激素和生长激素

慢性期治疗

- 迟发性疾病（一般性垂体功能减退的症状，如少经或闭经，阴道萎缩和性欲减退）：需要进行全面的内分泌检查和替代治疗
- 有肾上腺皮质功能不全的症状：应给予皮质类固醇激素
  1. 可以给予维持剂量的醋酸可的松或泼尼松
  2. 肾上腺皮质醇的产生并不完全依赖于促肾上腺皮质激素；因此，很少需要盐皮质激素替代治疗
  3. 在手术期间或分娩和分娩期间应给予糖皮质激素应激剂量

预后

- 接受早期诊断并进行适当激素替代的患者可能会获得良好的结局，包括随后的妊娠
- 中枢性肾上腺皮质功能不全是希恩综合征的主要死亡原因

转诊 / 随访

患者应接受内分泌科医生的每年随诊。

相关内容

垂体功能减退症（相关重点专题）

推荐阅读

Karaca Z, Kelestimur F: Pregnancy and other pituitary disorders (including GH deficiency), *Best Practice Res Clin Endocrinol Metab* 25:897-910, 2011.

Kilicli F et al: Sheehan syndrome, *Gynecol Endocrinol* 29(4):292-295, 2013.

第 40 章 抗利尿激素分泌不当综合征
Syndrome of Inappropriate Antidiuresis

Mark D. Faber，Jerry Yee

陈淑红 译 卢艳慧 审校

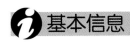 基本信息

定义

　　健康人对血清低渗透压的预期生理反应是抑制下丘脑合成和垂体后叶释放抗利尿激素 / 精氨酸加压素（ADH/AVP）。AVP 与肾髓质集合管加压素受体结合减少导致尿液排泄增加从而尿液稀释（低渗透压）和低渗（低钠和低钾）。抗利尿激素分泌不当综合征（SIAD）定义为低渗性低钠血症和正常细胞外液患者的"不适当的"尿液浓缩。在没有血糖升高或外源性渗透药物如甘露醇存在的情况下，血清钠浓度（S_{Na}）主要是全身交换性钠＋钾（Na＋K）（mmol）与全身水（TBW）（L）之比：$S_{Na} = (Na + K) e/TBW$。

　　低钠血症是由于分子的减少，分母的增加或两者均存在。为纠正低钠血症，正常适当的肾脏反应是随尿液排出的［Na］＋［K］浓度低于血钠浓度。在 SIAD 时，主要由于无电解质水的容积增加或既不含钠也不含钾或任何其他电解质的水增加，导致全身水（TBW）增加。无电解质水中尿素的存在不会改变渗透压。SIAD 患者低钠血症的严重程度反映了尿稀释缺陷及无电解质液体的摄入量。SIAD 定义不包含血流动力学刺激 ADH 的情况，包括细胞外液（ECF）体积（体内总钠含量下降），低血压，以及以有效动脉血容量下降为特征的血流动力学紊乱。后者是通过体内总钠含量增加从而使 ECF 体积增加（水肿或腹水），包括心脏病（例如，充血性心力衰竭或慢性心包疾病）、肾病综合征和肝硬化。

　　因为 10% ～ 15% 的所谓 SIADH 患者表现为血清抗利尿激素受抑或低至难以测定，抗利尿激素分泌不当综合征（SIADH）术语已不太适合。ADH 受抑的患者可能存在肾集合管细胞对 ADH 敏感性

增加，分泌其他 ADH 样肽，或肾血流动力学改变使到达远曲小管的水和钠减少，从而防止尿液最大稀释。SIAD 的诊断不需要测定 ADH 水平。SIAD 定义不包括甲状腺功能减退或肾上腺功能不全的情况。急性或慢性肾脏疾病患者不诊断 SIAD。然而，噻嗪类利尿剂引起的低钠血症考虑为药物引起的 SIAD。减少无电解质水排出的药物也可能引起 SIAD，并代表一个独立的诊断类型。

同义词

SIADH

SIAD

抗利尿激素分泌不当综合征

抗利尿激素不适当释放综合征

抗利尿激素不适当分泌

ICD-10CM 编码

E22.2　抗利尿激素分泌不当综合征

流行病学和人口统计学

发病率：低钠血症发生在近 14% 的住院患者，在大多数病例为获得性疾病，这些患者有一半为 SIAD。入院低钠血症患者调整后的住院死亡风险比为 1.47（95% 可信区间，1.33 ～ 1.62）。

体格检查、临床表现及常见原因

* 慢性低钠血症定义为血钠 < 130 mmol/L，持续 48 h 且细胞外液容量正常。患者血流动力学稳定，无水肿、腹水、胸腔或心包积液的证据

* 表现：见于马拉松或其他极度耐力运动后，3,4 亚甲二氧基甲基苯丙胺（MDMA，摇头丸）滥用后发热和精神错乱，酒精中毒或营养不良、发热和（或）与肺炎或其他肺部疾病相关的局部症状，颅内病变导致的头痛和视野缺损

* 如果低钠血症发生迅速，一般在 24 h 以内，可能发生谵妄、昏睡或癫痫。严重低钠血症或血 Na < 120 mmol/L 时，可能出现反射减弱和足底伸肌反应减弱

* 神经系统异常，包括共济失调、情绪变化及近端肌肉无力，常见于慢性低钠血症。即使严重低钠血症时，症状亦可能是轻微的

- 药物：噻嗪类利尿剂和选择性 5- 羟色胺再摄取抑制剂（SSRI）抗抑郁药是两个最常见引起药物相关低钠血症的药物。麻醉止痛剂、卡马西平、吩噻嗪类、三环类抗抑郁药、MDMA（摇头丸）、尼古丁、氯贝特、氟哌啶醇、非甾体抗炎药（NSAID）、单胺氧化酶抑制剂、氯磺丙脲、加压素、去氨加压素、催产素和化疗药物（长春新碱、长春碱、环磷酰胺）等亦可引起
- 肿瘤：肺、口咽、胃、十二指肠、胰腺、脑、胸腺、膀胱、前列腺、子宫内膜、间皮瘤、淋巴瘤和 Ewing 肉瘤
- 肺部疾病：肺炎、曲霉病、肺脓肿、肺结核、支气管扩张、肺气肿、囊性纤维化、哮喘持续状态和与正压通气相关的呼吸衰竭
- 颅内疾病：外伤、肿瘤、感染（脑膜炎、脑炎、脑脓肿）、出血、脑积水、多发性硬化症、吉兰-巴雷综合征
- 术后：手术应激、正压通气、麻醉剂和疼痛
- 其他：急性间歇性卟啉症、精神病、震颤性谵妄、全身麻醉和耐力锻炼
- 表 40-1 总结了 SIAD 的常见病因

表 40-1　抗利尿激素分泌不当综合征（SIADH）的常见病因

肿瘤

肺 / 纵隔（支气管癌、间皮瘤、胸腺瘤）

肺外（十二指肠癌、胰腺癌、输尿管 / 前列腺癌、子宫癌、鼻咽癌、白血病）

中枢神经系统疾病

肿物（肿瘤、脑脓肿、硬膜下血肿）

炎性疾病（脑炎、脑膜炎、系统性红斑狼疮、急性间歇性卟啉症、多发性硬化症）

退行性 / 脱髓鞘性疾病（吉兰-巴雷综合征、脊髓病变）

其他（蛛网膜下腔出血、头部外伤、急性精神病、震颤性谵妄、垂体柄切断、经蝶窦腺瘤切除术、脑积水）

药物相关

AVP 的刺激释放（尼古丁、酚噻嗪、三环类）

直接肾脏作用和（或）AVP 抗利尿作用的增强（去氨加压素、催产素、前列腺素合成抑制剂）

混合或不确定作用 [ACE 抑制剂、卡马西平和奥卡西平、氯丙胺、氯贝特、氯氮平、环磷酰胺、3,4- 亚甲基二氧甲基丙胺（摇头丸）、奥美拉唑、5- 羟色胺再摄取抑制剂、长春新碱]

续表

肺

感染（肺结核、急性细菌性和病毒性肺炎、曲霉病、脓胸）

机械 / 通气原因（急性呼吸衰竭、慢性阻塞性肺疾病、正压通气）

其他原因

获得性自身免疫缺陷综合征（艾滋病）和艾滋病相关综合征

长时间剧烈运动（马拉松、铁人三项、超级马拉松、热天远足）

老年性萎缩

特发性

ACE，血管紧张素转化酶；AVP，精氨酸加压素

From Melmed S: Williams textbook of endocrinology, ed 12, Philadelphia, 2011, Saunders.

鉴别诊断

- 与亚临床低血容量相关的低钠血症
- 溶质限制性水分排泄（例如，茶-吐司饮食，啤酒狂饮者的狂饮症）。这是一种获得性疾病，由于渗透性物质摄入不足（钠和钾）和（或）代谢不足（蛋白质代谢产生尿素）造成肾脏不能排出足够的无电解质水
- 原发性烦渴或饮水量超过肾脏的稀释能力，常伴随溶质限制性水排泄
- 内分泌紊乱，包括甲状腺功能减退和肾上腺功能不全
- 严重的低钾血症是由于可交换钾离子池是可交换钠池大小的2倍。当细胞内钾严重不足时，钠离子从血浆中进入细胞导致低钠血症
- 高渗性低钠血症（高血糖，医源性应用甘露醇，山梨醇，甘氨酸）
- 亚临床心脏或肝脏疾病所致低钠血症
- 极高球蛋白血症或高脂血症引起的假性低钠血症
- 调定点重设：抗利尿激素的调控点低于正常的渗透阈值而尿液稀释和浓缩正常

评估

- 根据病史和体格检查，ECF 容量正常，无大量体液丢失史。无全身水肿、腹水或胸膜腔积液
- 实验室评估（见"实验室检查"）：在没有渗透压或血流动力

335

学刺激抗利尿激素分泌情况下，实验室检查符合抗利尿激素分泌过多或敏感性升高
- 甲状腺、肾上腺及心功能正常
- 最近没有或合并使用袢利尿剂
- 应用 0.9% 等渗盐水补充 ECF 后未能纠正低钠血症
- 单纯限制液体来纠正低钠血症通常效果不佳
- SIADH 的诊断标准见表 40-2

表 40-2　SIADH 的诊断标准

必要诊断标准

细胞外液有效渗透压降低（< 270 mOsm/kgH$_2$O）

不适当的尿浓度（> 100 mOsm/kgH$_2$O）

临床血容量正常

摄入正常的盐和水，尿钠浓度升高

无肾上腺、甲状腺或垂体功能不全

无慢性肾脏疾病

未使用利尿剂

补充标准

水负荷试验异常［在 4 h 不能排泄至少 90% 的 20 ml/kg H$_2$O 负荷和（或）未能将尿液渗透压稀释至 <100 mOsm/kg H$_2$O］

相对于血浆渗透压，血浆加压素水平不适当升高

S$_{Na}$ 在补充容量时无显著纠正，但在液体限制后情况有所改善

S$_{Na}$，血清钠

From Floege J et al：Comprehensive clinical nephrology，ed 4，Philadelphia，2010，Saunders.

实验室检查

- 正常或低尿素氮（BUN）和（或）血清肌酐
- 促甲状腺激素正常
- S$_{Na}$ 低于正常范围
- 校正血糖和外生溶质后，血清渗透压降低（< 275 mOsm/kg H$_2$O）
- 血清尿酸降低
- 尿渗透压 > 100 mOsm/kg H$_2$O，血渗透压降低
- 正常膳食盐摄入，尿钠通常 > 40 mmol/L

影像学检查

影像学检查不是常规诊断所必需的。影像检查可协助诊断相关疾病，包括肺部或中枢神经系统疾病或排除颅内疾病

Rx 治疗

非药物治疗

轻度 SIAD，液体限制 [10 ～ 15 ml/（kg·d）] 与溶质负荷增加相结合（高蛋白质、尿素、氯化钠和氯化钾膳食）可使血钠（S_{Na}）正常。增加的溶质负荷导致渗透性利尿，增加无电解质水的排出。给予尿素前应咨询肾脏病专家，近几十年来已经证明是安全的。

急性期治疗

药物治疗：

纠正速度： 慢性低钠血症，应避免 S_{Na} 纠正过快，以防止渗透性脱髓鞘综合征引起的脑损伤。中到重度的低钠血症患者应连续监测血钠、血钾浓度，尿量和尿液化学变化（渗透压、钾、钠）。大多数 SIAD 患者伴有慢性低钠血症（超过 24 h）和轻微症状。慢性低钠血症 S_{Na} 纠正目标速度每日 6 ～ 8 mmol/L。在 24 h 血钠浓度上升 10 mmol/L 的患者，应积极降低血钠值。保守治疗期间的血钠变化速度或 0.9% 氯化钠输注速度应该较慢甚至平缓，因为钠被排出体外而水分大部分被保留。由于尿液溶质不足（茶、吐司饮食或啤酒狂）引起的未识别的 ECF 丢失或无电解质水（EFW）排泄受限，从而导致的低钠血症患者，当给予输注生理盐水时可能引起大量低渗尿的快速排出，导致血钠纠正速度过快。因此，推荐严密监测血清和尿液电解质、渗透压及尿量。

急性低钠血症： 在一小部分急性低钠血症患者（病程＜ 24 h），治疗的目标是增加 S_{Na} 以足以预防或减轻脑水肿。如果症状为轻中度，且在最初 1 h 内，有严重症状（癫痫、昏迷、迟钝）者在最初的 3 h 内使 S_{Na} 最多增高 6 mmol/L。

快速纠正急性低钠血症的 S_{Na} 包括高渗盐水治疗（3% 盐水，513 mmol/L）。根据经验，按 1 ml/kg 体重补充 3% 氯化钠，S_{Na} 增加 1 mmol/L。当未确认的 ECF 容量消耗同时纠正时，S_{Na} 纠正速度可能会比预期快。同时给予合成的抗利尿激素类似物去氨加压素可以防止 S_{Na} 纠正过度。静脉注射呋塞米（速尿）可增加尿 EFW 丢失，防止在高渗盐水治疗期间非预期的 ECF 容量膨胀。

慢性低钠血症： SIAD 慢性低钠血症治疗目标是恢复总水分及钠和钾的储存至各自的正常水平。这些目标可以通过以下方式实现：

- 根据当前情况及安全纠正速率选择一个 24 h S_{Na} 目标（见上文"纠正速度"）
- 估算当前总水分和总阳离子含量。估计当前 TBW 应该考虑患者的基线 TBW、额外滞留水量以及人体钠和钾的含量
- 根据第 1 步确定达到目标 S_{Na} 的目标 TBW
- 根据第 3 步确定 24 h 净 EFW 丢失以达到 TBW
- 估计并合计 EFW 摄入和丢失的所有来源（包括非显性的）。增加 / 减少该总体积至 / 从净目标 EFW（第 4 步），以确定达到目前 S_{Na} 所需的总 EFW 体积消耗
- 选择一个合适的方式来实现目标 EFW 体积消耗：集合管 V2 受体拮抗剂（如托伐普坦）、尿素治疗或袢利尿剂及电解质替代物比如氯化钠（"盐"）片剂

下面的示例展示慢性低钠血症的患者经过 24 h 的治疗确定目标 TBW 和 EFW 丢失以达到合适的 S_{Na} 目标。

- 75 kg 体重，症状较轻，长期服用 SSR I 类抗抑郁药和氢氯噻嗪的一位老年女性，S_{Na} 为 115 mmol/L
  1. 第 1 步：确立目标 S_{Na}：
     a. 24 h 后目标 S_{Na} = 当前 S_{Na} + 6 = 121 mmol/L
  2. 第 2 步：估计当前的 TBW 和体内阳离子总量：
     a. 当前重量 = 75 kg
     b. 估计 TBW 占比 = 0.55（55%）
     c. 当前 TBW = 0.55×75 = 41.2 L
     d. 当前体内总阳离子量 = 当前 TBW×S_{Na} = 41.2×115 = 4743 mmol
  3. 第 3 步：计算目标 TBW：
     a. 目标 TBW（L）= 当前 Na 和 K 阳离子 / 目标 S_{Na} = 4743 mmol/ 121 mmol/L = 39.2 L
  4. 第 4 步：计算 EFW 净损失：
     a. 24 h 后目标 EFW 净损失 = 当前 TBW － 目标 TBW = 41.2 L － 39.2 L = 2 L
  5. 第 5 步：计算总尿液 EFW 容量：
     a. 目标总尿液 EFW 排泄量（估计：1 L 口服液体摄取和 0.5 L 净非显性失水）
        尿 EFW 体积 = 2 + （1 － 0.5）= 2.5 L
  6. 第 6 步：制订治疗方案

7. 第 7 步：实施方案

- 从第 6 步开始，24 h 内净 EFW 损失 2.5 L 是必需的。随着使用祥利尿剂，EFW 损失的这个体积说明相等的 5 L 尿液的等渗阳离子损失量。阳离子丢失可以补充 0.9% 或 3% 的盐水，应用后者需要的容量比 0.9% 的盐水容量少 70% 且提升 S_{Na} 更快。或者，也可以通过口服氯化钠和氯化钾片剂补充阳离子。推荐定期监测 S_{Na}、血钾（S_K）、尿量和尿化学变化（渗透压、钠、钾），防止（S_{Na}）纠正过快

祥利尿剂加生理盐水的策略：在特异性 V2 受体拮抗剂出现前，SIAD 通常通过应用祥利尿剂增加尿液及 EFW 丢失来治疗。一半的尿量可以假定为由无电解质水组成，因为尿钠离子和钾离子的浓度大概是 75 mmol/L，也就是盐水浓度的一半。等渗或高渗静脉输液可以纠正尿钠损失。1 L 体积的 0.9% 生理盐水相当于 0.3 L 3% 的氯化钠，应在专家指导下使用。不能忽略尿钾丢失，必须注意纠正。

血管加压素（V2）受体拮抗剂：选择性 V2 受体拮抗剂治疗对于患者和医务人员来说直接且方便。在美国有两种：静脉考尼伐坦（20 mg IV 1 日，接着连续静脉滴注 20 ~ 40 mg/d，持续 2 ~ 4 天）。口服托伐普坦（根据需要，15 ~ 90 mg/d）。托伐普坦必须在医院开始用药。尿电解质丢失极小，这意味着用药产生的基本上是无电解质尿（第 5 步）。

慢性期治疗

- 慢性 SIAD 时，必须限制液体摄入（＜ 15 ml/kg），同时给予富含电解质和蛋白质饮食

- 氯化钠片，电解质补充剂，蛋白质粉剂以产生尿素，药用级的尿素可用于纠正低钠血症。推荐慢性 SIAD 患者定期监测电解质

- 托伐普坦已成功地应用于临床试验中。FDA- 标签声明要求起始治疗必须在医院进行。考虑到肝毒性曾在多囊肾患者的临床试验中出现，托伐普坦的使用限制在 30 天内。其他的禁忌证包括血容量减少和同时使用强细胞色素 P3A 抑制剂。接受托伐普坦治疗的患者不应限制液体

- 地美环素会导致无电解质水排出增加，该药物肝脏疾病患者禁忌，目前已很少应用

预后

- 已报导 S_{Na} < 110 mmol/L 的患者死亡率超过 40%
- 若诱因不能消除，慢性 SIAD 患者再入院很普遍，特别对于不愿意或不能限制液体摄入或不能遵循饮食建议的患者
- 慢性轻至中度低钠血症与骨质流失、跌倒和骨折风险增加有关，尤其是老年患者

转诊

急诊评估和住院适用于中度至重度，特别是由 SIAD 引起的低钠血症尤其是急性或有症状时。由于过度或无效治疗造成的并发症风险高，推荐肾病、内分泌科或危重症多学科团队协作治疗。

推荐阅读

Hoorn EJ, Zietse R: Diagnosis and treatment of hyponatremia: compilation of the guidelines, *J Am Soc Nephrol* 28:1340-1349, 2017.

Kirkman MA et al: Hyponatremia and brain injury: historical and contemporary perspectives, *Neurocrit Care* 18:406-416, 2013.

Peri A et al: SIADH: differential diagnosis and clinical management, *Endocrine* 55:311-319, 2017.

Wehling M et al: Filling the gap—improving awareness and practice in hyponatraemia and the syndrome of inappropriate antidiuretic hormone secretion (SIADH) in the older patient: a European consensus view, *Drug Res (Stuttg)* 67(1):5-12, 2017.

第 41 章　尿崩症
Diabetes Insipidus

Vivek Soi，Mhd Hussam Al Jandali

张黎明　译　卢艳慧　审校

 基本信息

定义

尿崩症（diabetes insipidus，DI）是一种精氨酸加压素（AVP）分泌不足的疾病，AVP 也称为抗利尿激素（ADH）；对 AVP 的敏感性降低也会导致低渗性多尿。前者称为中枢性 DI（CDI），后者称为肾性 DI（NDI）。DI 的主要表现是大量低渗尿液流失造成高钠血症。

ICD-10CM 编码
E23.2　尿崩症

流行病学和人口统计学

遗传学：DI 每年的发病率是 10 万分之 3。CDI 通常出现在 10 ~ 20 岁，无性别倾向。NDI 可以从任何年龄开始。在儿童时期，最常见的原因是血管加压素受体 2 基因突变，这是一个 X 连锁的 AVP 受体 2 基因突变。少见的遗传性 NDI 涉及水通道蛋白（aquaporin）-2 水通道基因的突变而影响 AVP 敏感的水通道，可能是常染色体显性或隐性遗传。CDI 最常见的病因是特发性，可能与自身免疫性疾病有关。

体格检查和临床表现

症状一般不明显，直到 AVP 分泌量低于正常值的 20% 时才有症状：
- 无法解释的夜尿症（通常是 DI 的第一个表现）
- 多尿
- 烦渴
- 神经系统表现（癫痫、头痛、视野缺损）
- 脱水症状

病因学

中枢性 DI

- 特发性：CDI 最常见的原因（AVP 分泌细胞的破坏）可能是由于自身免疫机制导致

- 遗传性（家族性神经垂体）：多种遗传原因已被确认。一种常染色体显性遗传形式影响后叶激素运载蛋白 II，后者是加压素的载体蛋白。Wolfram 综合征可能涉及常染色体隐性遗传性 DI，此种疾病多伴随儿童起病的糖尿病，伴有视神经萎缩和耳聋（DIDMOAD）

- 恶性肿瘤：脑或垂体窝肿瘤。它们可能是原发性的，如颅咽管瘤，或继发于转移性肿瘤疾病，比如白血病、淋巴瘤、乳腺癌或肺癌

- 缺氧性脑病

- 浸润性疾病：组织细胞增多症、结节病、肉芽肿伴多血管炎或肺结核

- 其他：脑室内出血、动脉瘤、脑膜炎、脑炎后并发症、多发性硬化症、格林-巴雷综合征、IgG4 相关疾病和淋巴细胞性垂体炎

肾性尿崩症：

- 家族性：X 连锁（～90%），常染色体显性和隐性遗传（＜10%）

- 中毒（药物）：锂通过下调 aquaporin-2 水通道而导致尿崩。其他药物：氨基糖苷类、抗病毒药（膦甲酸酯、去羟肌苷），两性霉素 B，地美环素，异环磷酰胺和甲氧氟烷

- 代谢性：高钙血症和低钾血症。纠正代谢异常后，情况均可逆转

- 肾脏疾病：导致缺氧（例如镰状细胞病）和浸润（例如结节病）的髓质间质疾病可导致皮髓质浓度梯度丧失，无法产生适当浓度的尿液

- 其他：尿路感染，干燥综合征，肾盂肾炎，肾炎，多囊性疾病，后尿道梗阻和低蛋白饮食（蛋白质营养不良），这会最大程度地阻止皮髓质浓度梯度的产生，无法产生适当浓缩的尿液

- 循环加压素酶导致的妊娠 DI：妊娠晚期或产后早期由于胎盘产生增加和半胱氨酸氨基肽酶循环加快而引起的加压素降解加速。胎盘早剥或残留坏死性胎盘可能在大量血管加压

表 41-1 肾性尿崩症的鉴别诊断

遗传学因素	水通道蛋白 -2 突变
	精氨酸加压素受体突变
药物相关因素	
V2 受体拮抗剂	锂
	地美环素
抗生素	氧氟沙星
	利福平
	奈替米星
抗真菌药	两性霉素 B
抗病毒药物	西多福韦
	膦甲酸酯
	茚地那韦
	替诺福韦
抗肿瘤药物	环磷酰胺
	异环磷酰胺
	甲氨蝶呤
其他药物	造影剂
	秋水仙碱
	乙醇
	奥利司他
代谢性疾病	低钾血症
其他情况	高钙血症
	干燥（Sjögren）综合征
	镰状细胞性贫血
	尿路释放梗阻
	淀粉样变性
	妊娠

From Ronco C et al：Critical care nephrology，ed 3，Philadelphia，2019，Elsevier.

素酶释放入血后产生产后 DI。在广泛的组织损伤（例如大脓肿）之后可能发生这种疾病。妊娠 DI 表现出对合成 AVP 类似物——1- 去氨基 -8-D- 精氨酸血管加压素（简称去氨加压素，dDAVP）的给药产生有益的反应，它对胎盘酶的降解具有抵抗力

DX 诊断

鉴别诊断

- 糖尿病，肾病
- 原发性烦渴症，药物（例如氯丙嗪）
- 渗透性利尿，包括葡萄糖、甘露醇、抗胆碱药
- 原发性烦渴和电解质紊乱

评估

- 诊断性检查的目的是证明由于不能适当浓缩尿液而导致多尿，并确定多尿是由于血管加压素减少或者对其作用不敏感所致。当血浆钠< 145 mmol/L 或血浆渗透压< 295 mOsm/kg（表 41-3）时，可通过限水试验（表 41-2）进行确定：

表 41-2　尿崩症的禁水试验

试验程序

1. 禁水期的开始取决于 DI 的严重程度；在常规情况下，患者在晚餐后开始禁水。对于更严重的多尿和烦渴患者，这个禁水时间可能不能忍受。如果有这种情况，应在清晨（例如，早上 6：00）开始禁水

2. 在禁水试验开始时记录血浆和尿渗透压、血浆电解质和血浆 AVP 水平

3. 每小时或每次排尿测量尿量和渗透压

4. 当体重下降≥ 3%，出现立位血压变化，尿渗透压达到平台（即连续两次或三次测量变化< 10%）或血浆钠浓度升高至> 145 mmol/L 时，停止试验

5. 在试验结束时，当血浆渗透压升高时，最好> 300 mOsm/kg，测定血浆和尿渗透压、血浆电解质和血浆 AVP 水平

6. 如果停止试验时血浆 Na^+ < 146 mmol/L 或血浆渗透压< 300 mOsm/kg，则考虑短时间输注高渗盐水［3%NaCl, 0.1 ml/（kg·min），持续 1 ~ 2 h］，以达到上述终点

7. 如果不需要高渗盐水输注来达到高渗透压，皮下注射 AVP（5 U）或去氨加压素（dDAVP；1 μg），并再记录 2 h 尿渗透压和尿量

分析

1. AVP 或 dDAVP 后尿浓度明显增高（> 50%）提示中枢性尿崩症（CDI）；尿浓度明显下降（< 10%）强烈提示肾性 DI（NDI）或原发性烦渴症（PP）

2. 鉴别 NDI 和 PP，以及 AVP 或 dDAVP 给药后尿渗透压增加不明显（例如，10% ~ 50%）的情况，最好利用血浆 AVP 水平与脱水期结束时获得的血浆渗透压之间的关系，以及在基础条件下和高渗盐水输注后测定的血浆 AVP 水平和尿渗透压之间的关系来确定

From Skorecki K et al: Brenner & Rector's the kidney, ed 10, Philadelphia, 2016, Elsevier.

表 41-3　禁水试验

诊断	尿渗透压（U_{osm}）禁水（mOsm/kg）	脱水后 AVP	外源性 AVP 后 U_{osm} 的增加
正常	＞ 800	＞ 2 pg/ml	少或无
完全性 CDI	＜ 300	不可测定	大量
部分性 CDI	300 ～ 800	＜ 1.5 pg/ml	禁水后＞ 10%
肾性 DI	＜ 300 ～ 500	＞ 5 pg/ml	少或无
原发性烦渴症	＞ 500	＜ 5 pg/ml	少或无

AVP，精氨酸加压素

Adapted from Lanese D，Teitelbaum I：Hypernatremia. In Jacobson HR et al［eds］：The principles and practice of nephrology，Philadelphia，1998，Mosby.

1. 诊断性检查的目的在于证明多尿是由于不能浓缩尿液而引起的，并确定问题是由于循环血管加压素减少或是对这种激素不敏感所致。如果血浆钠＜ 145 mmol/L，血浆渗透压＜ 295 mOsm/kg 水（表 41-3），则可进行限水试验

2. 在基线测量体重、血管加压素、血浆钠、尿液和血浆渗透压后，患者在医疗监督下开始禁水

3. 每 2 h 监测一次血浆和尿液渗透压

4. 当血浆渗透压大于 295 mOsm/kg 或体重下降超过基线体重的 3.5% 时，试验通常终止

5. 如果血浆渗透压＞ 295 mOsm/kg，尿液渗透压＜ 500 mOsm/kg，则确认 DI

6. 为了区分 NDI 和 CDI，在给予 5 单位加压素后测量尿渗透压的变化。加压素给药后尿渗透压的显著增加（＞ 50%）支持 CDI 的诊断

7. 和肽素是 ADH 的替代物，可从精氨酸加压素原激素的 C 末端切割而来。2018 年的一项最新研究评估了高渗盐刺激血浆和肽素的直接测量方法，发现比间接禁水试验更准确

8. 图 41-1 总结了尿崩症的诊断评估流程

实验室检查

- 尿比重降低（≤ 1.005）
- 基线血浆渗透压＞ 295 mOsm/kg 水提示 CDI。低于 270 mOsm/kg

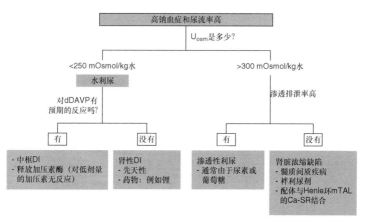

图 41-1 尿崩症的诊断评估流程。第一步是通过评估 U_{osm} 和计算渗透排泄率来确定失水是因为水利尿还是渗透性利尿，以及是否存在肾浓缩功能不全。在中枢性尿崩症（DI）或由血管加压素释放引起的水利尿的患者中，给予去氨基 -D- 精氨酸血管加压素（dDAVP）后，U_{osm} 值应升高至高于 P_{osm}，否则表明肾源性尿崩症是水利尿的病因。当 $U_{osm} > 300 \ mOsm/kg$ 时，如果渗透排泄率明显高于 1000 mOsm/d，则高钠血症的原因是渗透性利尿；如果渗透排泄率不高，则是由肾浓缩缺陷导致的。在 Henle 环的髓袢升支粗段（mTAL）中与钙传感受体（Ca-SR）结合的配体包括高钙血症患者的钙离子和阳离子药（例如庆大霉素、顺铂）。（From Kamel et al：Fluid，electrolyte，and acid-base physiology：a problem-based approach，ed 5，Philadelphia，2017，Elsevier，p 325.）

水时，提示精神性多饮

- 高钠血症，血浆渗透压升高，高钙血症，失水引起钾流失的低钾血症

影像学检查

如果确认 CDI 建议行垂体 MRI。

 治疗

非药物治疗

- 对患者进行健康教育，包括控制液体平衡，低溶质饮食和通过摄入足够的液体或静脉注射 D_5W 溶液预防脱水
- 每日称重

急性期治疗

治疗方法随 DI 的程度和类型而异（表 41-4）。最初的治疗方法是在睡前用去氨加压素缓解夜尿症，然后部分控制利尿。必须通过精确的 dDAVP 滴定，以避免突然发生低钠血症和潜在的脑水肿。

- 中枢性尿崩症：

    1. 去氨加压素（dDAVP）：由于生物利用度较高，首选鼻内途径。第一剂为鼻内 5 ～ 10 μg 或睡前经口 0.1 ～ 0.2 mg。白天用量取决于对夜间药量的反应。典型的维持剂量是每天一次或两次鼻腔给药 10 ～ 20 μg。口服形式从肠道的吸收较差，吸收约 5%，相对效力仅为经鼻制剂的 5% ～ 10%。0.1 mg 片剂相当于 2.5 ～ 5 μg 鼻喷雾剂。舌下形式有 60 μg、120 μg 和 240 μg，生物利用度提高了约 60%。如果经鼻或口服去氨加压素不能给药，则可注射皮下注射剂，通常每 12 h 给药 1 μg

    2. 氯丙酰胺增强 AVP 或去氨加压素的作用。该药物的功效受到诱发低血糖症风险的限制

    3. 在中枢性 DI 的轻症病例中，每日 25 ～ 50 mg 剂量的氢氯噻嗪可控制多尿

    4. 卡马西平每天两次 100 ～ 300 mg 剂量可增强肾小管对 AVP

表 41-4　尿崩症的治疗

类型	药物	剂量
完全性 CDI	dDAVP	每 12 ～ 24 h 鼻内 10 ～ 20 g
部分性 CDI	加压素水溶液	每 4 ～ 6 h 皮下注射 5 ～ 10 U
	氯丙胺	250 ～ 500 mg/d
	氯贝特	500 mg，每 3 ～ 4 天一次
	卡马西平	400 ～ 600 mg/d
肾性 DI	噻嗪类利尿剂	5 mg/d
	非甾体抗炎药	
	阿米洛利（用于锂相关疾病）	
妊娠性	dDAVP	剂量同完全性 CDI

dDAVP，去氨加压素

Adapted from Lanese D, Teitelbaum I: Hypernatremia. In Jacobson HR et al［eds］: The principles and practice of nephrology, Philadelphia, 1998, Mosby.

    的反应性，但很少采用

  5. 每 6 h 服用 500 mg 氯贝特可通过增强 AVP 释放来减少尿量

  6. 非甾体抗炎药（NSAID）抑制前列腺素的合成并拮抗 AVP。
     NSAID 的潜在肾毒性作用必须与其辅助功效的获益相权衡

- 肾性尿崩症：

  1. 消除根本原因。对于长时间的锂治疗，尽管停用产生不良
     反应的药物，NDI 仍可能是永久性的

  2. 阿米洛利可拮抗锂诱导的 NDI

  3. 低钠饮食和噻嗪类利尿剂是 NDI 的附加疗法

慢性期治疗

    患者应警惕脱水的危险，需要大量饮水。

转诊

    内分泌相关领域专家处进行相关诊断试验。

 # 重点和注意事项

专家点评

- 在高钠血症的情况下，当尿渗透压低于血浆渗透压时，应进
  行 DI 检查

- 应指导患者佩戴医疗识别标签或手环，有助于识别其疾病
  类型

- 在 CDI 中，dDAVP 是标准治疗，长期使用是安全的

- NDI 的处理比 CDI 更复杂，在这种情况下，建议咨询专家

患者和家庭教育

- 有关肾性尿崩症的资料可以从（美国）肾性尿崩症基金会 http：//
  www.ndif.org 获得

- 有关中枢性尿崩症的资料可在 https：//rarediseases es.org/rarediseases
  es/centraldiabetes-insipidus/ 获得

相关内容

    高钠血症（相关重点专题）

推荐阅读

Fenske W et al: A copeptin-based approach in the diagnosis of diabetes insipidus, *N Engl J Med* 379:428-439, 2018.

Kamel S, Halperin M: *Fluid, electrolyte, and acid base physiology: a problem based approach*, Philadelphia, 2016, Elsevier, P 325.

Qureshi S et al: Diabetes insipidus: celebrating a century of vasopressin therapy, *Endocrinology* 155(12):4605-4621, 2014.

Saborio P, Tipton GA, Chan JC: Diabetes insipidus, *Pediatr Rev* 21(4):122-129, 2000.

Sands JM, Bichet DG: Nephrogenic diabetes insipidus, *Ann Intern Med* 144:186, 2006.

第 42 章 多发性内分泌肿瘤
Multiple Endocrine Neoplasia

Harikrashna B. Bhatt，Russell E. Bratman

王淑兰 译 杨光 审校

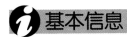 基本信息

定义

多发性内分泌肿瘤（multiple endocrine neoplasia，MEN）是指一组可遗传的遗传综合征，以发生特异性的内分泌腺肿瘤为特征。

同义词

MENS Ⅰ型：维尔纳综合征（Wermer 综合征）

MENS ⅡA 型：西普勒综合征（Sipple 综合征）

ICD-10CM 编码

E31.2 多发性内分泌肿瘤（MEN）综合征

E31.20 多发性内分泌肿瘤（MEN）综合征，不明原因的

E31.21 多发性内分泌肿瘤（MEN）综合征Ⅰ型

E31.22 多发性内分泌肿瘤（MEN）综合征ⅡA 型

E31.23 多发性内分泌肿瘤（MEN）综合征ⅡB 型

流行病学和人口统计学

发病率：

- MEN Ⅰ型：25/10 000
- MEN Ⅱ型：1/30 000

患病率：

- MEN Ⅰ型：1/30 000
- MEN Ⅱ型：1/35 000（主要是 MEN ⅡA 型）

遗传学：

- MEN Ⅰ型：MEN1 肿瘤抑制基因的常染色体显性突变
- MEN ⅡA 型和 MEN ⅡB 型：RET 原癌基因常染色体显性突变

危险因素：MEN 综合征家族史，尽管可能为零星发生

体格检查和临床表现

- 患者可能因筛查或出现 MEN 相关的肿瘤而被发现，也可由生化异常或症状而偶然发现肿瘤

- MEN Ⅰ 型［PPP（垂体 pituitary、胰腺 pancreas、甲状旁腺 parathyroid）］

  1. 诊断标准一般包括两个 MEN 相关肿瘤，其中一个肿瘤有家族病史或基因检测阳性

  2. 甲状旁腺功能亢进症（甲状旁腺腺瘤或增生）是最常见的表现，可引起高钙血症（泌尿系结石、胃肠道功能障碍、骨痛、神经精神障碍）

  3. 胰腺神经内分泌肿瘤引起的与其分泌特性或转移有关的症状

     a. 胃泌素瘤：消化性溃疡、腹泻、食管症状（见"胃泌素瘤"章节）

     b. 胰岛素瘤：空腹和运动后的低血糖症状（见"胰岛素瘤"章节）

     c. 胰高血糖素瘤：坏死松解性游走性红斑（一种皮肤疱状病变），糖尿病 / 葡萄糖耐量减低，体重减轻

     d. 水泻 - 低血钾 - 胃酸缺乏综合征（VIPoma）：腹泻，低钾，胃酸降低

     e. 无功能肿瘤，可以转移（通常转移到肝），这是 MEN Ⅰ 型常见的死亡原因。

  4. 垂体瘤可能会引起压迫症状，如视野缺损或垂体功能减退（见"垂体腺瘤"）。激素分泌也可能引起症状

     a. 催乳素瘤（垂体瘤在 MEN Ⅰ 型中最常见）：月经紊乱、性功能障碍、男性乳房发育和（或）溢乳（见"催乳素瘤"）

     b. 生长激素腺瘤（产生生长激素）：巨人症或肢端肥大症（额部隆起、鞋帽尺寸增大、高血糖、多汗症）取决于患者的年龄（见"肢端肥大症"）

     c. 促肾上腺皮质激素腺瘤（产生促肾上腺皮质激素）：库欣样体征，如体重增加、满月脸、高血糖、骨质丢失、近端肌无力、高血压、低钾血症（见"库欣病和库欣综合征"）

     d. 无功能（非分泌性）肿瘤

  5. 其他表现：类癌、胶原瘤、血管纤维瘤、脑膜瘤、脂肪瘤

- MEN ⅡA 型：

  1. 甲状腺髓样癌（Medullary thyroid carcinoma，MTC）是一

　　种甲状腺内分泌降钙素的 C 细胞肿瘤。它可表现为颈部肿块，以及由于降钙素水平升高而导致的潮红和腹泻

2. 原发性甲状旁腺功能亢进症：见于 MEN Ⅰ 型，很少见于 MEN ⅡA 型

3. 嗜铬细胞瘤是一种产生儿茶酚胺的肾上腺肿瘤，可导致危及生命的高血压危象

- MEN ⅡB 型
1. 甲状腺髓样癌（MTC）
2. 嗜铬细胞瘤
3. 口腔黏膜神经瘤

病因学

　　如前所述，基因突变促进了肿瘤的发展（表 42-1）。

表 42-1　多发性内分泌肿瘤综合征中的肿瘤

类型（染色体位置）	肿瘤（估计外显率）
MEN Ⅰ型（11q13）	甲状旁腺腺瘤（90%）
	肠胰腺肿瘤（30%～70%）
	胃泌素瘤（40%）
	胰岛素瘤（10%）
	无功能和胰腺多肽瘤（20%～55%）
	胰高血糖素瘤（＜1%）
	血管活性肠肽瘤（＜1%）
	垂体腺瘤（30%～40%）
	催乳素瘤（20%）
	生长激素瘤（10%）
	促肾上腺皮质激素瘤（＜5%）
	无功能（＜5%）
	相关肿瘤
	肾上腺皮质肿瘤（40%）
	嗜铬细胞瘤（＜1%）
	支气管肺 NET（2%）
	胸腺 NET（2%）
	胃 NET（10%）
	脂肪瘤（30%）
	血管纤维瘤（85%）
	胶原瘤（70%）
	脑膜瘤（8%）

续表

类型（染色体位置）	肿瘤（估计外显率）
MEN Ⅱ型（10 cen ～ 10q11.2）	
MEN Ⅱ A 型	MTC（90%） 嗜铬细胞瘤（50%） 甲状旁腺腺瘤（20% ～ 30%）
仅限 MTC	MTC（100%）
MEN Ⅱ B 型（也被称为 MEN Ⅲ）	MTC（＞ 90%） 嗜铬细胞瘤 相关异常（40% ～ 50%） 黏膜神经瘤 马方样习性 有髓皮质神经纤维 巨结肠

MEN，多发性内分泌肿瘤；MTC，甲状腺髓样癌；NET，神经内分泌肿瘤
Modified from Thakker RV：Multiple endocrine neoplasia type 1. In Jameson JL et al（eds）：
Endocrinology：adult and pediatric，Philadelphia，2016，WB Saunders.

 诊断

鉴别诊断

与 MEN 相关的肿瘤可能是偶发的。

评估

- MEN Ⅰ型：值得注意的是对于 MEN 相关肿瘤是否需要有创性的筛查和筛查频率，目前意见不一

    1. 基因检测：提供给符合 MEN Ⅰ型临床诊断标准的患者或高度怀疑的患者，以及 MEN Ⅰ型患者的一级亲属

    2. 甲状旁腺功能亢进症筛查：甲状旁腺激素（parathyroid hormone，PTH）和钙每年筛查一次

    3. 胰腺肿瘤筛查：每年进行胰腺影像学检查（内窥镜超声、CT 或 MRI）和生化检查［葡萄糖、胃泌素、血管活性肠肽（VIP）、胰高血糖素、胰岛素、胰多肽、嗜铬粒蛋白 A］。值得注意的是，镓 -68DOTATE PET-CT 是神经内分泌肿瘤定位的一个令人兴奋的新工具，尽管目前它通常还不用于常规筛查

4. 垂体肿瘤筛查：胰岛素样生长因子 -1（Insulin-like growth factor-1，IGF-1）和催乳素每年筛查一次，垂体 MRI 每 3 ～ 5 年筛查一次

5. 类癌筛查：胸部 CT 或 MRI 每 2 年筛查一次

- MEN ⅡA 型：

1. 基因检测：具有已知 RET 突变的高危家庭成员应接受特定突变的筛查。MTC 患者应进行肿瘤基因检测，并根据检测结果进行基因检测。皮肤苔藓淀粉样变性（一种皮肤发现）应及时检测；先天性巨结肠也应立即进行检测

2. 甲状旁腺功能亢进症筛查：每年筛查 PTH 和钙

3. 嗜铬细胞瘤：每年要进行血浆儿茶酚胺和甲氧肾上腺素的筛查，什么年龄开始检测取决于突变类型；CT 和 MRI 可对肿瘤进行定位；I-123 和 PET（可能包括镓 -68 DOTATATE PET-CT）也有助于定位

4. MTC 筛查：取决于风险类别；每年进行体格检查、颈部超声和降钙素水平检测；癌胚抗原检测也是有指征的

- MEN ⅡB 型：

1. 基因检测：参见"MEN ⅡA 型"

2. 嗜铬细胞瘤：参见"MEN ⅡA 型"

3. MTC 筛查：虽然可能有监测作用，预防性甲状腺切除术通常在早期进行

实验室检查

参考"评估"。

影像学检查

参考"评估"。

(Rx) 治疗

没有治疗方法可以逆转根本原因。治疗（内科和外科）的重点是肿瘤的预防和管理。

非药物治疗

- MEN Ⅰ 型：

1. 对于甲状旁腺功能亢进症，外科甲状旁腺切除术适用于有

明显高钙血症、骨质疏松、肾脏疾病或肾结石或具有肾结石高风险患者。甲状旁腺功能亢进症可采用大部或全部的甲状旁腺切除术，该手术可能包括在另一个位置进行腺体再植

2. 垂体瘤可以通过经蝶窦入路手术切除；值得注意的是，药物治疗是催乳素瘤的一线治疗方法

3. 胰腺肿瘤的治疗千差万别。胃癌常常合并十二指肠转移，这是很难通过手术治疗的。胃泌素瘤引起的溃疡可能需要内窥镜或外科治疗。胰岛素瘤、血管瘤和胰高血糖素瘤首选手术治疗。无功能肿瘤可以根据肿瘤的大小和位置进行手术治疗。胰岛素瘤的保守治疗可能需要频繁摄入碳水化合物

- MEN ⅡA 型：

1. MTC 一般采用外科手术治疗。如有基因突变可考虑预防性甲状腺切除术。几乎所有患有 MEN ⅡA 型的儿童都需要甲状腺切除术（如前所述的筛查）。患者应接受超声检查和甲状腺全切除术，并进行颈部淋巴结清扫。进一步颈部淋巴结清扫术的范围取决于转移灶及降钙素水平。晚期疾病，考虑采用姑息性手术方法

2. 甲状旁腺功能亢进症：首选仅切除增大的腺体，术中监测甲状旁腺激素

3. 嗜铬细胞瘤需要手术治疗。虽然许多患者会发展成对侧嗜铬细胞瘤，但最好是单侧肾上腺切除术。术前应用 α 受体阻滞剂控制血压是关键。如果存在嗜铬细胞瘤，必须在甲状腺切除前将其切除

- MEN ⅡB 型：

1. MTC：儿童时期需进行预防性甲状腺切除术

2. 嗜铬细胞瘤：参见"MEN ⅡA 型"

急性期治疗

- MEN Ⅰ 型：

1. 甲状旁腺功能亢进症会导致高钙血症，可以用静脉补液、利尿剂和双膦酸盐来治疗。早期补充维生素 D 可防止术后骨质破坏

2. 胃泌素瘤可能导致消化性溃疡，需要静脉注射质子泵抑制

剂（PPI）

3. 需要支持性治疗（胰岛素瘤引起的低血糖需要补充葡萄糖；血管活性肠肽瘤或胃泌素瘤所致腹泻引起的低血容量需要补充液体和电解质）

- MEN ⅡA 型：

1. 甲状旁腺功能亢进症：参见"MEN Ⅰ型"

2. 嗜铬细胞瘤：术前血压控制是关键；α 受体阻滞剂是一线治疗。苯氧苄明不可逆地阻断 α 肾上腺素能受体；多沙唑嗪也是一线药物。如果需要，可以加用钙通道阻滞剂和 β 受体阻滞剂

- MEN ⅡB 型：

嗜铬细胞瘤：参见"MEN ⅡA 型"

慢性期治疗

- MEN Ⅰ型：

1. 甲状旁腺功能亢进症可能适合应用钙敏感受体激动剂（西那卡塞），符合手术标准的患者首选手术

2. 胰腺肿瘤可能从药物治疗中受益

  a. 胃泌素瘤：PPI 或 H2 受体拮抗剂

  b. 胰岛素瘤：二氮嗪或生长抑素激动剂（如奥曲肽）

  c. 胰高血糖素瘤和血管活性肠肽瘤：生长抑素激动剂

3. 垂体瘤可以用药物治疗，但外科治疗是第一线的，催乳素瘤除外（药物治疗是一线治疗）。未完全切除或再生的病例可考虑放射治疗和（或）药物治疗

  a. 催乳素瘤：多巴胺激动剂（溴隐亭或卡麦角林）

  b. 促生长激素腺瘤：生长抑素或多巴胺激动剂，生长激素受体拮抗剂

  c. 促肾上腺皮质激素腺瘤：抗肾上腺皮质激素药，肾上腺酶阻滞剂（如酮康唑），生长抑素或多巴胺激动剂，糖皮质激素受体阻滞剂

4. MEN ⅡA 型：

  a. 甲状旁腺功能亢进症：参见"MEN Ⅰ型"

  b. MTC：酪氨酸激酶抑制剂和化疗可能有助于治疗转移性疾病。甲状腺切除术后，应使用左甲状腺素（不需要抑制 TSH）

补充和替代疗法

不需要。

处理

大多数检查可以在门诊（多学科团队）完成；出现急性并发症或需外科手术时，可能需要住院治疗。

转诊

MEN 患者应由多个专科团队跟进，包括内分泌内科、内分泌外科医生和遗传咨询师。

 重点和注意事项

专家点评

MEN 是一组遗传综合征，需要密切监测和干预，以预防和治疗肿瘤发展，以及对患者和家庭成员进行遗传咨询。

预防

预防的重点是对高危 MEN 人群进行筛查，并及早识别 MEN 相关肿瘤。

患者和家庭教育

- 美国多发性内分泌肿瘤支持组织：http://www.amensupport.org/
- 多发性内分泌肿瘤疾病协会：http://www.amend.org.uk/

相关内容

肢端肥大症（相关重点专题）

库欣病与库欣综合征（相关重点专题）

胃泌素瘤（相关重点专题）

甲状旁腺功能亢进症（相关重点专题）

胰岛素瘤（相关重点专题）

嗜铬细胞瘤（相关重点专题）

垂体腺瘤（相关重点专题）

催乳素瘤（相关重点专题）

甲状腺癌（相关重点专题）

推荐阅读

Giusti F et al: Multiple endocrine neoplasia type 1. In Pagon RA et al: *GeneReviews, Seattle*, University of Washington, 2015.

Lenders JW et al: Pheochromocytoma and paraganglioma: an endocrine society clinical practice guideline, *J Clin Endocrinol Metab* 99(6), 2014.

Marquard J, Eng C: Multiple endocrine neoplasia type 2. In Pagon RA et al: *GeneReviews, Seattle*, University of Washington, 2015.

Singh Ospina N et al: Assessing for multiple endocrine neoplasia type 1 in patients evaluated for Zollinger-Ellison syndrome—clues to a safer diagnostic process, *Am J Med* 130:603-605, 2017.

Tacon LJ, Learoyd DL, Robinson BG et al: Multiple endocrine neoplasia type 2 and medullary thyroid carcinoma. In Jameson JL et al: *Endocrinology: adult and pediatric*, Philadelphia, 2016, WB Saunders, pp. 2594-2605.

Thakker RV: Multiple endocrine neoplasia type 1. In Jameson JL et al: *Endocrinology: adult and pediatric*, Philadelphia, 2016, WB Saunders, pp. 2566-2593.

Thakker RV et al: Clinical practice guidelines for multiple endocrine neoplasia type 1 (MEN1), *J Clin Endocrinol Metab* 97(9), 2012.

Wells Jr SA et al: Revised American Thyroid Association guidelines for the management of medullary thyroid carcinoma, *Thyroid* 25(6), 2015.

第43章 副肿瘤综合征
Paraneoplastic Syndromes

Hetal D. Mistry，John L. Reagan

张黎明 译 李楠 审校

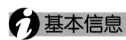 基本信息

定义

　　副肿瘤综合征是由对恶性肿瘤的异常免疫应答或由这些恶性肿瘤产生的激素或其他可溶性因子引起的一大类疾病。它们常常影响远离原发肿瘤或转移部位的身体区域，这与肿瘤侵袭、压迫或转移的直接并发症（例如上腔静脉综合征）不同。每一综合征的结果和症状是特定的。副肿瘤综合征影响多个器官系统，并且仍然是具有挑战性的诊断。

ICD-10CM 编码

E22.2　抗利尿激素分泌异常综合征

E83.5　钙代谢异常

G13.0　副肿瘤性神经肌病和神经病变

G13.1　其他系统性萎缩，主要累及肿瘤疾病患者的中枢神经系统

G73.1　肿瘤性疾病中的兰伯特-伊顿（Lambert-Eaton）综合征

G73.3　其他疾病分类的肌无力综合征

流行病学和人口统计学

- 副肿瘤综合征可能影响多达 8% 的癌症患者
- 有关每种综合征的流行病学，请参见表 43-1

体格检查和临床表现

恶性高钙血症：

- 恶心，呕吐
- 便秘
- 腹痛
- 厌食
- 高血压

表 43-1　副肿瘤综合征的流行病学研究

条件	流行病学	危险因素
恶性肿瘤血钙过高	20% 的癌症患者	鳞状细胞癌（肺、头、颈）、乳腺癌、肾癌、膀胱癌、淋巴瘤
抗利尿激素分泌不当综合征（SIADH）	2% 的癌症患者 10%～45% 的 SCLC 患者	SCLC
库欣综合征	约占所有癌症患者的 2%（其中 50% 为 SCLC）	SCLC 垂体腺瘤，良恶性肾上腺肿瘤，类癌
边缘脑炎（LE）	不到 1%	SCLC 睾丸生殖细胞瘤 乳腺癌 卵巢畸胎瘤
副肿瘤性小脑变性	不到 1%	SCLC 霍奇金淋巴瘤 乳腺癌
兰伯特-伊顿肌无力综合征（LEMS）	3% 的 SCLC 患者	SCLC，前列腺癌，淋巴瘤
副肿瘤性血小板增多	5%～20% 的实体瘤患者	肺癌、结直肠癌、间皮瘤
副肿瘤性红细胞增多	4% 的患者	肾细胞癌，肝癌
副肿瘤性肾小球肾炎	2%～4% 的患者	霍奇金淋巴瘤，胸腺瘤，前列腺癌
重症肌无力（MG）	15% 的胸腺瘤患者	胸腺瘤
视阵挛-肌阵挛综合征（OMS）	少于 1%	SCLC、乳腺癌、卵巢畸胎瘤；儿童神经母细胞瘤

SCLC，成人小细胞肺癌

- 疲劳
- 精神状态改变（从神志不清到昏迷）
- 抑郁 / 焦虑
- 多尿
- 急性肾损伤
- 骨痛

抗利尿激素分泌不当综合征（SIADH）：

- 头痛

- 虚弱
- 厌食
- 恶心，呕吐
- 记忆力减退，烦躁，躁动，癫痫发作
- 低钠血症，血钠 < 125 mmol/L 可能会出现充血或昏迷

库欣综合征：

- 肌肉无力
- 快速增重
- 向心性脂肪分布，发展为肥胖；四肢经常无力或萎缩
- 由于脂肪沉积在脸颊上而形成的特征性"满月脸"
- 由于皮肤脆弱导致皮肤萎缩，容易出现瘀伤和腹部紫纹
- 色素过度沉着，特别是在阳光暴晒区域
- 月经不调，女性轻度多毛症
- 高血压
- 抑郁，焦虑，烦躁

副肿瘤性血小板增多症：

- 血栓形成
- 恶心，呕吐
- 感觉异常，视力障碍，头痛

副肿瘤性红细胞增多症：

- 红皮病
- 淋浴后（水生性）瘙痒
- 红细胞过多

副肿瘤性肾小球肾炎：

- 肾衰竭：少尿或无尿
- 不适
- 恶心，呕吐

副肿瘤神经系统综合征（表 43-2 和表 43-3）
副肿瘤性小脑变性（PCD）：

- 可能有头晕，恶心，呕吐的前兆
- 共济失调
- 复视
- 吞咽困难，构音障碍

兰伯特-伊顿肌无力综合征（LEMS）：

- 逐渐发作对称性近端肌无力和疲劳。下肢受累较为常见

表 43-2 副肿瘤综合征

综合征	肿瘤	相关抗体
小脑变性	小细胞肺癌	抗-Hu
	妇科肿瘤	抗-Yo
	乳腺癌	抗-Ri
	淋巴瘤	抗-CV2
	胸腺瘤	抗-TR
边缘性脑炎	小细胞肺癌	抗-Hu
	睾丸肿瘤	抗-Ma
	乳腺癌	抗-两性蛋白
	卵巢畸胎瘤	抗-NMDA 受体
	胸腺瘤	抗-VGKC
		抗-GAD
兰伯特-伊顿肌无力综合征	小细胞肺癌	抗-VGCC
感觉神经元病变	小细胞肺癌	抗-Hu
僵人综合征	小细胞肺癌	抗-GAD
	乳腺癌	抗-两性蛋白
	胸腺瘤	
肌阵挛	成神经细胞瘤	抗-Ri
	小细胞肺癌	
	妇科肿瘤	
	乳腺癌	
皮肌炎 / 多发性肌炎	卵巢癌	已经关联了多种抗体，包括抗 TIF1
	胰腺癌	
	胃癌	
	结直肠癌	
	非霍奇金淋巴瘤	

GAD，谷氨酸脱羧酶；NMDA，N-甲基-D-天门冬氨酸；VGCC，电压门控钙通道；VGKC，电压门控钾通道

Adapted from Kaufman DM et al：Kaufman's clinical neurology for psychiatrists, ed 8, Philadelphia, 2017, Elsevier.

表 43-3 副肿瘤神经系统综合征

经典

边缘性脑炎
脑脊髓炎
小脑变性
肌阵挛
感觉神经病

胃肠道假性梗阻 / 自主神经病变
兰伯特-伊顿肌无力综合征
炎性肌病

非经典
脑干脑炎
僵人综合征
运动神经元病
坏死性脊髓病
视神经病变 / 视网膜病变
急性感觉运动神经病
慢性感觉运动神经病
重症肌无力

自身免疫性脑病
NMDAR 脑炎
AMPAR 脑炎

AMPAR，α- 氨基 -3- 羟基 -5- 甲基 -4- 异噁唑丙酸受体；NMDAR，抗 N- 甲基 -D- 天冬氨酸受体

From Swaiman KF：Swaiman's Pediatric Neurology，Principles and Practice，ed 6，2017，Elsevier.

- 反射减退
- 轻度延髓功能障碍，尽管在疾病过程的后期可能发生呼吸衰竭
- 自主神经功能障碍，尤其是勃起功能障碍

重症肌无力（MG）：
- 眼部症状：上睑下垂和复视
- 面部肌肉无力，尤其是咀嚼容易疲劳
- 颈部伸肌和屈肌无力；也可能涉及近端和远端
- 可能进展到累及呼吸肌和呼吸衰竭

斜视性眼阵挛-肌阵挛综合征（OMS）：
- 躯干性共济失调和步态不稳
- 非自愿和共轭的注视快速眼动（眼阵挛）
- 肌肉抽搐（肌阵挛）
- 其他症状：烦躁，睡眠障碍，构音障碍或躁动

边缘性脑炎（LE）：
- 阴郁的情绪或精神变化；幻觉
- 短期记忆丧失
- 下丘脑受累时会出现高热或嗜睡
- 多达一半的患者会发生癫痫发作

副肿瘤性皮肤病和风湿病综合征：

- 黑棘皮病
- 皮肌炎（DM）
- 坏死性游走性红斑
- 肥厚性骨关节炎
- 白细胞碎裂性血管炎
- 副肿瘤性天疱疮（PNP）
- 风湿性多肌痛（PMR）
- 斯维特综合征（急性发热性中性粒细胞性皮肤病）
- Leser-Trélat 体征（多种脂溢性角化病爆发性发作）

病因学

副肿瘤内分泌综合征（PES）是由于异位产生的生物活性物质（例如激素或肽）导致的代谢紊乱：

- 恶性高钙血症：
  1. 恶性体液性高钙血症（HHM）：由于产生甲状旁腺激素相关肽（PTHrP）而引起。占恶性肿瘤高钙血症的 80%。最常见于肺癌（表 43-4）和乳腺癌（也见于肾癌、膀胱癌和卵巢癌）

表 43-4　恶性高钙血症

肿瘤	概率（%）	机制
肺	35	PTHrP 局部溶骨
乳腺	25	PTHrP 局部溶骨
头和颈部	6	PTHrP
肾脏	3	PTHrP 局部溶骨
多发性骨髓瘤	15	PTHrP（罕见） 局部溶骨 1,25- 双羟维生素 D
前列腺	7	局部溶骨
淋巴瘤	15	1,25- 双羟维生素 D PTHrP

PTHrP，甲状旁腺激素相关肽

From Skorecki K et al：Brenner and Rector's the kidney，ed 10，Philadelphia，2016，Elsevier.

2. 恶性高钙血症的其他病因：1α- 羟化酶活性增加产生 1,25- 双羟基维生素 D 会在大多数霍奇金淋巴瘤和某些非霍奇金淋巴瘤中引起高钙血症。肿瘤也会产生异位甲状旁腺激素（PTH）

3. 溶骨活性：占高钙血症的恶性病例的 20%。肿瘤细胞产生刺激破骨细胞活化的局部因子，导致骨吸收增加

- **SIADH**：肿瘤细胞异位产生抗利尿激素（ADH）（精氨酸加压素，心钠素），会导致不适当的尿液浓度过高和低血钠增多

- **库欣综合征**：异位促肾上腺皮质激素会促使肾上腺产生过量的皮质醇和其他糖皮质激素，而这些激素不受下丘脑-垂体-肾上腺轴的反馈调节

- **副肿瘤性红细胞增多症**：由促红细胞生成素（EPO）的不适当产生介导，通常与肾细胞癌和肝细胞癌相关

- **副肿瘤性血小板增多症**：炎性细胞因子特别是 IL-6 的过量产生，会诱导肝中血小板生成素（TPO）mRNA 表达和蛋白质合成。与继发性（反应性）血小板增多症不同，TPO 水平不会升高

- **副肿瘤性肾小球肾炎**：新诊断为恶性肿瘤而非肾和泌尿生殖系统肿瘤直接受累情况下发生的急性肾衰竭。疾病包括微小病变、快速进展性肾小球肾炎、局灶性节段性肾小球肾炎、IgA 肾病和膜性肾病

- **副肿瘤性神经综合征（PNS）**：由于肿瘤细胞与神经系统组件之间的免疫交叉反应而引起。患者针对发展中的癌症产生肿瘤定向抗体（神经抗体）。这些神经抗体和相应的神经抗原特异性 T 淋巴细胞由于抗原相似性（分子模拟）攻击神经系统的组分。表 43-5 总结了副肿瘤性神经综合征的诊断标准

表 43-5　副肿瘤性神经综合征的诊断标准

确定的副肿瘤性神经综合征

- 在诊断神经系统疾病后的 5 年内发展为经典综合征和癌症
- 非经典综合征，在癌症治疗后无需伴随免疫疗法的情况下即可明显缓解，前提是该综合征不易自发缓解
- 非经典综合征，其具有神经抗体（特征明确与不明确）并在神经系统疾病诊断后 5 年内发生癌症
- 神经症候群（经典与不经典），具有特征明确的神经抗体（抗 -Hu、Yo、CV2、Ri、Ma2 或两性药物）并且无癌症

可能的副肿瘤性神经综合征

- 经典综合征，无神经抗体，无癌症，但有潜在肿瘤的高风险
- 神经症候群（经典或不经典），具有部分特征的神经抗体且无癌症
- 非典型综合征，癌症于诊断后 2 年内出现，无神经抗体

From Swaiman KF et al: Swaiman's pediatric neurology: principles and practice, ed 6, Philadelphia, 2017, Elsevier.

- **LE，PCD，LEMS，MG，OMS**：针对中枢神经系统和周围神经系统各种成分的交叉反应性自身抗体

 诊断

鉴别诊断

- **恶性高钙血症**：原发性甲状旁腺功能亢进症，家族性低尿钙性高钙血症，钙摄入过多，维生素 D 中毒，慢性肉芽肿性疾病，噻嗪类利尿剂。重要的是要区分 HHM 和恶性肿瘤相关高钙血症的溶骨原因，因为预后和对治疗的反应不同
- **SIADH**：低血容量性低血钠，容量超负荷，渗透压调定点重设，肾上腺功能不全，甲状腺功能减退症，精神性多饮
- **库欣综合征**：糖皮质激素过多，垂体腺瘤，肾上腺良恶性肿瘤
- **副肿瘤性血小板增多症**：缺铁性贫血、感染、炎症、原发性血小板增多症引起的反应性血小板增多
- **副肿瘤性红细胞增多症**：真性红细胞增多症，吸烟引起的继发性红细胞增多症，高亲和力血红蛋白病或慢性低氧（例如阻塞性睡眠呼吸暂停）
- **副肿瘤性肾小球肾炎**：肾毒性药物（例如化疗）引起的内在损伤导致的肾衰竭，膀胱阻塞导致的肾后衰竭或少见的原发肿瘤直接转移侵袭
- **LE，PCD，LEMS，MG，OMS**：多发性硬化症，卒中，脑膜炎，脑炎，神经退行性疾病，脊髓炎，混合性结缔组织病

评估

- 病史和体格检查，框 43-1 总结了副肿瘤综合征的诊断和评价
- 适龄人群的癌症筛查
- 胸-腹-盆腔 CT

框 43-1 副肿瘤综合征的评估和诊断

- 表征异常；必要时进行实验室检查、影像学检查和活检
- 仔细寻找任何其他症状和体征
- 消除常见原因
- 如果没有明显的病因，请考虑副肿瘤综合征
- 如果体征和症状与副肿瘤综合征一致，则进行寻找未知原发癌或已知原发肿瘤复发或进展的检查
- 筛查应包括对乳房、妇科和前列腺的仔细体格检查；基础血液学、化学和尿液检查；胸部 X 线片和乳腺摄影
- 如果存在任何可疑的症状，体征或实验室异常，则应进行胸部、腹部和骨盆的计算机断层成像（CT）。如有指征，应进行针对副肿瘤性神经综合征的抗体测试和（或）皮肤活检
- 尽可能考虑治疗癌症和（或）适当的姑息治疗，包括针对副肿瘤症状的免疫抑制疗法

- 副肿瘤性神经综合征：腰椎穿刺、PET、脑电图、肌电图

实验室检查

恶性肿瘤合并高钙

- 经过钙矫正后的血清钙和白蛋白水平（血清 Ca^{2+} > 13 mg/dl 时 HHM 更为常见）
- 血清离子钙
- PTH（降低或正常）
- PTHrP（升高）
- $1,25(OH)_2D$（如果以上值不能确定）

SIADH

- 血清钠（经血糖校正）和尿钠（血清钠 < 135 mmol/L 或尿钠 > 40 mmol/L）
- 血清和尿渗透压［血清渗透压 < 280 mOsm/kg 和（或）尿渗透压 > 100 mOsm/kg］

库欣综合征

- 初始测试：低剂量地塞米松抑制试验，夜间唾液皮质醇，24 h 尿液游离皮质醇排泄
- 一旦确诊：高剂量地塞米松抑制试验有助于区分库欣综合征垂体源性还是异位性促肾上腺皮质激素分泌过多
- 应密切监测钾和葡萄糖，因为低钾血症和高血糖风险增加

LE：抗 -Hu，抗 -Ma2，抗 -CRMP5，抗 -LGI1，抗 -AMPAR，

抗-mGluR5，脑脊液（CSF）分析，抗-NMDAR，抗-GABA-AR，抗-GABA-BR

PCD：抗-Yo，抗-Tr，抗-Hu，抗-Ma，抗-Ri，抗-CV2，抗-VGCC，抗-mGluR1，CSF 分析

LEMS：抗-VGCC（P/Q），CSF 分析

MG：抗-AChR，抗-MuSK，CSF 分析

副肿瘤性血小板增多症：全血细胞计数（CBC），肝功能，铁质相关检查，*JAK2* 突变，*CALR* 突变，*MPL* 突变

副肿瘤性红细胞增多症：CBC，红细胞生成素（EPO）水平，*JAK2* 突变，外周血涂片

副肿瘤性肾小球肾炎：骨形态发生蛋白（BMP），尿液分析，尿蛋白与肌酐比值，24 h 尿蛋白质收集，尿沉渣分析

影像学检查

- **恶性高钙血症**：CT 成像可评估乳腺病变、肺肿块或淋巴结肿大
- **SIADH**：CT 成像以评估脑或肺肿瘤
- **库欣综合征**：CT，MRI 或奥曲肽扫描
- **LE，PCD，LEMS，MG**：胸部 CT，FDG-PET 扫描，MRI
- **副肿瘤性红细胞增多症**：肾 CT 或肾超声检查以评估肾细胞癌

(Rx) 治疗

非药物治疗

恶性高钙血症

- 治疗潜在的恶性肿瘤，通过手术切除或化学疗法 / 放射性治疗所发现的肿瘤
- 进行液体复苏，通常先以 1 L 等渗盐水滴注，然后以 200 ～ 300 ml/h 的速度达到体液平衡，然后维持水化

SIADH

- 手术切除已发现的肿瘤
- 限制液体的摄入
- 保持足够的饮食蛋白质和盐摄入量

库欣综合征：手术切除已发现的肿瘤

LE，PCD，LEMS，MG

- IVIG
- 血浆置换

急性期治疗

恶性高钙血症

- 用生理盐水（0.9%）进行积极的补液，以促进肾钙排泄
- 双膦酸盐、帕米膦酸钠或唑来膦酸静脉滴注（治疗副作用为肾功能不全和下颌骨坏死）
- 降钙素，基于体重给药，虽然在给药 48 h 后会出现快速抗药反应
- 如果并发心力衰竭或肾衰竭，则应用祥利尿剂
- 骨髓瘤和淋巴瘤病例应用糖皮质激素
- 严重病例应用血液透析

SIADH

- 如果在严重低钠血症的情况下出现癫痫发作或意识模糊，则应使用高渗盐水（3%）替代钠
- 24 h 内钠的校正速度均不应超过 8 mEq/L，以减少渗透性脱髓鞘综合征的机会。可能需要去氨加压素，自由水和（或）肾脏科会诊，以快速矫正

库欣综合征

- 利尿剂和降压药，用于血压和容量状态管理

长期管理

- 长期管理以治疗潜在的恶性肿瘤为中心
- **恶性高钙血症**
  1. 发生骨转移的情况下，每 4 周进行一次双膦酸盐治疗
  2. 可以考虑长期使用降钙素
  3. 地诺单抗是通过阻止 RANKL 与破骨细胞 RANK 受体结合而抑制破骨细胞骨吸收的单克隆抗体，可用于对双膦酸盐治疗抵抗的患者
- **SIADH**
  1. 地美环素和血管加压素受体拮抗剂［加压素受体拮抗剂：考尼伐坦（conivaptan）和托伐普坦（tolvaptan），尽管托伐普坦的使用时间不应超过 30 天，并且在肝病患者中应避免

使用〕

2. 停止使用任何可能致病的药物

3. 如果饮食盐摄入不足，则口服盐片

- **库欣综合征：**如果手术禁忌，可以考虑用酮康唑、米托坦、甲吡酮抑制肾上腺酶
- **LE/PCD：**糖皮质激素、环磷酰胺、利妥昔单抗
- **LEMS：**吡啶斯的明、硫唑嘌呤、糖皮质激素
- **MG：**吡啶斯的明、硫唑嘌呤、环孢素、霉酚酸酯、利妥昔单抗
- **副肿瘤性血小板增多症：**如果不存在禁忌证，则考虑使用低分子肝素或阿司匹林预防性治疗，亦可使用西妥昔单抗（IL-6 抗体）

处理

针对情况有针对性处理；然而，恶性高钙血症的总体预后较差，30 天死亡率为 50%。

转诊

肿瘤科，内分泌科，神经科，肾脏科。

 # 重点和注意事项

专家点评

- 在鉴别恶性肿瘤之前，可能会出现副肿瘤综合征的体征或症状
- 如果怀疑副肿瘤综合征，则需要彻底检查肿瘤
- 通过治疗原发性肿瘤，高钙血症、SIADH 和库欣综合征的临床表现可能会改善或消失
- 由于永久性 CNS 或 PNS 损伤，神经系统副肿瘤综合征可能具有长期影响。肿瘤检测也可能很困难，因为这些免疫介导的综合征也可能使肿瘤受到控制
- 开始使用检查点抑制剂（例如 PD-1 抑制剂）后出现新的神经功能缺损，可能表明药物诱导的自身免疫，而不是副肿瘤综合征

预防

- 戒烟

- 适合年龄人群的癌症筛查

患者和家庭教育

在具有自身免疫病因的疾病（LE、PCD、LEMS、MG、OMS）中，即使对肿瘤进行了识别和治疗，症状也可能不会改善，因为神经系统的损害可能持续或永久存在。

推荐阅读

Armangué T et al: Clinical and immunological features of opsoclonus-myoclonus syndrome in the era of neuronal cell surface antibodies, *JAMA Neurol* 73:417-424, 2016.

Dimitriadis G et al: Paraneoplastic endocrine syndromes, *Endocr Relat Cancer* 24:173-190, 2017.

Lin RJ et al: Paraneoplastic thrombocytosis: the secrets of tumor self-promotion, *Blood* 124(2):184-187, 2014.

Pelosof LC et al: Paraneoplastic syndromes: an approach to diagnosis and treatment, *Mayo Clin Proc* 85:838, 2010.

Rosenfeld MR, Dalmau J: Paraneoplastic neurologic syndromes, *Neurol Clin* 36(3):675-685, 2018.

第 44 章 类癌综合征
Carcinoid Syndrome

Fred F. Ferri

刘岗 译 杨光 审校

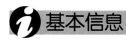 基本信息

定义

类癌综合征是一组以阵发性血管舒缩功能障碍、腹泻和支气管痉挛为特征的综合征，是由神经内分泌肿瘤细胞产生的胺类和多肽类物质（5- 羟色胺、缓激肽、组胺）的作用所引发的。

同义词

潮红综合征

嗜银细胞癌综合征

ICD–10CM 编码

E34.0 类癌综合征

流行病学和人口统计学

发病率：

- 类癌肿瘤在尸检中的发生率为 0.5% ～ 0.75%
- 类癌肿瘤主要发现在以下器官：阑尾（40%）、小肠（20%，其中 15% 位于回肠）、直肠（15%）、支气管（12%）、食管、胃和结肠（10%），以及卵巢、胆道和胰腺（3%）。表 44-1 汇总了特定类癌肿瘤的相对发生率及其转移和发生类癌综合征的概率
- 类癌肿瘤的发病率在（2.47 ～ 4.48）/10 万不等，取决于种族和性别，黑人男性的发病率最高。总体发病率在过去 30 年有所增加，很大部分原因是基于诊断方式的改进
- 类癌肿瘤可按 WHO 标准进行分类：① WHO Ⅰ：高分化型，直径＜ 2 cm，增殖指数低（＜ 2%），局限于黏膜和黏膜下层。② WHO Ⅱ：分化型，直径＞ 2 cm，侵袭性生长，增

表 44-1 特定类癌肿瘤的相对频率及其转移和发生类癌综合征的概率

	占所有类癌的 %[a]	转移率 %	患有类癌综合征的 %
胃	2 ～ 6	22 ～ 31	10
小肠 [b]	10 ～ 28	14 ～ 71	3 ～ 13
阑尾	2 ～ 38	2 ～ 35	< 1
结肠	4 ～ 10	60 ～ 71	5
直肠	10 ～ 19	3 ～ 14	< 1
胰腺	< 1	66 ～ 100	可高达 100
气管 / 支气管 / 肺	85	13	13

[a] 其他不常见的类癌部位包括食管、肝、胆囊、胆道、喉、子宫颈、卵巢和睾丸
[b] 小肠包括十二指肠、壶腹、空肠、回肠和梅克尔憩室
（From Feldman M et al：Sleisenger and Fortran's gastrointestinal and liver disease，ed 10，Philadelphia，2016，Elsevier.）

殖指数高（2% ～ 15%）。③ WHO Ⅲ：低分化型，有转移，增殖指数＞ 15%

体格检查和临床表现

- 皮肤潮红（75% ～ 90%）：
    1. 患者通常从面部开始出现红紫色潮红，然后蔓延到颈部和上躯干（图 44-1）
    2. 潮红持续时间从几分钟至几小时不等（持续时间较长的潮红可能与支气管类癌有关）
    3. 潮红可由情绪、酒精或食物诱发，也可自发
    4. 头晕、心动过速、低血压可能与皮肤潮红有关
- 腹泻（＞ 70%）：常伴有腹胀和可闻及的肠鸣音亢进
- 间歇性支气管痉挛（25%）：以严重呼吸困难和喘息为特征
- 面部毛细血管扩张
- 三尖瓣关闭不全，由类癌心脏病变导致的肺动脉狭窄

病因学

- 类癌综合征是由神经内分泌细胞起源的肿瘤引起的
- 除非存在肝转移或未累及胃肠道的原发肿瘤，否则类癌肿瘤通常不会产生该综合征

扫二维码看
彩图

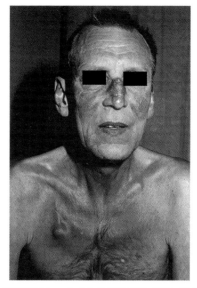

图 44-1 （扫二维码看彩图）一名老年类癌患者的长期、慢性潮红。注意毛细血管扩张症。（From Melmed S et al：Williams textbook of endocrinology，ed 12，Philadelphia，2011，Saunders.）

Dx 诊断

- 参见诊断流程图（图 44-2）

鉴别诊断

- 潮红：类癌综合征必须与特发性潮红（idiopathic flushing，IF）相鉴别；IF 患者多为女性，年龄较小，症状持续时间较长；常伴有心悸、晕厥和低血压。其他需要排除潮红原因的情况是：更年期、药物（烟酸、硝酸盐）、酒精、肾癌、甲状腺髓样癌、舒血管肠肽瘤、肥大细胞增多症以及长期使用食物添加剂（亚硝酸盐、亚硫酸盐）
- 腹泻：肠易激综合征、炎性肠病、泻药滥用、感染性结肠炎
- 支气管痉挛：哮喘、异物、胃食管反流病、肺肿瘤

实验室检查

- 类癌综合征的生化标志物是 24 h 尿 5- 羟吲哚乙酸（5-HIAA）（5- 羟色胺的代谢产物）增加

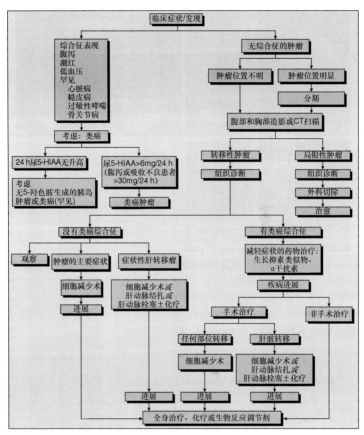

图 44-2 类癌肿瘤的诊断和治疗流程。 CT，计算机断层成像。（From Niederhuber JE：Abeloff's clinical oncology，ed 6，Philadelphia，2020，Elsevier.）

- 在摄入某些食物（香蕉、菠萝、茄子、鳄梨、核桃）和某些药物（对乙酰氨基酚、咖啡因、愈创甘油醚、利血平）时可观察到假性升高；因此，患者应限制饮食，并在申请检查时避免使用这些药物
- 使用酒精、阿司匹林、单胺氧化酶抑制剂和贯叶连翘可能导致结果的假性偏低
- 肝功能检查不是肝脏病变的可靠指标

影像学检查

- 胸部 CT 有助于发现支气管类癌
- 腹部 CT 或 MRI（图 44-3）可助于发现肝转移（在 > 50% 的

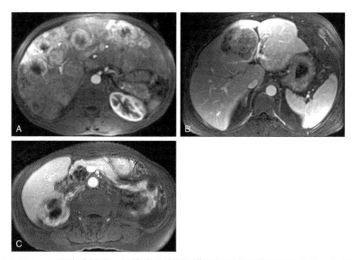

图 44-3 **A.** 肝类癌转移。钆轴位磁共振图像显示肝两叶多发强化肿块。**B.** 肝细胞瘤。钆轴位磁共振图像显示肝左叶实性肿块。**C.** 胰腺导管内乳头状黏液性肿瘤。腹部轴向 T1 加权磁共振图像显示胰头低信号囊性肿块。（Courtesy Dr. Ihab Kamel，The Johns Hopkins University in Niederhuber JE：Abeloff's clinical oncology，ed 6，Philadelphia，2020，Elsevier.）

病例中可触及）

- 碘 123 标记的生长抑素可以通过生长抑素受体检测类癌内分泌肿瘤
- 用放射性标记的奥曲肽扫描（图 44-4）可以显示以前未检测

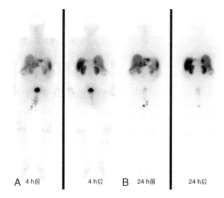

图 44-4 **A** 和 **B.** 奥曲肽扫描显示小肠类癌肝转移的摄取模式。（From Cameron JL，Cameron AM：Current surgical therapy，ed 10，Philadelphia，2011，Saunders.）

到的或转移病灶

- 正电子发射断层成像

治疗

非药物治疗

避免摄入酒精（可能会加重潮红）

一般治疗

- 如果肿瘤是局限或姑息性，手术切除肿瘤可以治愈，如果存在转移，则手术切除肿瘤会延长无症状期。然而，肿瘤的手术操作可引起严重的血管舒缩异常和支气管痉挛（类癌危象）
- 经皮肝动脉栓塞和结扎可使肝内肿瘤体积缩小，为有肝转移的肿瘤患者提供姑息性治疗方式
- 细胞毒药物的化疗：5- 氟尿嘧啶和链脲佐菌素联合化疗可用于不可切除或复发性类癌患者，但其疗效有限。临床症状的控制：

  1. 生长抑素类似物（奥曲肽和兰瑞肽）对大多数患者的潮红和腹泻均有效。FDA 批准乙基替罗司他（一种色氨酸羟化酶抑制剂）与生长抑素类似物（somatostatin analogues，SSA）联合用于 SSA 控制不佳的腹泻

  2. 潮红可通过联合 H1- 和 H2- 受体拮抗剂（如苯海拉明 25 ～ 50 mg 口服每 6 h 和雷尼替丁 150 mg 2 次 / 日）来控制

  3. 腹泻可能对地芬诺酯与阿托品复方药（洛莫替尔）有反应

  4. 支气管痉挛可用氨茶碱和（或）沙丁胺醇治疗

- 营养支持：烟酸补充治疗可能有助于预防糙皮病，因为该肿瘤使用膳食色氨酸合成 5- 羟色胺，导致一些患者营养缺乏
- α 干扰素可作为添加剂用于控制对生长抑素类似物无反应的症状
- 对于不能切除的肿瘤，建议行超声心动图检查和监测右心充血性心力衰竭，因为患者有可能发生心内膜纤维化（主要累及右心的心内膜、腱索和瓣膜）

预后

- 阑尾和直肠类癌的恶性可能较低，很少出现临床综合征；如

果原发病灶直径＜ 2 cm，转移也不常见。表 44-2 按分期总结
了特定类癌肿瘤的 5 年生存率

相关内容

类癌综合征（患者信息）。

表 44-2　按分期总结的特定类癌肿瘤的 5 年生存率（%）

	原位期	局部期	远处转移期	未分期	所有期
胃	64	40	10	66	49
小肠	65	66	36	53	55
阑尾	94	85	34	78	86
结肠	71	44	20	68	42
直肠	81	47	18	75	72
胰腺	未知	0	26	57	34
气管 / 支气管 / 肺	85	70	14	65	77

From Feldman M et al：Sleisenger and Fortran's gastrointestinal and liver disease，ed 10，
Philadelphia，2016，Elsevier.

第 45 章　代谢综合征
Metabolic Syndrome

Harikrashna B. Bhatt，Shivang U. Danak，Russell E. Bratman

张黎明　译　李楠　审校

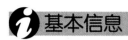 基本信息

定义

代谢综合征指的是导致心血管疾病和 2 型糖尿病发展的一系列危险因素。高血糖、血脂紊乱、腹部肥胖和高血压是代谢综合征的重要组成部分。在过去的几年中，许多代谢综合征的定义被提出并进行了讨论（见表 45-1）。2009 年，一项共识性声明将"代谢综合征"定义为存在以下标准中的任意 3 项[①]：

- 男性腰围 > 94 cm（37 英寸），女性腰围 > 80 cm（31 英寸）[建议使用针对特定人群和国家的定义；但是，在获得更好的数据之前，国际糖尿病联盟（International Diabetes Federation，IDF）建议使用上述切点值]
- 血清甘油三酯 ≥ 150 mg/dl（1.7 mmol/L），或正在接受药物治疗的高甘油三酯血症
- 男性血清高密度脂蛋白（high-density lipoprotein，HDL）胆固醇 < 40 mg/dl（1 mmol/L），女性 < 50 mg/dl（1.3 mmol/L），或正在接受药物治疗的低高密度脂蛋白胆固醇血症
- 血压 ≥ 130/85 mmHg 或正在接受药物治疗的高血压
- 空腹血糖 ≥ 100 mg/dl（5.6 mmol/L）或正在接受药物治疗的高血糖

[①] Alberti KG et al：Harmonizing the metabolic syndrome：a joint interim statement of the International Diabetes Federation Task Force on Epidemiology and Prevention；National Heart，Lung，and Blood Institute；American Heart Association；World Heart Federation；International Atherosclerosis Society；and International Association for the Study of Obesity，. Circulation 120：1640-5，2009.

表 45-1　代谢综合征的通用定义

标准	NCEP ATP Ⅲ（3 个或更多标准）
腹型肥胖	腰围
男	＞ 40 cm（＞ 102 英寸）
女	＞ 35 cm（＞ 88 英寸）
高甘油三酯血症	＞ 150 mg/dl（≥ 1.7 mmol/L）
低 HDL	
男	＜ 40 mg/dl（＜ 1.03 mmol/L）
女	＜ 50 mg/dl（＜ 1.30 mmol/L）
高血压	≥ 130/85 mmHg 或使用降压药
空腹血糖受损或糖尿病	＞ 100 mg/dl（5.6 mmol/L）或使用胰岛素、降糖药

ATP，成人治疗小组；HDL，高密度脂蛋白；NCEP，国家胆固醇教育计划

From Floege J et al：Comprehensive clinical nephrology，ed 4，Philadelphia，2010，WB Saunders.

同义词

X 综合征

胰岛素抵抗综合征

肥胖血脂紊乱综合征

ICD-10CM 编码

E88.81　代谢综合征

流行病学和人口统计学

- 接近 25% 的美国成年人患病
- 患病率随年龄增长而增加，60 岁以上人群患病率 40% 以上
- 妇女中的患病率上升，尤其是在非裔美国人和墨西哥裔美国人中
- 患病率随体重增加而增加。在正常体重人群中约为 5%，在超重人群中约为 22%，而在肥胖人群中约为 60%
- 其他风险因素包括低社会经济地位，缺乏体育活动，高碳水化合物饮食，饮酒，吸烟，遗传易感性，使用非典型抗精神病药和绝经后状态

临床表现

- 肥胖，高血压，血脂紊乱和高血糖症

1. 血压：≥ 130/85 mmHg
2. 腹型肥胖和腰围：男性＞ 94 cm（37 英寸），女性＞ 80 cm
（31 英寸）
3. 甘油三酯：≥ 150 mg/dl（1.7 mmol/L）
4. HDL：男性＜ 40 mg/dl（1 mmol/L），女性＜ 50 mg/dl
（1.3 mmol/L）
5. 高空腹血糖：≥ 100 mg/dl（5.6 mmol/L）

- 与没有代谢综合征的患者相比，代谢综合征患者罹患心血管疾病的风险增至高 2 倍，罹患 2 型糖尿病的风险增加了 7 倍，全因死亡率增加了 1.5 倍。其他并发症包括老年人的认知能力下降，脂肪肝，多囊卵巢综合征，阻塞性睡眠呼吸暂停，痛风和慢性肾脏病
- 关注糖尿病及其并发症，肥胖及其并发症，冠状动脉疾病（心绞痛）和多囊卵巢综合征的病史
- 完善身体检查，包括身高、体重、腰围和血压

病因学

- 与肥胖相关的遗传和环境因素增加了发生代谢综合征的风险
- 腹部肥胖与胰岛素抵抗和高胰岛素血症有关
- 胰岛素抵抗导致无效的葡萄糖利用，最终导致 2 型糖尿病
- 高胰岛素血症和炎性标志物 / 细胞因子在血脂异常、高血压和血管内皮功能障碍的发展中发挥重要作用，这些可导致动脉粥样硬化性心血管疾病的发展

Dx 诊断

鉴别诊断

- 导致体重增加或肥胖的其他原因（库欣综合征、甲状腺功能减退症）
- 导致高脂血症的其他原因（家族性高脂血症、甲状腺功能减退症）
- 导致高血压的其他原因（库欣综合征、醛固酮增多症）
- 其他类型的糖尿病（1 型）

实验室检查

- 空腹血脂谱［总胆固醇，低密度脂蛋白（low-density lipoprotein，LDL）胆固醇，HDL 胆固醇和甘油三酯］
- 空腹血糖

 治疗

非药物治疗

- 生活方式的改变：
  1. 以减重为目的的饮食改变。美国心脏协会（American Heart Association，AHA）的建议包括：
     a. 食用蔬菜和水果
     b. 吃全谷物和高纤维食物（≥ 30 g/d）
     c. 每周吃两次鱼
     d. 食用瘦动物蛋白和植物蛋白
     e. 减少含糖饮料的摄入量
     f. 减少糖和钠的摄入量
     g. 无或保持适度的酒精摄入
     h. 摄入热量的 50% ～ 55% 来自碳水化合物，15% ～ 20% 来自蛋白质，30% ～ 35% 来自脂肪
     i. 每天将饱和脂肪的能量限制在 7% 以下，将反式脂肪的能量限制在 1% 以下，将胆固醇限制在 300 mg/d 以下
  2. 中等强度的体育活动（例如快步走）：每天 30 min
  3. 戒烟
- 下列情况在肥胖症治疗中考虑减肥手术：
  1. 体重指数（body mass index，BMI）≥ 40 kg/m² 的对饮食和运动无反应（使用或不使用药物治疗）患者
  2. BMI > 35 kg/m² 且有合并症（高血压，糖耐量降低，糖尿病，血脂紊乱，睡眠呼吸暂停）的人也是潜在的手术对象

急性期治疗

- 治疗肥胖（请参见"肥胖症"）：药物治疗，如果 BMI > 30 kg/m² 或 BMI 为 27 ～ 30 kg/m²，对饮食和运动没有反应的患者，可以考虑应用奥利司他和其他批准的药物（如利拉鲁肽、托吡酯 / 芬特明、安非他酮 / 纳曲酮、氯卡色林）。药物治疗仍然

需要与饮食和运动相结合

- 治疗高血压（参见"高血压"）：收缩压＞130/85 mmHg 者考虑血管紧张素转化酶抑制剂或血管紧张素 II 受体阻滞剂作为一线治疗
- 治疗高脂血症：2018 年美国心脏病学会和美国心脏协会（ACC/AHA）制定的胆固醇管理指南明确了可能需要他汀类药物治疗的四类人群[①]（在启动治疗前，潜在的他汀类药物副作用需要事先告知患者）：
  1. 患有动脉粥样硬化性心血管疾病（ASCVD）的患者应开始接受高强度他汀类药物治疗
  2. LDL-C ≥ 190 mg/dl 的患者应开始接受高强度他汀类药物治疗
  3. 40 ～ 75 岁，LDL-C ＞ 70 mg/dl 的糖尿病患者应开始接受中度他汀类药物治疗
  4. 根据 ACC/AHA 汇集队列风险方程，无糖尿病的患者，年龄 40 ～ 75 岁，LDL-C 水平为 70 ～ 190 mg/dl，10 年 ASCVD 风险为 7.5% 或更高
- 治疗糖尿病：
  1. 根据年龄和合并症确定 HbA1c 的个体化目标；美国医师协会（ACP）建议大多数患者将目标设定为 7.0% ～ 8.0%
  2. 无禁忌证的患者，二甲双胍作为改善胰岛素敏感性的一线疗法
- 治疗心血管危险因素：
  1. 考虑使用阿司匹林。如果没有禁忌证，患有代谢综合征并且弗雷明汉心血管评分为中度或高度心血管风险的患者应开始使用阿司匹林
  2. 体重减轻、运动、戒烟、控制血压、控制糖尿病和高脂血症可降低风险

长期管理

- 鼓励改变生活方式，如前所述
- 维持先前所述治疗目标的药物和外科治疗

[①] Grundy SM et al：2018 AHA/ACC/AACVPR/AAPA/ABC/ACPM/ADA/AGS/APhA/ASPC/NLA/PCNA Guideline on the Management of Blood Cholesterol，. J Am Coll Cardiol 73：e285，2019.

处理

减重可以预防疾病进展。针对肥胖、高血压、高脂血症和糖尿病的适当治疗可以改善发病率和死亡率。

转诊

- 向营养学家进行饮食咨询
- 减肥和运动计划
- 如果难以达到治疗目标，请咨询内分泌相关领域专家，也可考虑减肥药物治疗
- 如果患者符合手术标准（如前所述），需要咨询外科医生进行减重手术

 # 重点和注意事项

预防

- 减重对于预防和治疗代谢综合征至关重要
- 建议饮食调整和适度的体育锻炼
- 某些患者（如前所述）可考虑药物和手术治疗
- 参加抗阻运动，即使每周少于 1 h，也能降低发生代谢综合征的风险，这与有氧运动无关。卫生专业人员应建议患者进行抗阻运动和有氧运动，以减少代谢综合征的风险[①]

患者和家庭教育

- 观看减轻体重的节目，比如（美国）"体重观察者""曲线"等
- 美国糖尿病协会：http：//www.diabetes.org
- 多囊卵巢综合征协会：http：//www.pcosaa.org/
- 激素基金会：http：//www.hormone.org/

相关内容

肥胖（相关重点专题）

---

① Bakker EA et al：Association of resistance exercise，independent of and combined with aerobic exercise，with the incidence of metabolic syndrome，Mayo Clin Proc 92（8）：1214-1222，2017.

推荐阅读

Gallagher EJ: The metabolic syndrome. From Grundy SM: Pre-diabetes, metabolic syndrome, and cardiovascular risk, *J Am Coll Cardiol* 59(7):635-643, 2012.

Kim NH et al: Use of fenofibrate on cardiovascular outcomes in statin users with metabolic syndrome: propensity matched cohort study, *BMJ* 366:l5125, 2019.

Leroith D: Pathophysiology of the metabolic syndrome: implications for the cardiometabolic risks associated with type 2 diabetes, *Am J Med Sci* 343(1):13-16, 2012.

Ma Y et al: Single-component versus multicomponent goals for the metabolic syndrome. A randomized trial, *Ann Int Med* 162:248-257, 2015.

Trompeter SE et al: Metabolic syndrome and sexual function in postmenopausal women, *Am J Med* 129:1270-1277, 2016.

第46章 希佩尔-林道（Von Hippel-Lindau）病
Von Hippel-Lindau Disease

River Cook，Alan Taylor

张黎明 译 李楠 审校

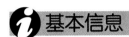 基本信息

定义

希佩尔-林道病（Von Hippel-Lindau disease，VHL）是一种罕见的常染色体显性遗传疾病，其特征是涉及多个器官系统的成血管母细胞瘤、囊肿和恶性肿瘤形成。

同义词

Hippel-Lindau 综合征

小脑视网膜血管母细胞瘤病

视网膜小脑血管瘤病

VHL

ICD-10CM 编码
Q85.8 其他斑痣性错构瘤病，不可归类在他处者

流行病学和人口统计学

- VHL 的发生率为 1 例 /36 000 例活产
- 临床表现开始时的平均年龄为 26 岁，中位预期寿命为 49 岁，但该疾病从婴儿期到七十余岁都可出现
- 在美国，大约有 6000 ~ 7000 人患有 VHL
- 患者有发生肾细胞癌（RCC）、嗜铬细胞瘤、胰岛细胞瘤、内淋巴囊瘤以及小脑和视网膜血管母细胞瘤的风险

体格检查和临床表现

- VHL 有两种临床类型：
  1.1 型，嗜铬细胞瘤的发病率降低：

　　a. 1A 型：罹患嗜铬细胞瘤的风险降低

　　b. 1B 型：罹患嗜铬细胞瘤和肾细胞癌的风险降低

2. 2 型，有嗜铬细胞瘤：

　　a. 2A 型：无 RCC 的中枢神经系统血管母细胞瘤

　　b. 2B 型：RCC 和其他肿瘤

　　c. 2C 型：仅有嗜铬细胞瘤；与楚瓦什（Churash）红细胞增多症相关

- 视网膜血管瘤（患病率 60%）：

1. 通常在年龄为 25 岁时同时发生 VHL 1 型和 VHL 2 型

2. 经常是多灶性的和双侧的

3. 视网膜剥离

4. 青光眼

5. 失明

- 中枢神经系统血管母细胞瘤（患病率 70%）：

1. 小脑和脊髓是最常见的受累部位，其次是髓质

2. 通常为多个；诊断时的平均年龄为 25 岁；可见于 VHL 1 型、2A 型和 2B 型

3. 头痛，共济失调，言语不清，眼球震颤，眩晕，恶心和呕吐

- 肾囊肿（患病率 50% ～ 70%）和透明细胞 RCC（患病率约 30%，60 岁时增加至 70%）：

1. 通常在 40 岁时发生

2. 可能无症状或引起腹痛和腹痛

3. 75% 的患者是双侧 RCC

- 胰腺囊肿（约 70% 患病率）：

1. 通常无症状

2. 大囊肿可引起胆道梗阻症状

3. 如果胰腺囊变发展到一定程度，可能会出现腹泻和糖尿病

- 嗜铬细胞瘤（发生率 7% ～ 18%）：

1. VHL 2A 型、2B 型和 2C 型

2. 双侧病变占 50% ～ 80%

3. 高血压，心悸，出汗和头痛

4. 常发生胰岛细胞瘤

- 附睾乳头状囊腺瘤（男性 VHL 的 25% ～ 60%）：

1. 阴囊肿块

2. 可以是单侧或双侧

- 阔韧带乳头状囊腺瘤（患病率未知）：
  1. 通常无症状
  2. 报告的症状包括疼痛、性交困难和月经过多
- 中耳的内淋巴囊肿瘤（患病率 10% ～ 15%）：
  1. 眩晕
  2. 听力损失
  3. 面瘫

病因学

VHL 主要是由位于 3 号染色体短臂上的 von Hippel-Lindau 基因突变引起的。在分子上，遗传功能障碍的"两次打击"模型被认为适用于 VHL。继发于 VHL 胚系突变的，具有一个失活 VHL 基因的患者，会在启动子高甲基化导致第二个等位基因表达缺失后发病，VHL 基因编码在肿瘤抑制中起作用的细胞质蛋白。

 诊断

鉴别诊断

表 46-1 比较了与胰腺或肠道内分泌肿瘤发生有关的遗传疾病。

表 46-1　与胰腺或肠道内分泌肿瘤发展相关的遗传疾病

基因	疾病	表型
Menin	多发性内分泌肿瘤 I 型	甲状旁腺、垂体和胰腺内分泌肿瘤
VHL	希佩尔-林道病	胰腺内分泌肿瘤，血管瘤和多发性肿瘤
NF-1	神经纤维瘤病	神经纤维瘤和嗜铬细胞瘤
TSC1/2	结节性硬化	胰腺内分泌肿瘤和错构瘤

From Larsen PR et al: Williams textbook of endocrinology, ed 10, Philadelphia, 2003, Saunders.

诊断

- 临床诊断建立在存在阳性家族史加上单一中枢神经系统血管母细胞瘤或内脏病变（例如 RCC、嗜铬细胞瘤、胰腺囊肿或肿瘤）
- 如果没有明确的家族史，则需要两个或多个血管母细胞瘤或一个内脏病变的血管母细胞瘤来确立诊断

- 遗传筛选具有高达 100% 的敏感度和特异度，尽管在 20%VHL 新生突变患者中，由于体细胞嵌合，遗传学检查可能会出现假阴性
- 筛查家庭成员对于及早发现 VHL 至关重要

评估

进行实验室和眼底镜检查、遗传学和影像学检查以寻找受累部位。

实验室检查

- 全血细胞计数可能显示需要定期放血的红细胞增多症
- 电解质和肾功能检查
- 尿去甲肾上腺素、肾上腺素和香草扁桃酸测定，以寻找嗜铬细胞瘤
- 遗传研究：完整的编码区测序，Southern 印迹和荧光原位杂交

影像学检查

- 间接和直接眼底镜检查，荧光素血管造影和眼压计用于筛查视网膜血管瘤和青光眼
- 腹部的 CT 和 MRI 用于肾囊肿或肿瘤、嗜铬细胞瘤以及胰腺囊肿或肿瘤患者的筛查、检测和监测：
  1. 肾囊肿平均每年增长 0.5 cm
  2. 肾脏肿瘤平均每年增长 1.5 cm
  3. RCC 术后患者，前 2 年每 6 个月进行一次 CT 检查，之后每隔 1 年进行一次 CT 检查
- 含钆造影剂的 MRI（图 46-1）用于中枢神经系统和脊髓血管母细胞瘤、内淋巴囊肿瘤和嗜铬细胞瘤的筛查和评估
- 可以在中枢神经系统手术前进行血管造影检查

Rx 治疗

非药物治疗

遗传咨询

- VHL 以常染色体显性方式遗传。因此，患有 VHL 的人有 50% 的机会将突变遗传给子代

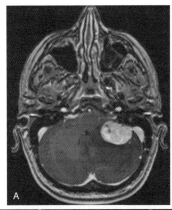

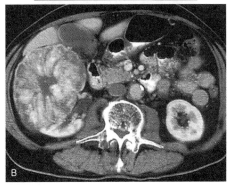

图 46-1　VHL 的肿瘤。A. 轴向 MRI 图像显示小脑血管瘤。**B.** 腹部的轴向 CT 图像显示肾癌。(From Forbes CD, Jackson WF: Atlas and text of clinical medicine, 2003, Mosby.)

- VHL 体细胞嵌合体患者将这种情况传给后代的风险各不相同，具体取决于患者的生殖细胞是否携带这种突变。因此，其风险可能高达 50%
- 因此，患者在进行基因检测的同时，应向遗传顾问进行咨询

急性期治疗

- 视网膜血管瘤患者使用激光光凝和冷冻疗法以防止失明（表 46-2）
- 小脑血管母细胞瘤可以选择外科手术治疗，也可以选择外束放射和立体定向放射治疗
- 对于肾脏肿瘤，如果肿瘤直径达到 3 cm，选择手术治疗。保

表 46-2　针对 VHL 不同表现的管理方案

肿瘤	治疗	筛查
视网膜血管瘤	如果血管瘤无症状，可以考虑观察。如果较小，请进行激光光凝/冷冻疗法。在严重的情况下，摘除患眼	视网膜检查从 1 岁开始，每年重复一次
中枢神经系统血管母细胞瘤	有症状患者或大肿瘤者手术切除；如果难以从主部位移除则行伽玛刀	从 8 岁开始行脑和脊髓 MRI，每 2～3 年重复一次
肾囊肿/癌	对于直径 < 3 cm 的肿瘤，观察；对于直径 > 3 cm 的肿瘤，应通过摘除术或部分肾切除术切除所有肿瘤；还可进行经皮射频消融和冷冻手术；不建议对其中没有肿瘤的囊肿进行手术切除；肾切除术适用于因恶性潜能而需要透析的终末期肾脏疾病患者	MRI 和优质超声检查从 8 岁开始，每年重复一次
胰腺囊肿	胰腺部分切除，取决于囊肿的部位	
嗜铬细胞瘤	最好仅切除肿瘤本身，从而保留肾上腺功能	MRI 和优质超声检查从 8 岁开始，每年重复一次。生化筛查从 2 岁开始，每年重复一次。从 2 岁开始每次访视检查血压
内淋巴囊肿瘤	在大多数情况下，早期根治性切除术可以保留听觉功能	从 5 岁开始进行全面的听力检查，每 2～3 年重复一次。从 8 岁开始进行脑部和脊髓的 MRI 检查，每 2～3 年重复一次。对于反复耳部感染、听力下降、耳鸣或眩晕的患者，需要使用薄层增强 MRI 检查

MRI，磁共振成像

　　留肾单位的手术是首选方法

- 胰岛细胞瘤通常需要手术切除
- 嗜铬细胞瘤需要进行肾上腺切除术治疗
- 抗血管生成疗法可改善 RCC 患者的生存率，并且正在进行评

估联合疗法的研究

慢性期治疗

- 许多采取保留肾单位手术的患者，透析已经被推迟了
- 因肾脏肿瘤行双侧肾切除术后，将肾移植推迟 1 年，以确保未发生转移

转诊

应考虑转诊给遗传学家、神经外科医生、泌尿科医师、肾脏科医师、眼科医生、耳鼻喉科医师、神经内科医师、内分泌相关领域专家和放射肿瘤科医师。

 # 重点和注意事项

- VHL 患者最常见的死亡原因是 RCC
- 有关患者的更多信息，可以从（美国）von Hippel-Lindau 家庭联盟（http：//vhl.org）获得

推荐阅读

Aufforth RD et al. Pheochromocytoma screening initiation and frequency in von Hippel-Lindau syndrome, *J Clin Endocrinol Metab* 100(12):4498-4504, 2015.

Ganeshan D et al: Tumors in von Hippel–Lindau Syndrome: From head to toe—comprehensive state-of-the-art review, *Radiographics* 38(3):849-866, 2018.

Maher ER et al: Von Hippel-Lindau disease: A clinical and scientific review, *Eur J Hum Genet* 19(6):617-623, 2011.

Varshney N et al: A review of Von Hippel-Lindau syndrome, *J Kidney Cancer VHL* 4(3):20-29, 2017.

第47章 青春期延迟
Delayed Puberty

Fred F. Ferri

王润生 译 卢艳慧 审校

 基本信息

定义

青春期延迟在临床上被定义为 95% 的人群开始性成熟时第二性征仍没有发育或发育不完全。对于女孩来说，延迟被定义为 13 岁前乳房未发育或 16 岁前原发性闭经。对于男孩来说，延迟是指在 14 岁时睾丸没有增大。

同义词

青春期延后

ICD-10CM 编码
E30.0 青春期延迟

流行病学和人口统计学

发病率：儿童青春期延迟的实际患病率和发生率尚不清楚。青春期延迟在男孩中更常见。

遗传学：体质性青春期延迟（CPD）通常在家族中遗传。虽然具体的基因突变还没有被发现，但研究表明 50% ～ 75% 的 CPD 患者父母中至少有一个经历了青春期延迟。CPD 的遗传模式被认为是常染色体显性遗传。

体格检查和临床表现

- 青春期延迟的女孩在 13 岁前乳房未发育，16 岁前无月经初潮，或在乳房初长后 3 年内无月经初潮。青春期延迟的男孩在 14 岁时没有睾丸增大的迹象，进一步定义为睾丸小于 2.5 cm。阴毛和（或）腋毛的缺乏是常见的，因为缺乏迅猛发育
- 发育迟缓的患者身材矮小，生长速度正常，身体健康
- 男孩的身高通常低于身高表上的第 10 个百分点，生长速率正

常，每年 4 ～ 6 cm

病因学

青春期延迟的原因（图 47-1）可分为四类（从最常见到最不常见）：

1. 体质延迟，是青春期的一种暂时性的发育延迟，主要见于男孩，是遗传的。患者通常身材矮小，生长速度正常，骨龄正常

2. 继发于营养不良或慢性疾病引起的功能性低促性腺激素性性腺功能减退症。乳糜泻、炎性肠病（IBD）、甲状腺功能减退症、糖尿病、囊性纤维化和饮食紊乱如神经性厌食症，是可能会导致暂时、可逆的青春期延迟的一些疾病。当体重过轻的儿童出现青春期延迟

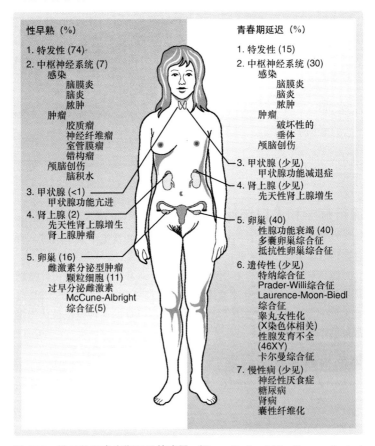

图 47-1 性早熟和青春期延迟的病因。（From Pariseai M：Gynaecological endocrinology. In Pariseai M et al［eds］：Obstetrics and gynaecology，St Louis，2008，Mosby.）

时，应高度怀疑。

3.原发性性腺衰竭引起的高促性腺激素性性腺功能减退。先天性疾病，如隐睾；染色体异常，如性腺发育不良、克兰费尔特（Klinefelter）综合征和特纳综合征；继发于化疗、盆腔放疗和性腺手术的疾病，尽管下丘脑–垂体功能正常，但仍可导致性腺功能衰竭。在这组疾病中，黄体生成素（LH）和卵泡刺激素（FSH）水平升高，但不能分别刺激卵巢和睾丸产生雌激素和睾酮，导致性腺功能减退和第二性征缺失。

4.继发于下丘脑–垂体–性腺轴的遗传或后天缺陷的永久性低促性腺激素性性腺功能减退症。Kallmann 综合征是 X 染色体上 KAL1 的基因突变，该基因负责促性腺激素释放激素和嗅神经元进入下丘脑。卡尔曼（Kallmann）综合征的儿童典型表现为青春期延迟和嗅觉缺失。其他突变如 FGFR1 和 DAX1 与先天性促性腺激素缺乏和青春期延迟有关。获得性缺陷，如血色素沉着病、镰状细胞性贫血和垂体肿瘤，可导致青春期延迟和其他下丘脑综合征，包括普瑞德–威利（Prader-Willi）综合征。表 47-1 提供了青春期延迟和性发育不全的鉴别诊断特征。

Ⓓ⃝ 诊断

鉴别诊断

血清 LH 和 FSH 正常或低

- 体质性青春期延迟
- 功能性促性腺激素性性腺功能减退：
  1. 营养不良或饮食紊乱
  2. 剧烈运动
  3. 慢性疾病（如甲状腺功能减退症、乳糜泻、IBD、囊性纤维化）
- 垂体功能减退：
  1. 全垂体功能减退
  2. 孤立性促性腺激素缺乏
  3. 卡尔曼综合征（伴嗅觉丧失）
  4. 普拉德–威利（Prader-Willi）综合征
- 高催乳素血症：
  1. 垂体腺瘤
  2. 与药品有关的（如大麻、可卡因）
  3. 血清促性腺激素增加
- 高促性腺激素性性腺功能减退：

表 47-1　青春期延迟与性发育不全的鉴别诊断特征

情况	身材	血浆促性腺激素	GnRH 测试 LH 应答	血浆性腺类固醇	血浆硫酸脱氢表雄酮（DHEAS）	染色体组型	嗅觉
生长和青春期的体质延迟	短时线年龄，通常适于青龄	青春期前的，发育期后的	青春期前的，青春期后的	低，后正常	低于时线年龄，适于骨龄	正常	正常
低促性腺素性性腺功能减退症							
孤立的促性腺激素缺乏	正常，无青春期生长激增	低	青春期前或无反应	低	适合时线年龄	正常	正常
卡尔曼综合征	正常，没有	低	青春期前或无反应	低	适合时线年龄	正常	嗅觉缺失症；青春期生长突增或发育不足
特发性多垂体激素缺乏	身材矮小，自幼年起生长不良	低	青春期前或无反应	低	通常较低	正常	正常
垂体肿瘤	生长速度迟发性下降	低	青春期前或无反应	低	正常或低于时线年龄	正常	正常
原发性性腺功能不全							
性腺发育不良综合征（特纳综合征）及其变异	自幼身材矮小	高	与年龄高度关联	低	正常于时线年龄	45, X 或变异	正常

续表

情况	身材	血浆促性腺激素	GnRH 测试 LH 应答	血浆性腺类固醇	血浆硫酸脱氢表雄酮 (DHEAS)	染色体组型	嗅觉
克兰费尔特 (Klinefelter) 综合征和变异	正常至高	高	在青春期高度关联	低或正常	正常于时线年龄	47 岁，XXY 或变体	正常
家族性 XX 或 XY 性腺发育不良	正常于年龄	高	高度关联	低	正常于时线年龄	46, XX 或 46, XY	正常

GnRH, 促性腺激素释放激素；LH, 黄体生成素

From Melmed S et al: Williams textbook of endocrinology, ed 12. Philadelphia, 2011, Saunders.

1. 特纳综合征（性腺发育不良）

2. 克兰费尔特（Klinefelter）综合征

3. 性腺发育不全

4. 努南综合征

5. 双侧性腺衰竭：

   a. 原发性睾丸衰竭

   b. 无睾症

   c. 卵巢功能早衰

   d. 抗卵巢综合征

   e. 放疗、化疗

   f. 创伤

   g. 感染（如腮腺炎、睾丸炎）

其他情况

- 雄激素敏感性综合征
- 类固醇样酶缺陷

评估

- 考虑到青春期延迟的广泛的鉴别诊断，一个系统而集中的方法是必要的。表 47-2 描述了青春期延迟和性发育不全的分类。仔细的病史，包括家庭和社会病史，可以评估饮食、运动习惯、慢性疾病、体重减轻、体重增加不良、排便习惯的改变，以及父母的青春期延迟史。图 47-2 和图 47-3 描述了男性和女性青春期延迟的评估方法

表 47-2　青春期延迟和性发育不全的分类

生长或青春期的特异性（体质）延迟（下丘脑 LRF 脉冲发生器的延迟激活）	其他原因
低促性腺激素性性腺功能减退症：与促性腺激素缺乏有关的性发育不全 中枢神经系统障碍 *肿瘤* - 颅咽管瘤 - 生殖细胞瘤 - 其他生殖细胞肿瘤 - 下丘脑和视神经胶质瘤 - 星形细胞瘤 - 垂体肿瘤（包括 MEN I 型、催乳素瘤）	- 朗格汉斯组织细胞增多症 - 中枢神经系统感染后病变 - 中枢血管异常 - 放射治疗 - 先天性畸形，尤其是与颅面异常相关的畸形 - 头部外伤 - 淋巴细胞性垂体炎

孤立的促性腺激素缺乏
- 卡尔曼（Kallmann）综合征
- 伴嗅觉减退
- 无嗅觉减退
- LHRH 受体突变
- 先天性肾上腺发育不良（DAX1 突变）
- 孤立性 LH 缺乏
- 孤立性 FSH 缺乏
- 促激素转换酶 1 缺乏（PCI）

多种垂体激素缺乏的特发性和遗传形式，包括 Prop1 突变

各种各样的疾病
- 普瑞德-威利（Prader-Willi）综合征
- 劳伦斯-穆恩（Laurence-Moon）综合征和巴德-贝德尔（Bardet-Biedl）综合征
- 功能性促性腺激素缺乏
- 慢性全身性疾病和营养不良：
  1. 镰状细胞病
  2. 囊性纤维化
  3. 获得性免疫缺陷综合征（艾滋病）
  4. 慢性胃肠病
  5. 慢性肾脏疾病
- 营养不良
- 神经性厌食症
- 暴食症
- 心因性闭经
- 女性运动员和芭蕾舞演员的青春期受损和月经初潮延迟（运动性闭经）
- 甲状腺功能减退症
- 糖尿病
- 库欣病
- 高催乳素血症
- 大麻使用
- 戈谢病

高促性腺激素性性腺功能减退症

男性
- 输精管发育不良综合征及其变体（克兰费尔特综合征）
- 其他形式的原发性睾丸衰竭：
  1. 化学疗法
  2. 放射治疗
  3. 睾丸甾类生物合成缺陷
  4. 单纯塞尔托利细胞（Sertoli-only）综合征
  5. LH 受体突变
  6. 缺乏症和隐睾症
- 创伤 / 手术

女性
- 性腺发育不良综合征（特纳综合征）及其变体
- XX 和 XY 性腺发育不良
- 家族性和散发性 XX 性腺发育不良及其变体
- 家族性和散发性 XY 性腺发育不良及其变体
- 芳香化酶缺乏
- 其他形式的原发性卵巢衰竭
- 过早绝经
- 放疗
- 化疗
- 自身免疫性卵巢炎
- 半乳糖血症
- 1 型糖蛋白综合征
- 卵巢耐药
- FSH 受体突变
- LH/hCG 耐药
- 多囊卵巢疾病
- 创伤 / 手术
- 努南或伪特纳综合征
- 卵巢类固醇生物合成缺陷

FSH，卵泡刺激素；hCG，人绒毛膜促性腺激素；LHRH，促黄体生成素释放激素；LH，黄体生成素；LRF，促黄体生成素释放因子；MEN，多发性内分泌肿瘤。
From Styne DM, Grumbach MM: Physiology and disorders of puberty. In Melmed S, Polonsky KS, Larsen PR, Kronenberg HM［eds］: Williams textbook of endocrinology, ed 13, Philadelphia, 2016, Elsevier, Table 25.15, p. 1129; and Kliegman RM: Nelson Textbook of Pediatrics, ed 21, Philadelphia, 2020, Elsevier.

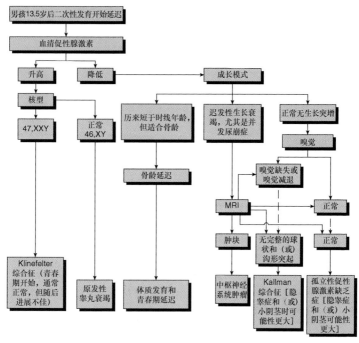

图 47-2　评价男性青春期延迟的诊断流程。MRI，磁共振成像。(From Styne DM，Grumbach MM：Physiology and disorders of puberty. In Melmed S，Polonsky KS，Larsen PR，Kronenberg HM［eds］：Williams textbook of endocrinology，ed 13，Philadelphia，2016，Elsevier，Fig. 25.48；and Kliegman RM：Nelson textbook of pediatrics，ed 21，Philadelphia，2020，Elsevier.）

- 生长测量应包括身高和体重，用于评估生长速度的生长图表，并计算性别调整后的父母高度中间值，以提供儿童成年身高的预测值

  1. 对于男孩来说，身高要比父母的平均身高高出 6.5 cm（2.5 英寸）。对女孩来说，比父母的平均身高低 6.5 cm（2.5 英寸）

  2. 体格检查可以揭示性成熟的迹象，先天性疾病的体征和营养不良。除了评估性腺发育的 Tanner 分期外，还应包括神经学（视野、眼科）、甲状腺、呼吸、心血管和腹部检查

实验室检查

- 血清 LH、FSH、睾酮和雌二醇可以帮助区分先天性或获得性性腺功能障碍与其他原因。在 10 ～ 12 岁时，性腺功能衰竭

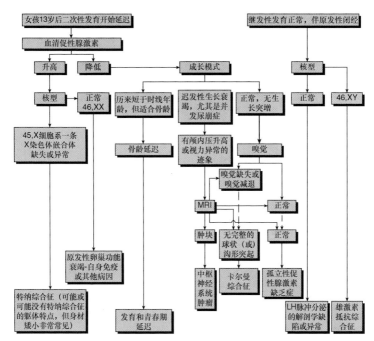

图 47-3　评价女性青春期延迟的诊断流程。LH，黄体生成素；MRI，磁共振成像。（From Styne DM，Grumbach MM：Physiology and disorders of puberty. In Melmed S，Polonsky KS，Larsen PR，Kronenberg HM［eds］：Williams textbook of endocrinology，ed 13，Philadelphia，2016，Elsevier，Fig. 25.49，p. 1157；and Kliegman，RM：Nelson textbook of pediatrics，ed 21，Philadelphia，2020，Elsevier.）

会导致血清 LH 和 FSH 水平升高。如果水平低或正常，最常见的诊断是体质性青春期延迟

- 如果怀疑有性腺发育不良或克兰费尔特综合征，则需要进行染色体分析
- 筛查研究包括全血细胞计数、红细胞沉降率（血沉）、催乳素、促甲状腺激素和游离甲状腺素水平
- 内分泌学家可以结合进一步的研究，如 IGF-1 来筛查生长激素紊乱和行 GnRH 刺激试验

影像学检查

左手和手腕的骨骼 X 线检查可确定骨龄，骨龄在体质延迟和 GnRH 缺乏时有延迟。如果临床怀疑垂体或下丘脑肿瘤，应考虑头部 MRI 检查。盆腔超声可以帮助检查腹内睾丸和评估苗勒解剖。

℞ 治疗

- 治疗潜在原因
- 可以根据对最终成年身高或整体是否有影响来管理体质性青春期延迟。如果青春期的延迟会造成严重的心理问题，短期的激素治疗可以用来加速青春期的启动。男孩可给予口服氧甲氢龙每日一次或肌内注射睾酮每 6 周一次，疗程 3 ～ 6 个月，以提高生长速度。女孩每天口服雌二醇一次，持续 3 ～ 6 个月
- 对于营养不良和慢性疾病，可以通过纠正潜在的病因以得到最好的治疗。有心理社会性困难的儿童可能需要一个如上所述的短期（3 ～ 6 个月）疗程的治疗
- 青春期延迟的永久性原因可以通过对男孩使用睾酮和对女孩使用雌激素加孕酮来诱导青春期发育来治疗
- 特纳综合征患者需要使用生长激素联合或不联合氧甲氢龙
- 促性腺激素缺乏症或性腺功能减退症可能需要终身的性激素替代
- 根据需要进行心理社会评估、支持和治疗
- 表 47-3 总结了青春期延迟的管理和治疗

表 47-3　青春期延迟的管理和治疗

客观的
- 确定异常的部位和病因
- 诱导和维持第二性征
- 诱导青春期快速生长
- 预防延迟青春期潜在的短期和长期的心理、人格和社会障碍
- 确保正常的性欲和性能力
- 达到生育能力

治疗
关注，但不焦虑或无社交障碍的青少年
- 安抚和随访（时间酊剂）
- 6 个月后再次评估（包括血清睾酮或雌二醇）

社会心理障碍，焦虑，高度关注
治疗 4 个月
- 男孩：14 ～ 14.5 岁时口服睾酮 100 mg IM 每 4 周，或过夜使用经皮睾酮贴剂
- 女孩：炔雌醇 5 ～ 10 mg/d PO 或 0.3 mg/d PO 或过夜炔雌醇贴剂
- 4 ～ 6 个月不治疗；重新评估状态，包括血清睾酮或雌二醇；如有必要，重复治疗方案

IM，肌内注射；PO，口服

From Melmed S et al：Williams textbook of endocrinology，ed 12，Philadelphia，2011，Saunders.

转诊

儿科内分泌学专家。

 重点和注意事项

专家点评

- 体质延迟是青春期延迟最常见的原因，通常与父母和（或）兄弟姐妹的阳性家族史有关，但它是一种排除性诊断，因此其他原因，如特纳综合征和系统性疾病，需要首先排除
- 骨龄比实际年龄更能说明一个人的成熟程度，并能预测进一步生长的潜力
- 没有研究能够可靠地区分体质延迟和促性腺激素缺乏

患者和家庭教育

- 魔术基金会（Magic Foundation），一个为患者及其家人提供支持的组织（https：//www.magicfoundation.org
- 美国家庭物理学会（https：//www.aafp.org）
- 美国儿科学会（http：//www.aap.org）
- 儿科内分泌学会（https：//lwpes.org）
- 内穆尔基金会（https：//kidshealth.org/en/teens/puberty.html）

推荐阅读

Harrington J, Palmert MR: Clinical review: distinguishing constitutional delay of growth and puberty from isolated hypogonadotropic hypogonadism: critical appraisal of available diagnostic tests, *J Clin Endocrinol Metab* 97:3056-3067, 2012.

Lazar L, Phillip M: Pubertal disorders and bone maturation, *Endocrinol Metab Clin North Am* 41(4):805-825, 2012.

Mauras N: Strategies for maximizing growth in puberty in children with short stature, *Pediatr Clin North Am* 58(5):1167-1179, 2011.

Palmert MR, Dunkel L: Delayed puberty, *N Engl J Med* 166:443-453, 2012.

第48章 溢乳
Galactorrhea

Siri M. Holton，Rachel Wright Heinle

秦亚录 译 卢艳慧 审校

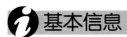 基本信息

定义

溢乳是指在未怀孕或产褥期的情况下由于催乳素非生理性地释放增加而导致的不适当泌乳。

ICD-10CM 编码
N64.3 与分娩无关的溢乳
O92.6 妊娠期溢乳

体格检查和临床表现

- 乳头乳状分泌物（图 48-1），通常发生在两侧
- 可能存在衣服不合身、带状疱疹或特应性皮炎对胸壁刺激的证据
- 视野缺损（双颞侧偏盲）可能伴有大的催乳素瘤，如巨腺瘤

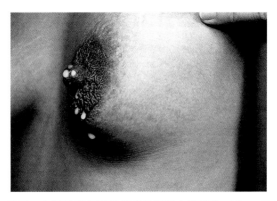

图 48-1 溢乳。由催乳素瘤引起的非妊娠妇女的溢乳。（From Haines DE：Fundamental neuroscience for basic and clinical applications，ed 3，Philadelphia，2006，Churchill Livingstone.）

- 大型垂体腺瘤也可能引发头痛
- 溢乳可能与肢端肥大症、库欣综合征或甲状腺功能减退症这些疾病有关

病因学

- 药物［吩噻嗪类、甲氧氯普胺、选择性 5- 羟色胺再摄取抑制剂、抗焦虑药、丁螺环酮、利培酮、阿替洛尔、丙戊酸、结合雌激素和甲羟孕酮、甲基多巴、维拉帕米、H2 受体阻滞剂（西咪替丁）、奥曲肽、达那唑、三环类抗抑郁药、异烟肼、安非他明、利血平、阿片类药物、舒马曲坦、金刚乙胺、口服避孕药配方］：婴儿期后，溢乳往往是药物诱发的
- 垂体瘤（催乳素瘤、颅咽管瘤）
- 甲状腺功能减退症［反馈抑制减弱会增加甲状腺释放激素（TRH），从而增加催乳素］
- 乳房刺激：长时间哺乳或性交期间
- 不合身衣服、带状疱疹、特应性皮炎、烧伤引起的胸壁刺激
- 乳房手术
- 慢性肾衰竭（催乳素清除率降低）
- 库欣综合征
- 中草药（如茴香、红三叶草、茴香、红莓、药蜀葵）
- 可卡因
- 大麻
- 脊髓手术或损伤，或肿瘤
- 严重的胃食管反流病、食管炎（颈、胸神经节刺激胸神经）
- 新生儿（"女巫乳汁"见于 2% ～ 5% 的新生儿，这是因为分娩后母体雌激素和孕酮急剧下降）
- 癌症：淋巴瘤、霍奇金病、支气管癌、肾腺癌
- 结节病和其他浸润性疾病
- 影响脑垂体的结核病
- 垂体柄切除术
- 多发性硬化症
- 空蝶鞍综合征
- 肢端肥大症
- 应激增加，包括严重创伤
- 锻炼

- 特发性，排除诊断

Dx 诊断

鉴别诊断

- 导管内乳头状瘤
- 乳腺癌
- 乳腺 Paget 病
- 乳房脓肿

评估

- 完整的病史，重点是月经不调、不孕、既往妊娠史、泌乳持续时间、药物、视觉不适、疲劳。发病年龄也很重要（例如，催乳素瘤最常见于 20 ～ 35 岁；新生儿溢乳通常继发于经胎盘转移的母体雌激素）
- 体格检查：身高、体重、生命体征。检查多毛症、痤疮、肥胖、视野缺损、甲状腺肿、神经功能缺损
- 乳腺检查是否有结节，评估排出物（乳白色、血清性和脓性）。胸壁检查
- 实验室检查和影像学检查（见"实验室检查"和"影像学检查"）

实验室检查

- β - 人绒毛膜促性腺激素（HCG）试验（妊娠阳性）
- 催乳素水平（催乳素瘤升高，通常 > 200 ng/ml，但可见任何催乳素水平）。通过重复空腹测试确认催乳素水平（避免运动和乳房刺激）
- 促甲状腺激素（TSH）（甲状腺功能减退时升高）
- 基本代谢指标（BMP）：血尿素氮、肌酐（肾衰竭时升高）、葡萄糖（库欣综合征时升高）
- 尿液分析（肾癌时会出现血尿）
- 乳头溢液的显微镜检查（少许细胞，大量脂肪球，无特殊染色）

影像学检查

- 如果催乳素水平升高，出现闭经，或体检发现视野缺损，则进行脑部 MRI 检查

- 对于 MRI 禁忌患者行高分辨率 CT 脑垂体区特殊冠状扫描可能有帮助；但是，它可能漏掉小病灶

Rx 治疗

- 停止潜在的影响药物
- 避免过度刺激乳房
- 催乳素瘤引起的溢乳可以通过药物治疗或密切监测，这取决于肿瘤的大小和生长、相关症状以及催乳素水平。催乳素瘤的外科治疗通常是由于药物治疗失败而选择的。更多信息请参见"催乳素瘤"部分
- 无需对伴有特发性溢乳的催乳素正常患者进行治疗；需要确认
- 伴有令人烦恼的泌乳过多的血催乳素正常的患者可能对低剂量多巴胺激动剂（例如，卡麦角林 0.25 mg，每周 2 次）有反应
- 如果患者出现无排卵型功能障碍，考虑使用溴隐亭治疗（在确认怀孕后停止治疗）

转诊

如发现催乳素瘤，于内分泌及神经外科相关领域专家处就诊。

相关内容

垂体腺瘤（相关重点专题）

催乳素瘤（相关重点专题）

推荐阅读

Huang W, Molitch ME: Evaluation and management of galactorrhea, *Am Fam Physician* 85(11):1073-1080, 2012.

第49章 催乳素瘤
Prolactinoma

Fred F. Ferri

王润生 译 卢艳慧 审校

 # 基本信息

定义

催乳素瘤是一种分泌催乳素的单克隆肿瘤。

ICD-10CM 编码
D35.2 垂体良性肿瘤
E22.8 其他垂体功能亢进

流行病学和人口统计学

发病率： 最常见的垂体瘤；近 30% 的垂体腺瘤分泌的催乳素足以引起高催乳素血症。

好发性别： 微腺瘤多见于女性，大腺瘤多见于男性。

体格检查和临床表现

- 男性：面部和身体毛发减少、不育症、睾丸变小；性欲下降、勃起功能障碍和青春期延迟（由促性腺激素分泌受抑制导致的睾酮减少所致）
- 女性：体格检查可能正常；病史可能显示闭经、溢乳（图49-1），月经过少，无排卵
- 男女均有：视野缺损和头痛的发生取决于肿瘤的大小和其扩张程度

病因学

分泌催乳素的垂体腺瘤：微腺瘤（直径 < 10 mm）或大腺瘤（>直径 10 mm）。没有发现散发性催乳素瘤的危险因素。催乳素瘤罕见是多发性内分泌肿瘤（MEN）I 型综合征的一部分。

扫二维码看
彩图

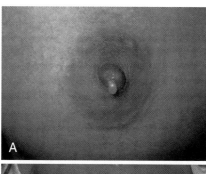

图 49-1 （扫二维码看彩图）催乳素瘤的影响。**A.** 女性溢乳症。**B.** 男性乳房发育。（**A**，From Bouloux PM：Clinical medicine assessment questions in color，St Louis，1993，Wolfe. **B**，From Mir MA：Atlas of clinical diagnosis，Edinburgh，2003，Saunders.）

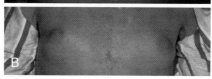 诊断

鉴别诊断

催乳素的分泌受下丘脑多巴胺的强力抑制。高催乳素血症可能由以下原因引起：

- 药物：利培酮、吩噻嗪、甲基多巴、利血平、单胺氧化酶抑制剂、雄激素、孕酮、西咪替丁、三环类抗抑郁药、氟哌啶醇、甲丙氨酸甲酯、氯氮卓酮、雌激素、麻醉药、胃复安、维拉帕米、阿莫西平、可卡因、口服避孕药
- 肝硬化、肾衰竭、原发性甲状腺功能减退症
- 异位催乳素分泌肿瘤（肾上腺瘤、支气管癌）
- 垂体浸润性疾病（结节病、组织细胞增多症）
- 头部外伤、胸壁损伤、脊髓损伤
- 多囊卵巢疾病、怀孕、乳头刺激
- 特发性高催乳素血症、压力、运动

评估

- 通过显示血清催乳素水平升高（排除其他高催乳素血症原因

后）和垂体腺瘤的影像学表现，可以确定催乳素瘤的诊断

1. 正常的催乳素水平，女性为 8 ng/ml，男性为 5 ng/ml

2. 催乳素瘤的催乳素含量为 > 100 ng/ml。大多数大催乳素瘤催乳素水平 > 250 ng/ml，> 500 ng/ml 几乎可以诊断大催乳素瘤

3. 催乳素水平会随着一天中的时间、压力、睡眠周期和饮食而变化。醒后 2 ~ 3 h、餐前和患者不紧张时可获得更精确的测量

4. 建议对轻度催乳素升高患者进行连续测量

- TSH、游离 T4、尿素氮、肌酐、ALT、AST 是有用的测试。对所有育龄妇女进行妊娠测试

- 所有催乳素瘤患者都应进行视野检查。建议进行连续评估，特别是妊娠期间的大腺瘤患者

影像学检查

- 增强 MRI 是垂体疾病影像学评估的首选

- 在没有 MRI 的情况下，最好通过高分辨率 CT 成像并通过垂体区域的特殊冠状切面来完成影像学诊断

Rx 治疗

非药物治疗

应避免妊娠和哺乳，因为它们会促进肿瘤的生长。

急性期治疗

- 催乳素瘤的处理取决于其大小和对视神经和其他重要结构的侵犯，是否存在性腺功能障碍，以及患者对生育能力的渴望。无性腺功能减退症状的微催乳素瘤患者不需要治疗。图 49-2 总结了催乳素瘤的管理。与微腺瘤相关的性腺功能减退妇女，如果不想生育，可以使用联合口服避孕药治疗

- 当生育能力是一个重要考虑因素时，首选药物治疗。用多巴胺激动剂（DA）溴隐亭和卡麦角林治疗催乳素瘤

1. 溴隐亭：起始剂量为每日睡前 0.625 mg，第 1 周。1 周后，晨间加服 1.25 mg。每周逐渐增加剂量 1.25 mg，直至达到 5 ~ 10 mg/d 的剂量。当初始血清催乳素 < 500 ng/ml 时，

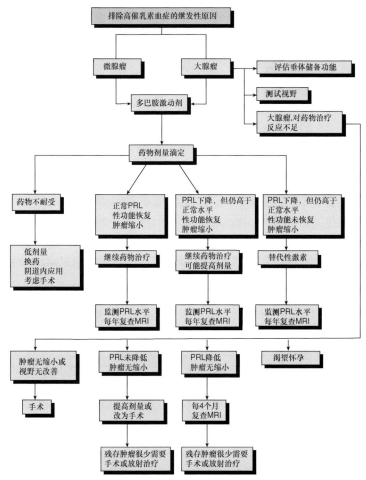

图 49-2　催乳素瘤的管理。在排除高催乳素血症的次要原因后，后续的治疗决定将基于临床影像和生化标准。MRI，磁共振成像；PRL，催乳素。（Modified from Larsen PR et al：Williams textbook of endocrinology，ed 11，Philadelphia，2008，Saunders.）

溴隐亭可缩小肿瘤体积，一般可将催乳素水平降至正常范围。溴隐亭的副作用包括恶心、便秘、头晕和鼻塞。溴隐亭在怀孕期间似乎是安全的

2. 卡麦角林是一种长效多巴胺激动剂，比溴隐亭更昂贵，但可能更有效，耐受性更好；起始剂量为 0.25 mg，每周 2 次

3. 在治疗开始后，如果催乳素水平恢复正常，微催乳素瘤应

411

在 1 年内复查 MRI。对于巨大的催乳素瘤，每隔 2 个月和每隔 6 ～ 12 个月进行一次 MRI 检查，直到检查结果稳定为止

- 经蝶窦切除：对于不能耐受溴隐亭或卡麦角林或内科治疗无效的不孕患者，可选择经蝶窦切除。手术成功率取决于肿瘤的位置（完全在鞍内）、神经外科医生的经验和肿瘤的大小（直径＜ 10 mm），5 年内复发率可达 80%。经蝶窦切除手术可能出现的并发症因神经外科医生的经验和技能以及肿瘤解剖而异，包括一过性尿崩症、甲状腺功能减退症、脑脊液鼻漏和感染（脑膜炎、伤口感染）
- 对于大腺瘤（直径＞ 10 mm）和术后持续性高分泌的患者，垂体放疗是有用的辅助治疗。潜在的并发症包括脑神经损伤、放射性坏死和认知异常
- 立体定向放射外科治疗（伽玛刀）作为治疗催乳素瘤的一种手段已经变得流行起来。高剂量的电离辐射通过多个端口传输到肿瘤。它的优点是对周围组织的辐射最小。肿瘤靠近视交叉时限制了这种治疗方式的应用

慢性期治疗

- 患者需要定期测量催乳素水平。在催乳素水平正常 2 年后，可以尝试减少溴隐亭或卡麦角林的剂量。应在开始减少剂量后 6 个月内进行脑垂体 MRI 扫描，以排除肿瘤增大的可能性
- 建议对经蝶窦切除手术后的垂体功能进行评估和监测

处理

- 经蝶窦切除手术可治愈近 50% ～ 75% 的微腺瘤和 10% ～ 20% 的大腺瘤
- 近 20% 的微催乳素瘤在长期使用多巴胺激动剂治疗期间消退

 重点和注意事项

专家点评

- 术后必须对患者进行数年的监测，因为高达 50% 的微腺瘤和近 90% 的大腺瘤可能复发
- 在尸检中发现 10.9% 的垂体微腺瘤，其中 44% 是催乳素瘤

相关内容

垂体腺瘤（相关重点专题）

推荐阅读

Klibansku A: Prolactinomas, *N Engl J Med* 362:1219-1226, 2010.

第 50 章　男性乳房发育症
Gynecomastia

Hemant K. Satpathy

王润生　译　卢艳慧　审校

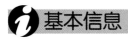 基本信息

定义

男性乳房发育症是由于乳腺组织增生而导致的良性男性乳房增大。

ICD-10CM 编码
N62　乳房肥大

流行病学

- 男性接受乳房检查的最常见原因
- 所有年龄组患者均可见
- 60% ～ 90% 的婴儿由于怀孕期间的高雌激素状态而出现短暂性乳房发育
- 青春期患病率为 4% ～ 69%。它是由青春期开始时雌二醇浓度的短暂升高引起的
- 由于使用促合成代谢类固醇，在健美者中发病率较高
- 24% ～ 65% 的老年男性有男性乳房发育。这是继发于随着年龄增长，睾酮分泌减少，睾酮向雌激素的外周转化增加；有时是药物副作用

病理生理学

改变了雌激素和雄激素的平衡，雌激素占优势。

病因学

- 生理性
- 婴儿期
- 青春期

- 25% 的病例见持续性青春期男性乳房发育症
- 老年
- 病理性
- 特发性（25%）
- 雌激素分泌或作用增加
- 睾丸肿瘤（3%）
- 慢性肝病
- 营养不良
- 甲状腺功能亢进症
- 肾上腺肿瘤
- 家族性男性乳房发育症
- 睾丸素分泌或活性下降（10%）
- 睾丸外伤
- 睾丸扭转
- 病毒性睾丸炎
- 先天性厌食症
- 肾衰竭（1%）
- 甲状腺功能亢进症（1.5%）
- 营养不良
- 雄激素不敏感综合征
- 5-α 还原酶缺乏症
- 垂体瘤
- 卡尔曼（Kallmann）综合征
- 克兰费尔特（Klinefelter）综合征
- 药物治疗（10% ～ 25%）
- 雌激素、促性腺激素、克罗米酚、苯妥英、酮康唑、甲硝唑、美托氯普胺、烷化剂、布舒凡、甲氨蝶呤、顺铂、西咪替丁、雷尼替丁、奥美拉唑、氟他胺、非那雄胺、依咪酯、高效抗逆转录病毒治疗（HAART）、异烟肼（INH）、三环类抗抑郁药、酚噻嗪、安定、氟哌啶醇、钙通道阻滞剂、ACE 抑制剂、螺内酯、地高辛、胺碘酮、甲基多巴、酒精、大麻、海洛因、美沙酮、苯丙胺、合成代谢类固醇（同化激素）。表 50-1 总结了男性乳房发育症的各种原因

表 50-1　男性乳房发育症的原因

原因	举例
生理原因	
母体雌激素暴露	新生儿男性乳房发育症
雌激素到雄激素浓度的短暂增加	青春期的男性乳房发育症
雌激素过多	
雌激素或雌激素受体激动剂	雌激素，大麻烟雾，洋地黄毒素，睾酮或其他芳香性雄激素
外周芳香化酶活性增加	肥胖，老化，家族性
雌激素分泌瘤	肾上腺癌，间质细胞或支持细胞瘤
hCG 分泌瘤	生殖细胞，肺癌，肝癌
hCG 治疗	
雄激素缺乏或抵抗	
雄激素缺乏	原发性或继发性性腺功能减退
高催乳素血症引起雄激素缺乏	
雄激素抵抗疾病	先天和后天雄激素抵抗
干扰雄激素作用的药物	螺内酯，雄激素受体拮抗剂，大麻，5α-还原酶抑制剂，组胺 2 受体拮抗剂
系统性疾病	
器官衰竭	肝硬化，慢性肾病
内分泌失调	甲状腺功能亢进症，肢端肥大症，生长激素治疗，库欣综合征
营养障碍	减脂（refeed），慢性病（血液透析，应用胰岛素，应用异烟肼，应用抗结核药物，ART）康复
特发性原因	
药物	ART，钙通道阻滞剂，胺碘酮，抗压剂（SSRIs，三环类抗抑郁药），酒精，安非他命，青霉胺，舒林克，苯妥英，奥美拉唑，茶碱
成人特发性男性乳房发育症	
持续的青春期前的巨乳房	

ART，抗逆转录病毒治疗；hCG，人绒毛膜促性腺激素；SSRIs，选择性 5- 羟色胺再摄取抑制剂

From Melmed S et al：Williams textbook of endocrinology，ed 12，Philadelphia，2011，Saunders.

临床特征

- 虽然男性乳房发育通常是双侧的，但也可能是单侧的
- 以围绕乳核的同心圆橡胶状组织为特征，乳核通常是可移动的，位于乳晕正下方（图 50-1）
- 疼痛通常不严重。不同程度的触痛和乳头敏感比疼痛更常见，通常出现在前 6 个月

Dx 诊断

- 详细的病史和体格检查，包括回顾患者正在服用的所有药物是有帮助的
- 建议对疑似乳腺癌患者进行乳房 X 线检查
- 除非病因很清楚，都应该测量 hCG、LH、睾酮和雌二醇的血清浓度，最好在早晨。对于无症状男性乳房发育症患者应进行何种生化评估，目前尚无统一意见。图 50-2 描述了一种评估男性乳房发育症的方法

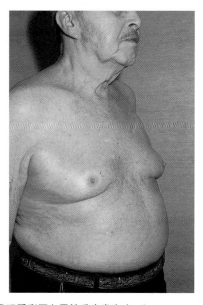

扫二维码看
彩图

图 50-1　（扫二维码看彩图）男性乳房发育症。（From Swartz MH：Textbook of physical diagnosis，ed 7，Philadelphia，2014，Saunders.）

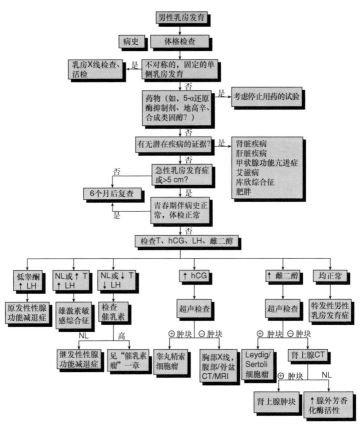

图 50-2　男性乳房发育症的评估。CT，计算机断层成像；hCG，人绒毛膜促性腺激素；LH，黄体生成素；MRI，磁共振成像；NL，正常范围；T，睾酮

鉴别诊断

- 乳腺癌
  1. 肿块通常固定坚硬
  2. 单侧的
  3. 位置偏心
  4. 可能与乳头溢液和回缩、淋巴结病和皮肤凹陷有关
- 假性男性乳房发育症或脂肪增生
  1. 以脂肪沉积而无腺体增生为特征
  2. 见于肥胖男性
  3. 见于双侧

4. 不随时间进展

Rx 治疗

- 建议对大多数生理性男性乳房发育症患者进行观察。它们通常会自发退化。3 ～ 6 个月的再确认和随访评估通常就足够了
- 治疗潜在原因，停止相关用药
- 早期治疗最有效（前 6 个月）。由于纤维化的存在，长期（＞ 12 个月）病例的药物治疗往往失败
- 早期治疗的潜在适应证包括严重的乳房增大、疼痛、触痛和心理尴尬。考虑给予他莫昔芬 10 mg 口服，一天 2 次，最多 3 个月。FDA 没有批准此适应证。在大约 80% 的患者中，它会导致男性乳房发育的好转，其中，只有 60% 的患者完全恢复。至于乳房症状，如疼痛和触痛，通常在治疗后 1 个月内会有一些改善
- 对药物治疗无效的症状性男性乳房发育症可以提供手术治疗。然而，对于青少年，手术建议推迟到青春期后。不同的手术选择包括皮下乳房切除术、超声引导下的吸脂术，以及抽吸辅助的脂肪切除
- 对于使用抗雄激素原治疗的前列腺癌患者预防男性乳房发育症，可以使用他莫昔芬或放疗

推荐阅读

Dickson G: Gynecomastia, *Am Fam Physician* 85(7):716-722, 2012.

第51章 性腺功能减退症
Hypogonadism

Joseph R. Tucci

张黎明 译 杨光 校译

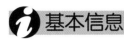 基本信息

定义

男性性腺功能减退症是一种临床综合征，涉及睾丸激素水平低于正常，和（或）由于下丘脑-垂体-睾丸轴的一个或两个水平的功能障碍而导致精子生成受损。

同义词

睾丸功能障碍

ICD-10CM 编码

E23.0　垂体功能减退症

E23.1　药物诱发的垂体功能减退

E29　睾丸功能异常

E29.1　睾丸功能减退

E29.8　其他睾丸功能障碍

E29.9　未明确的睾丸功能障碍

E89.3　术后垂体功能减退

流行病学和人口统计学

发病率：性腺功能减退症是睾丸最常见的临床疾病。由于许多潜在的因素，非特异性症状以及与诊断性血清总睾丸激素阈值是否适当等有关的问题，导致发病率尚不清楚。

患病率：性腺功能减退症的患病率随年龄增长、肥胖、糖尿病和其他合并症而增加。老年男性的血清总睾丸激素水平平均每年降低 1% ～ 2%。70 多岁的男性患病率上升至 23%。但是，在对居住在社区的中年和老年男性进行的基于人口的调查中，性腺功能减退症的患病率约为 6%。

遗传学：遗传异常是许多性腺功能减退症的基础，包括克林费尔特（Klinefelter）综合征，努南（Noonan）综合征，血色素沉着病，卡尔曼（Kallmann）综合征和普拉德威利（Prader Willi）综合征。

风险因素：有很多，包括遗传异常，老化过程，垂体和睾丸病变和疾病，药物，吸毒，艾滋病毒，急性疾病，慢性心、肝、肾和肺疾病，癌症，电离辐射，化学疗法，肥胖和营养不良。

体格检查和临床表现

性相关（特异性的）

- 勃起频率减少
- 勃起功能障碍
- 性欲下降
- 生育力下降
- 睾丸小或萎缩
- 男性乳房发育
- 阴毛、腋毛等减少
- 潮热和出汗

神经心理学（不太特异）

- 抑郁
- 无法集中精神
- 动力和活力减弱
- 自信心下降
- 精力和耐力下降
- 睡眠障碍

身体特征和表现

- 体育活动能力下降
- 身体耐力和表现降低
- 肌肉质量和力量减弱
- 体内脂肪增加
- 腋毛和阴毛减少或丢失，剃须频率降低
- 面部侧面细纹
- 乳房肿大伴或不伴压痛
- 睾丸尺寸一致性的改变和减小
- 脆性骨折

- 贫血

病因学

- 如果不能确定可能的性腺功能减退症的病因，仔细记录病史和检查就显得尤为重要。原发性性腺功能减退症是睾丸激素分泌减少和（或）精子生成减少以及促性腺激素水平升高的结果，如 Klinefelter 综合征、隐睾症以及睾丸炎、睾丸外伤、化学疗法和放射治疗等
- 继发性性腺功能减退症是由于下丘脑-垂体功能障碍，导致睾丸激素水平降低和（或）促性腺激素水平低于正常或精子虽然处于正常范围内，但精子活力不正常导致
- 合并型原发性和继发性性腺功能减退症是同时存在下丘脑-垂体轴和睾丸激素水平缺陷，促性腺激素水平的变化取决于优势缺陷部位

Dx 诊断（图 51-1）

鉴别诊断

促性腺激素减退或继发性性腺功能减退症

- 垂体功能障碍：垂体功能减退，功能性或无功能性垂体肿瘤，淋巴细胞性垂体炎，结节病、血色素沉着病和组织细胞增多症等浸润性疾病
- 高催乳素血症：催乳素瘤，药物相关的慢性肾脏疾病
- 遗传性：患有失眠症的 Kallmann 综合征，患有病态肥胖的 Prader-Willi 综合征
- 急性和慢性疾病，营养不良，情绪障碍，人类免疫缺陷病毒（HIV）感染，睡眠呼吸暂停，衰老，恶性肿瘤，肥胖症以及肾、肝、肺和心脏疾病
- 阿片类药物，中枢神经系统相关：活性药物，糖皮质激素过多和 GnRH 类似物（雄激素剥夺疗法）

促性腺激素亢进或原发性性腺功能减退症

- 遗传：Klinefelter 综合征，Noonan 综合征，强直性肌营养不良
- 由于药物、酒精、放射线、化学疗法、外伤造成的性腺损害
- 先天性无睾（睾丸消失综合征）
- 隐睾症

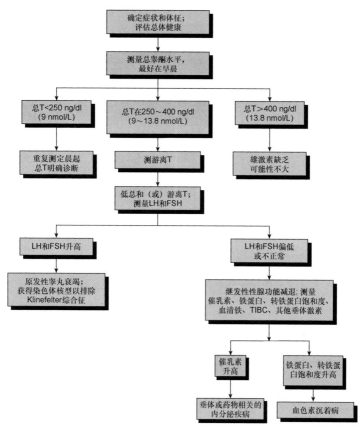

图 51-1 流程显示了一种诊断方法，用于诊断怀疑患有雄激素缺乏症的成年男性。FSH，卵泡刺激素；LH，黄体生成素；T，睾酮；TIBC，总铁结合力。（From Shalender B，Shehzad B：Diagnosis and treatment of hypogonadism in men，Best Pract Res Clin Endocrin 25：251-270，2011.）

- 腮腺炎，睾丸炎，HIV 感染
- 糖尿病
- 霍奇金病
- 老化

合并型原发性和继发性性腺功能减退症

- 血色素沉着病，镰状细胞病，地中海贫血
- 酒精中毒，糖皮质激素治疗，衰老
- 慢性心、肝、肾、肺疾病和 HIV 感染

评估

- 根据病史、临床表现和发现以及持续低血清总睾酮水平和（或）精液异常分析的化验报告，来确定男性性腺功能减退症的存在与否
- 至少应测 2 次或 3 次早晨血清总睾酮水平以明确确诊，并在必要时测量无血清或可生物利用的睾酮
- 测量血清卵泡刺激素（FSH）和黄体生成素（LH）的水平，以确定性腺功能减退症是原发性、继发性还是下丘脑-垂体轴和睾丸合并缺陷的结果。睾酮缺乏症的情况应在开始进行睾酮替代治疗之前确定
- 在急性或亚急性疾病期间，不应进行激素水平检测来评估性腺状态

实验室检查

- 血清总睾酮与性激素结合球蛋白（SHBG）紧密结合，而与循环白蛋白结合较弱。血清总睾酮的 0.5% ~ 3% 是未结合的或游离的
- 液相色谱串联质谱测定总血清睾酮比免疫测定更准确
- 生物可利用的睾酮是指未结合的睾酮加上与白蛋白松散结合的睾酮
- 如有必要，游离睾酮最好通过平衡透析或离心超滤来测量
- SHBG 测量有助于确定血清总睾酮测量的充分性或正常性。SHBG 降低的疾病包括肥胖、蛋白质流失、雄激素减退、甲状腺功能减退症和家族性 SHBG 缺乏症。甲亢、肝炎、肝硬化、艾滋病、衰老和雌激素会引起 SHBG 升高
- 健康年轻男性的血清总睾酮的正常下限约为 240 ~ 950 ng/dl，正常年轻男性的血清游离睾酮的正常下限为 5 ~ 20 ng/dl
- 血清总睾酮水平每天都有所不同，正常年轻男性的昼夜节律中早晨水平约比下午水平高出 20% ~ 25%
- 老年男性的昼夜节律减小，下午的水平比早晨降低了约 10% 水平
- 血清 FSH 和 LH 的测量对于描述原发性、继发性和合并型性腺功能减退症很重要
- 总血清睾酮水平低于年轻正常男性的下限者更容易出现性腺功能减退症状。血清总睾酮水平 < 150 ng/dl 时确定降低

- 在急性疾病、正在接受糖皮质激素治疗、服用鸦片制剂或中枢神经系统活性药物、营养不良或饮食习惯不良的男性以及过度饮食、过量运动期间，可能会暂时抑制总血清睾酮水平
- 由于多种原因，精子的数量、质量和活力可能会有很大差异。因此，在评估生育力时，应在两次或两次以上的情况下进行精液分析，每次间隔 2 周或 2 周以上，并且禁欲超过 2 天后在射精后 1 h 内收集精液
- 根据临床表现和检查，可能需要其他研究，包括核型分析（例如 Klinefelter 综合征），或对可能的高催乳素血症患者进行血清催乳素测定，这一情况可能是药物性的、与催乳素瘤或与慢性肾脏疾病有关

影像学检查

对于患有严重雄激素缺乏症且血清促性腺激素水平低，血清催乳素水平升高，垂体功能减退，严重头痛和视觉缺陷的男性，垂体 MRI 较为合适。对于患有性腺功能减退和有骨折史的男性，应获取脊柱和髋部的双能 X 线骨密度（DXA）测量值，以进一步描述骨骼系统的状态。

Rx 治疗

当患者出现性腺功能减退症的症状和体征且血清睾酮水平始终低于正常水平且 < 250 ng/dl 时，即表示可以开始睾酮替代疗法。替代疗法的目的是使血清睾酮水平恢复到正常值范围内，并对性腺功能减退症状和体征产生积极影响。如果这类患者中存在亚正常的精子产生，则其不受睾酮治疗的影响。在患有促性腺激素减退症或继发性性腺功能减退症的患者中，绒毛膜促性腺激素和（或）GnRH 治疗可以优化精子发生，而通常在患有原发性性腺功能减退症的患者中，亚正常的精子发生和不育是不可逆的。

非药物治疗

- 减轻体重，特别是当它似乎是男性性腺功能减退症的主要因素时
- 停止合成代谢类固醇、中枢神经系统活性药物和麻醉剂滥用
- 对于患有垂体功能性或非功能性肿瘤合并视野异常和头痛者，不适用于进一步药物治疗或药物治疗未成功的患者，应选择

手术或放射治疗

- 外科手术适用于慢性男性乳房发育，有时可用于新发男性乳房发育并对睾酮替代疗法无反应的情况

慢性期治疗

睾酮配方：

- 肠胃外睾酮制剂：每 2 周肌注 150 ～ 200 mg 庚酸睾酮（通用）和 cypionate 环睾酮（去脂-睾酮和通用型）。注射后，血清睾酮会有明显的波动，在最初几天内水平升高，随后在 2 周结束时降至正常水平，在某些情况下降至低于正常水平。由于睾酮水平的变化，患者可能有相关症状。剂量和给药间隔的调整可能有助于减轻血清波动和临床症状。十一酸睾酮（AUEFD-ENDO）是 FDA 批准的男性性腺功能减退症注射剂。推荐剂量是在 0 周和 4 周肌内注射 750 mg，然后每 10 周注射一次

- 局部睾酮制剂：

   1. 每晚应用在背部、腹部、上臂或大腿上的睾酮贴剂（Androderm）可提供 2.5 mg 或 5 mg 睾酮。施用后数小时血清睾酮水平上升至正常范围，此后相对稳定。可能需要每天最多 10 mg 的剂量

   2. 1% 睾酮凝胶（AndroGel 和 Testim）。AndroGel 有 2.5 g 和 5 g 凝胶单位，分别提供 2.5 mg 和 5 mg 睾酮。该凝胶每天早晨用手涂于肩膀、上臂或腹部上使用。凝胶剂量调整至 7.5 g 或 10 g 可优化血清睾酮水平。AndroGel（1.62%）泵也可用于日常应用。Testim 有 5 g 和 10 g 试管，在早晨使用时可在肩膀或手臂上分别提供 5 mg 和 10 mg 的睾酮。AndroGel 和 Testim 均可提供相对稳定的血清睾酮水平。现在有两种新的透皮制剂，分别是 Fortesta 和 Axiron，并通过计量泵每天使用。使用这些制剂时，必须注意避免与他人的皮肤接触

- 睾酮丸：每 3 ～ 6 个月通过手术皮下插入 3 ～ 6 丸睾酮丸，每丸含 75 mg 睾酮，可提供相对稳定的血清睾酮水平

风险与不良

- 睾酮治疗的禁忌证包括前列腺癌和乳腺癌。相对禁忌证包括严重的前列腺良性增生，基线时血细胞比容 ≥ 50%，睡眠呼

吸暂停和严重的充血性心力衰竭

- 长期接受睾酮治疗的患者应仔细进行前列腺和前列腺特异抗原（PSA）评估以及血细胞比容测量，以防可能过度诱导红细胞增多，在 3 ～ 6 个月期间起始随访，其后定期进行
- 睾酮初始治疗 6 个月或以内会使静脉血栓栓塞（VTE）风险增加 63%。VTE 风险在前 6 个月达到峰值，然后下降到 25%[1]

转诊

内分泌科可给予全面的内分泌和代谢评估和治疗。泌尿外科可进一步评估和随访前列腺以及评估和治疗勃起功能障碍。神经外科可评估垂体病变和手术适应证。整形外科可处理慢性男性乳房发育症。不育症患者应就诊于生殖内分泌科。

 重点和注意事项

专家点评

- 不要"常规"筛查男性是否存在性腺功能减退症。筛查患有性腺功能减退的非特异性症状的男性（例如活力减低）也不推荐。筛查应仅限于具有性腺功能减退的特定体征和症状的男性
- 男性性腺功能减退症是一个重要且经常遇到的问题，需要完整的病史、检查和激素评估来确定患者是否患有性腺功能减退症，并需要睾酮替代疗法。需要定期随访接受治疗的患者，以避免可能的睾酮不良反应。需要睾酮替代治疗的患者应监测睾酮、前列腺特异性抗原和血细胞比容水平
- 评估老年男性睾酮治疗效果的试验表明，在 65 岁以上有症状的男性中，将睾酮浓度从中等偏低提高到正常中度水平 1 年，对性功能有一定益处，并且对情绪和抑郁症状有益处，但对活力或步行距离没有益处[2]

---

① Martinez C et al：Testosterone treatment and risk of venous thromboembolism：population based casecontrol study，BMJ 355：596-598，2016.

② Snyder PJ et al：Effects of testosterone treatment in older men，N Engl J Med 374：611-624，2016.

- 随着关于心血管事件风险增加的报道，对于睾酮替代疗法的安全性存在争议。但是，最近一项针对雄激素缺乏的男性使用睾酮处方的试验表明，在平均 3.4 年的随访中，心血管疾病的风险较低[①]

- 临床试验还表明，睾酮水平低的男性补充睾酮可以增加骨密度，据估测对小梁骨密度增加优于周围骨，对脊柱骨强度增加优于髋骨[②]

推荐阅读

Araujo AB: Prevalence and incidence of androgen deficiency in middle-aged and older men: estimate from the Massachusetts Aging Study, *J Clin Endocrinol Metab* 89:5920-5926, 2004.

Bhasin S: Testosterone therapy in men with androgen deficiency syndromes: an Endocrine Society clinical practice guideline, *J Clin Endocrinol Metab* 95(6):2536-2559, 2010.

Diem SJ et al: Efficacy and safety of testosterone treatment in men: an evidence report for a clinical practice guideline by the American College of Physicians, *Ann Intern Med* 172:105-118, 2020.

Handelsman DJ: Mechanism of action of testosterone—unraveling of Gordian knot, *NEJM* 369:1058-1059, 2013.

Morgentaler A: Testosterone therapy and cardiovascular risk: advances and controversies, *Mayo Clin Proc* 90(2):224-251, 2015.

Qaseem A et al: Testosterone treatment in adult men with age-related low testosterone: a clinical guideline from the American College of Physician, *Ann Intern Med* 172:126-133, 2020.

---

① Cheetham TC et al：Association of testosterone replacement with cardiovascular outcomes among men with androgen deficiency，JAMA Int Med 177（4）：491-499，2017.

② Synder PJ et al：Effect of testosterone treatment on volumetric bone density and strength in older men with low testosterone，JAMA Int Med 177（4）：471-479，2017.

第 52 章　潮热
Hot Flashes

Helen Toma

王润生　译　卢艳慧　审校

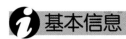 基本信息

定义

潮热是指从颈部或面部开始突然出现，或从胸部开始发展到颈部和面部的急剧发热；常伴有大量出汗、脸红、湿冷、焦虑和心悸。

同义词

HFs

血管舒缩性症状（VMSs）

Hot flushes

盗汗

ICD-10CM 编码

N95.1　绝经期和女性更年期状态

R23.2　潮热

流行病学和人口统计学

- 处于绝经过渡期的女性中，有 75% 的人会出现潮热
- 潮热通常开始于围绝经后期，在整个绝经过渡期频率和严重程度增加，最终在末次月经后逐渐减少
- 潮热的平均总持续时间为 7 年，在最后一次月经期后，症状的平均持续时间为 4.5 年。在围绝经早期出现潮热症状的女性症状可能持续 12 年
- 在美国，潮热的患病率在不同种族和民族之间有所不同，非裔美国妇女的频率最高，而中国和日本妇女的频率最低

体格检查和临床表现

- 在血管舒缩过程中，可注意到大量出汗和皮肤红斑

429

- 在潮热期间可能会出现心悸和反射亢进
- 潮热通常持续 1 ～ 5 min
- 每一次潮热都与体温升高、脉搏加快、血液流向手部和面部的增加有关
- 睡眠时潮热很常见，被称为盗汗
- 潮热的频率有很大的变化。1/3 的女性每天出现次数超过 10 次

病因

- 绝经时雌激素水平降低导致的体温调节中枢功能障碍
- 他莫昔芬的使用
- 化疗导致的卵巢衰竭
- 雄激素剥夺治疗前列腺癌

 诊断

鉴别诊断

- 类癌综合征
- 焦虑障碍
- 特发性潮红
- 恶性肿瘤（淋巴瘤、实体瘤）
- 甲状腺功能亢进症
- 多汗症
- 感染

评估

评估潮热的目的是排除鉴别诊断中列出的条目。

实验室检查

- 卵泡刺激素（FSH）、黄体生成素、雌二醇水平。血清 FSH 水平而非雌二醇水平与老年绝经后妇女更严重的潮热有关，提示非雌激素反馈系统可能在调节潮热的严重程度方面很重要。然而，并不是必须获得卵泡刺激素水平来诊断绝经状态。50 岁以上有血管舒缩症状的绝经妇女被认为已进入更年期，血清绝经标志物不是完成诊断所必需的
- 促甲状腺激素（TSH）

℞ 治疗

非药物治疗

- 据报道，放松训练和呼吸节奏等行为干预可以有效减轻一些女性的症状
- 生活方式的改变，如保持健康的体重，定期锻炼，避免咖啡因、酒精、烟草和辛辣食物可能是有益的

急性期治疗

- 全身激素治疗，雌激素单独或结合孕酮是管理绝经期潮热最有效的方法，可使每周发作减少 75%。接受激素治疗的妇女患血栓性疾病和乳腺癌的风险增加；因此，只有在考虑到对每个患者的潜在风险和益处后，才应限制使用最短的持续时间和最小的可能剂量来控制症状
- 虽然有一些证据表明仅使用孕激素的药物可以改善潮热，但它并不被认为是血管舒缩症状管理的一线治疗
- 唯一被 FDA 批准用于管理热潮的非激素方法是 SSRI 帕罗西汀（每日 7.5 mg）。其他被证明对治疗潮热有效的抗抑郁药包括艾司西酞普兰（10 ～ 20 mg/d），文拉法辛（37.5 ～ 75 mg/d）和去文拉法辛（每天 100 ～ 150 mg）。在给服用他莫西芬的妇女开 SSRIs 和 SNRIs 处方时应谨慎，因为这些抗抑郁药会干扰他莫西芬的细胞色素 P-450 代谢，降低其疗效
- Duavee 是一种新的 FDA 批准的治疗中至重度血管舒缩性更年期症状的药物。它由联合雌激素和 bazedoxifene 组成，是一种新的选择性雌激素受体调节剂（SERM）
- 抗惊厥药加巴喷丁（300 ～ 1200 mg/d）是治疗潮热的另一种非激素替代药物。它可以单独使用，也可以与抗抑郁药物联合使用；然而，这两种药物联合使用似乎并不比单独应用巴喷丁更有效
- 降压药可乐定对减少轻度潮热的频率也有些效果。副作用包括口干、镇静和头晕
- 最近抗胆碱能药物奥昔布宁（oxybutynin）的试验显示，它能有效降低有乳腺癌病史的女性潮热的频率和严重程度
- 维生素 E（800 IU/d）对症状轻微、不影响睡眠或日常功能的

患者可能有效

- 大豆蛋白［使用含有植物源性雌激素（植物性雌激素）的大豆提取物］经常被使用；然而，临床试验并没有显示出明显的疗效
- 几种草药疗法对患者有效，并且通常使用，但通常没有显著疗效。常用的制剂有美类叶升麻（黑升麻、蛇根、bugbane）、当归和月见草（evening star）。最近使用黑升麻根茎（Remifemin）的异丙酚提取物的试验确实显示在控制更年期症状方面有一些改善。这些替代药物可用于治疗轻微至中度症状，但症状改善可能部分源于安慰剂效应。针灸师是绝经妇女咨询最多的第二类治疗师。针刺用于潮热治疗的疗效证据是相互矛盾的。最近的一项随机试验显示对于中重度的绝经期潮热[①]，中医针灸并不优于非插入式假针灸治疗

相关内容

绝经（相关重点专题）

推荐阅读

Avis NE et al: Duration of menopausal vasomotor symptoms over the menopause transition, *JAMA Intern Med* 175:531, 2015.

Leon-Ferre RA et al: A randomized, double blind placebo-controlled trial of oxy-butynin for hot flashes: ACCRU study SC-1603. Presented at the 2018 San Antonio Breast Cancer Symposium. San Antonio, Texas. Dec. 7, 2018. Abstract available at www.abstracts2view.com/sabcs18/. Accessed February 14, 2019.

The NAMS 2017 Hormone Therapy Position Statement Advisory Panel: The 2017 hormone therapy position statement of the North American Menopause Society, *Menopause* 24(7):728-753, 2017.

Nonhormonal management of menopause-associated vasomotor symptoms: 2015 position statement of the North American Menopause Society, *Menopause* 22(11):1-18, 2015.

---

① Ee C et al：Acupuncture for menopausal hot flashes：a randomized trial，Ann Intern Med 164：146-154，2016.

第53章 多汗症
Hyperhidrosis

Curtis Lee Lowery III，Kito Lord

孟浩 译 杨光 审校

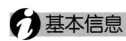 基本信息

定义

- 多汗症是汗液的过度产生，超出了人体对体温调节的生理需要
- 多汗症有两种类型：原发性和继发性。原发性多汗症是特发性、双侧、对称性局部出汗。继发性多汗症是由于潜在原因（如饮食、药物或医疗条件）导致的全身性或局部过度出汗
- 原发性多汗症影响到日常生活的方方面面，对情绪健康、自尊、人际关系以及工作和工作效率都会产生负面影响。尽管如此，只有 1/3 的受影响者就他们的问题咨询了医生。这种情况下初级保健医生的初步诊断和治疗是必不可少的。早期发现和治疗可以显著提高患者的生活质量，治疗有效率在 90% 到 95% 之间

同义词

过多出汗

ICD-10CM 编码
L74.513　原发性多汗症
L74.513　继发性局灶性多汗症

流行病学和人口统计学

根据最近的流行病学数据，多汗症影响了大约 4.8% 的美国人口（1530 万人），男女患病率大致相等。然而，女性更有可能与她们的医生讨论病情。

高峰发病率：平均发病年龄为 25 岁。

患病率：25 ～ 64 岁的人群中最为常见。

好发性别和年龄：男女比例相等。

遗传学： 未知。

危险因素： 原发性未知，但继发性有很多原因（见表 53-1）。

表 53-1　多汗症病因

皮质
情感
家族性自主神经障碍
先天性鱼鳞状红皮病
大疱性表皮松解症
指甲－髌骨综合征
Jadassohn-Lewandowsky 综合征
先天性甲肥厚
掌跖角化病
卒中

下丘脑
药物：
酒精
退烧药
可卡因
催吐剂
胰岛素
阿片类（包括戒断反应）
环丙沙星
运动

感染：
体温下降期
慢性病

新陈代谢：
类癌综合征
虚弱
糖尿病
垂体功能亢进症
甲状腺功能亢进症
低血糖症
肥胖
嗜铬细胞瘤
卟啉症
怀孕
佝偻病
婴幼儿坏血病

心血管：
心力衰竭
休克
血管舒缩
冷损伤
雷诺综合征
类风湿关节炎

神经系统：
脓肿
家族性自主神经功能不全
脑炎后
肿瘤

综合性因素
Chédiak-Higashi 综合征
代偿性
淋巴瘤
苯丙酮尿症
白癜风
弗雷（Frey）综合征

髓质
生理性味觉出汗
脑炎
鼻红粒病
胸交感神经干损伤

脊髓
脊髓横断
脊髓空洞症

血流变化
马夫奇（Maffucci）综合征
动静脉瘘
Klippel-Trénaunay 综合征
肾小球肿瘤
蓝色橡皮泡痣综合征

From Kliegman RM：Nelson textbook of pediatrics，ed 21，Philadelphia，2020，Elsevier.

体格检查和临床表现

- 病史
  1. 出汗方式：出汗频率，是否随压力加重，出汗量，出汗持续时间，出汗部位，对称性，出汗诱因，睡眠中有无出汗
  2. 对日常生活的影响
  3. 家族史
  4. 可能导致出汗的药物
  5. 过量摄入咖啡或其他兴奋剂
  6. 系统回顾以评估系统性疾病：发热，体重减轻，食欲不振，心悸，甲状腺疾病、恶性肿瘤或神经系统疾病的其他体征
- 体格检查：过度出汗的证据及身体出汗位置

Dx 诊断

初步诊断是评估患者的症状是原发性多汗症还是继发性多汗症。

- 原发性多汗症：超过 90% 的病例是原发性的。诊断标准包括无明显诱因出现局灶性和明显的出汗超过 6 个月，以及至少存在以下情况中的两项：
  1. 影响日常活动
  2. 双侧和对称性出汗［腋窝（最常见）、手掌、脚底、面部或头皮］
  3. 每周至少出现一次
  4. 发病年龄小于 25 岁
  5. 夜间无异常盗汗
  6. 有家族史

注：如果满足四个标准，则更有助于区别原发性和继发性（阳性预测值 0.99；阴性预测值 0.85）。

- 继发性多汗症：不到 10% 的病例，但潜在原因众多，可分为局灶性出汗症和全身性出汗症两种类型

局灶性

- 神经系统［神经病、脊髓损伤、霍纳综合征、阿诺德-基亚里（Arnold-Chiari）畸形］
- 食用辛辣食物后出汗

全身性

- 药物（胆碱能药、选择性 5- 羟色胺再摄取抑制剂 /5- 羟色胺-

去甲肾上腺素再摄取抑制剂、选择性雌激素受体调节剂、胰岛素、磺脲类、烟酸、西地那非等）

- 毒性（娱乐用药、酒精、戒毒/戒酒）
- 内分泌（低血糖、甲状腺功能亢进症、垂体功能亢进症、嗜铬细胞瘤、更年期、妊娠、肢端肥大症）
- 神经系统（帕金森病、脑血管意外）
- 恶性肿瘤（淋巴瘤、类癌）
- 精神病（惊恐发作、社交焦虑、广泛性焦虑症）
- 心肺（急性呼吸衰竭、充血性心力衰竭、慢性阻塞性肺疾病、心肌梗死）
- 感染和发热
- 表 53-1 总结了所有的多汗症病因

鉴别诊断

- 原发性多汗症
- 发热
- 焦虑症
- 心脏病
- 甲状腺功能亢进症
- 低血糖
- 恶性肿瘤
- 更年期
- 热暴露
- 肥胖

评估

诊断原发性多汗症无需进一步检查。继发性多汗症将需要更具体的测试以评估根本原因。

实验室检查

没有针对原发性多汗症的具体实验室检查。继发性多汗症的根本原因可能要求进一步的实验室检查。

影像学检查

无。

Rx 治疗

- 原发性多汗症
  1. 局部用药
     - a. 20%～25% 的氯化铝（轻度情况下为一线用药）用药局部可产生轻度灼烧感
     - b. 格隆溴铵布（Qbrexza）是一种含有长效抗胆碱能剂格隆溴铵的预湿布。每日一次，用于治疗腋下过度出汗（原发性腋窝多汗症）。它是昂贵的可替代一线治疗的有效方法，适用于重度病例
     - c. 醛剂（甲醛、戊二醛）会引起过敏和局部皮肤刺激
  2. A 型肉毒素注射（重度患者一线注射用药）安全有效，但价格昂贵；腋窝多汗症首选
  3. 全身治疗（口服抗胆碱药、β 受体阻滞剂、氯硝西泮）
- 继发性多汗症：诊断和治疗原发疾病

非药物治疗

- 电流（离子导入）：带电离子进入皮肤扰乱外分泌腺分泌
- 微波治疗：通过细胞热分解破坏小汗腺
- 外科手术（内窥镜交感神经节切除术）：破坏支配出汗过多区域的交感神经节

处理

多汗症是一种慢性疾病，需要通过外用药物、口服药物或外科干预进行长期治疗。应与患者讨论哪种治疗方案最适合患者。

转诊

如果最初的治疗无效，建议到皮肤科专科医生处就诊。

推荐阅读

Doolittle J et al: Hyperhidrosis: an update on prevalence and severity in the United States, *Arch Dermatol Res* 308(10):743-749, 2016, https://doi.org/10.1007/s00403-016-1697-9.

Drott C et al: Endoscopic transthoracic sympathectomy: an efficient and safe method for the treatment of hyperhidrosis, *J Am Acad Dermatol* 33(1):78-81, 1995, https://doi.org/10.1016/0190-9622(95)90015-2.

Hamm H: Impact of hyperhidrosis on quality of life and its assessment, *Dermatol Clin* 32:467-476, 2014, https://doi.org/10.1016/j.det.2014.06.004.

Haider A, Solish N: Focal hyperhidrosis: diagnosis and management, *CMAJ* 172:69-75, 2005, https://doi.org/10.1503/cmaj.1040708.

Hornberger J et al: Recognition, diagnosis, and treatment of primary focal hyperhidrosis, *J Am Acad Dermatol* 51:274-286, 2004, https://doi.org/10.1016/j.jaad.2003.12.029.

McConaghy JR, Fosselman D: Hyperhidrosis: management options, *Am Fam Physician* 97(11):729-734, 2018. Retrieved from http://www.ncbi.nlm.nih.gov/pubmed/30215934.

Scholes KT et al: Axillary hyperhidrosis treated with alcoholic solution of aluminium chloride hexahydrate, *Br Med J* 2(6130):84-85, 1978, https://doi.org/10.1136/bmj.2.6130.84.

Solish N et al: Canadian Hyperhidrosis Advisory Committee: a comprehensive approach to the recognition, diagnosis, and severity-based treatment of focal hyperhidrosis: recommendations of the Canadian Hyperhidrosis Advisory Committee, *Dermatol Surg* 33(8):908-923, 2007, https://doi.org/10.1111/j.1524-4725.2007.33192.x.

Zacherl J et al: Video assistance reduces complication rate of thoracoscopic sympathicotomy for hyperhidrosis, *Ann Thorac Surg* 68(4):1177-1181, 1999, https://doi.org/10.1016/s0003-4975(99)00718-3.